Sprech- und Sprachstörungen

Leitfaden Kinder- und Jugendpsychotherapie
Band 18

Sprech- und Sprachstörungen
von Prof. Dr. Waldemar von Suchodoletz

Sprech- und Sprachstörungen

von

Waldemar von Suchodoletz

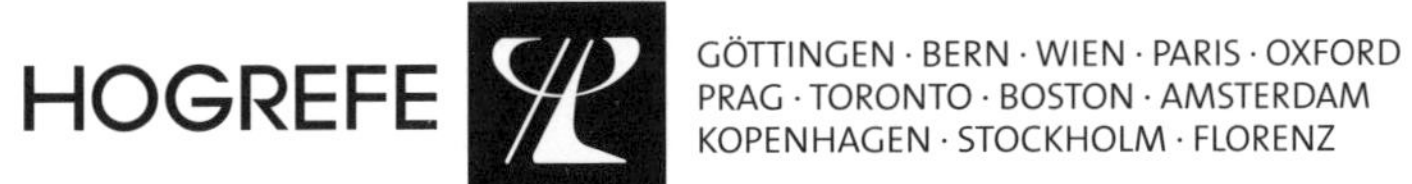
HOGREFE
GÖTTINGEN · BERN · WIEN · PARIS · OXFORD
PRAG · TORONTO · BOSTON · AMSTERDAM
KOPENHAGEN · STOCKHOLM · FLORENZ

Prof. Dr. med. Waldemar von Suchodoletz, geb. 1944. 1963-1969 Studium der Medizin in Leipzig und Berlin. 1970 Promotion. Ausbildung zum Facharzt für Neurologie und Psychiatrie sowie zum Facharzt für Kinder- und Jugendpsychiatrie und Psychotherapie. 1984 Habilitation. 1987-1993 Leiter der Abteilung für Neuropsychiatrie des Kindes- und Jugendalters an der Medizinischen Akademie in Erfurt. 1993-2009 Leiter der Abteilung für Entwicklungsstörungen an der Ludwig-Maximilians-Universität München. Forschungs- und Arbeitsschwerpunkte: Sprachentwicklungs-, Lese-Rechtschreib- und auditive Wahrnehmungsstörungen.

Bibliografische Information der Deutschen Nationalbibliothek
Die Deutsche Nationalbibliothek verzeichnet diese Publikation in der Deutschen Nationalbibliografie; detaillierte bibliografische Daten sind im Internet über http://dnb.dnb.de abrufbar.

Göttingen · Bern · Wien · Paris · Oxford · Prag · Toronto · Boston
Amsterdam · Kopenhagen · Stockholm · Florenz
Merkelstraße 3, 37085 Göttingen

http://www.hogrefe.de
Aktuelle Informationen • Weitere Titel zum Thema • Ergänzende Materialien

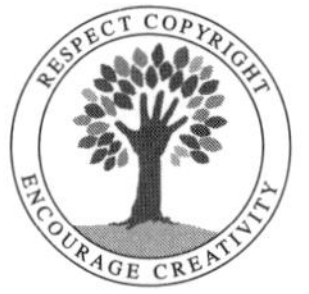

Satz: ARThür, Grafik-Design & Kunst, Weimar
Druck: Hubert & Co, Göttingen
Printed in Germany
Auf säurefreiem Papier gedruckt

ISBN 978-3-8017-2230-2

Einleitung: Grundlagen und Aufbau des Buches

Sprache ist eine Grundvoraussetzung der menschlichen Kognition. Sie ist ein wichtiges Instrument zur Strukturierung unseres Denkens und Voraussetzung für komplexe Handlungsabläufe, sie dient als Wissensspeicher und als Mittel zur Kommunikation. Sprache ermöglicht einen Austausch von Gedanken, Wünschen und Gefühlen sowie die Weitergabe von Informationen und Wissen über Generationsgrenzen hinweg. Sie ist zudem ein Mittel zur Festigung des sozialen Zusammenhalts und der kollektiven Identitätsbildung. In Anbetracht dieser zentralen Bedeutung von Sprache für Wissenserwerb, Kommunikation und Identitätsbildung gehen Störungen des Sprechens und der Sprache mit erheblichen Risiken für die kognitive, emotionale und soziale Entwicklung einher. Betroffene Kinder bedürfen deshalb einer frühzeitigen und ausreichend intensiven Förderung und Therapie.

Unter der Bezeichnung „Sprech- und Sprachstörungen“ wird eine Vielzahl ganz unterschiedlicher Störungsbilder zusammengefasst. Störungen des Sprechens und der Sprache treten einerseits als eigenständige Syndrome auf und andererseits als Begleit- oder Folgestörungen psychiatrischer und neurologischer Erkrankungen. Je nach pathogenetischem Hintergrund unterscheiden sie sich grundlegend hinsichtlich Symptomatik, Verlauf und Prognose. In diesem Leitfaden werden die beiden häufigsten Störungsbilder, die umschriebenen Sprech- und Sprachentwicklungsstörungen und Stottern ausführlich behandelt. Da zwischen diesen beiden Störungen kaum Gemeinsamkeiten bestehen, werden Forschungsstand sowie diagnostische und therapeutische Leitlinien störungsspezifisch dargestellt. Alle anderen Sprech- und Sprachstörungen werden überblicksartig beschrieben.

Der Leitfaden unterteilt sich in insgesamt fünf Kapitel:

1 Im ersten Teil des Buches wird nach einer einleitenden Charakterisierung der menschlichen Lautsprache und der Sprachentwicklung ein Überblick über den Stand der Forschung zu umschriebenen Sprech- und Sprachentwicklungsstörungen und zum Stottern gegeben. Auf weitere Sprech- und Sprachstörungen wird deutlich kürzer eingegangen.

2 Der zweite Teil enthält Leitlinien für die klinische Praxis zur Diagnostik und Verlaufkontrolle sowie zur Therapie bei umschriebenen Sprech- und Sprachentwicklungsstörungen und Stottern.

3 Im dritten Teil wird ein exemplarischer Überblick über Sprachtests und Therapiemethoden gegeben.

4 Der vierte Teil enthält Materialen zur Diagnostik, die kopiert und in der Praxis eingesetzt werden können.

5 Im fünften Teil werden die wichtigsten Störungsbilder anhand von Fallbeispielen verdeutlicht.

Die beteiligten Fachleute sind häufig weiblich und deshalb wird für die Berufsbezeichnungen vorwiegend die weibliche Form gewählt. Gemeint sind immer beide Geschlechter.

Der Leitfaden wird durch den „Ratgeber Sprech- und Sprachstörungen“ (Suchodoletz, 2013) ergänzt. Dieser richtet sich an Betroffene, Eltern, Erzieher, Lehrer und alle sonstige Personen, die an der Förderung und Betreuung sprachauffälliger Kinder beteiligt sind. Er informiert insbesondere über die Symptomatik und Ursachen sowie über Möglichkeiten zur (Früh-)Erkennung und Förderung bzw. Therapie bei Sprech- und Sprachentwicklungsstörungen und Stottern.

Inhalt

1 Stand der Forschung

Kapitel 1 liefert eine Charakterisierung der menschlichen Lautsprache und der Sprachentwicklung und gibt einen Überblick über den Stand der Forschung zu umschriebenen Sprech- und Sprachentwicklungsstörungen sowie zum Stottern.

1.1 Sprache und Sprachentwicklung

1.1.1 Charakteristika der Lautsprache des Menschen

Einzigartigkeit der menschlichen Sprache

Die menschliche Sprache ist unglaublich vielseitig. Sie erlaubt nicht nur einen differenzierten Austausch von Informationen, sondern schafft gleichzeitig die grundlegenden Voraussetzungen für kreatives Denken. Auch Tiere verfügen über erstaunliche und vielgestaltige Kommunikationssysteme, jedoch sind diese wenig variabel und ermöglichen nur einen eingeschränkten Austausch über neuartige Erfahrungen und Kenntnisse. Die menschliche Lautsprache hingegen ist offen und neue, bislang nie verwendete Äußerungen können gebildet werden. Sie erlaubt nicht nur eine Kommunikation über unmittelbar Erlebtes, sondern auch über nicht Vorhandenes, Vergangenes und Zukünftiges und befähigt durch ihre Vielfältigkeit zu komplexen Denk- und Handlungsprozessen.

Hierarchische Struktur

Die Kreativität der menschlichen Sprache wird durch eine Strukturierung in mehreren Ebenen ermöglicht (vgl. Abb. 1). Als Grundbausteine stehen wenige Laute (Phoneme) zur Verfügung. Diese können nach sprachspezifischen Regeln zu mehreren tausend Grundwörtern (genauer Morphemen: kleinste bedeutungstragende Einheiten) und diese wiederum zu

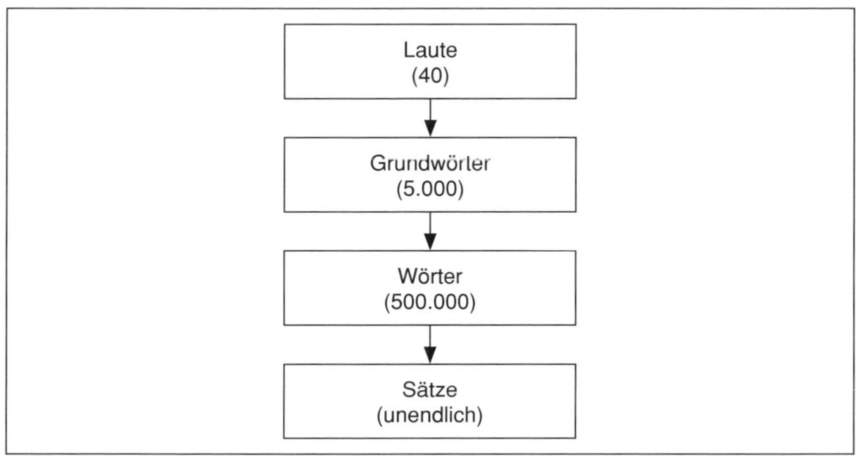

Abbildung 1: Bausteine der deutschen Sprache

einigen hunderttausend abgeleiteten Wörtern kombiniert werden. Die Zahl der Sätze, die sich mit den Wörtern bilden lassen und die wiederum zu Texten kombinierbar sind, ist unbegrenzt.

Sprachebenen

Auf den einzelnen Strukturebenen lassen sich mehrere linguistische Dimensionen abgrenzen (vgl. Abb. 2). Auf der Lautebene kann zwischen der Fähigkeit zur Produktion einzelner Laute und der zur korrekten Bildung von Wörtern aus Lauten unterschieden werden (phonetische und phonologische Fähigkeiten), auf der Wortebene zwischen der Fähigkeit zur Aufnahme von Wörtern in den Wortschatz und zur Zuordnung zu deren Bedeutung (lexikalische und semantische Fähigkeiten) und auf der Satzebene zwischen der grammatisch korrekten Bildung von Wortformen und von korrekten Wortfolgen (morphologische und syntaktische Fähigkeiten). Auf der Kommunikationsebene sind zudem prosodische Sprachmerkmale (Rhythmus, Sprechmelodie) und die Fähigkeit zur adäquaten Interaktion (pragmatische Fähigkeit) zu berücksichtigen. Auf allen diesen Ebenen können bei Sprachstörungen sowohl die Produktion als auch das Verständnis beeinträchtigt sein. Da Defizite isoliert in einzelnen Sprachdimensionen oder in diversen Kombinationen auftreten können, ergibt sich eine Vielzahl von Störungsbildern mit jeweils unterschiedlicher Symptomatik.

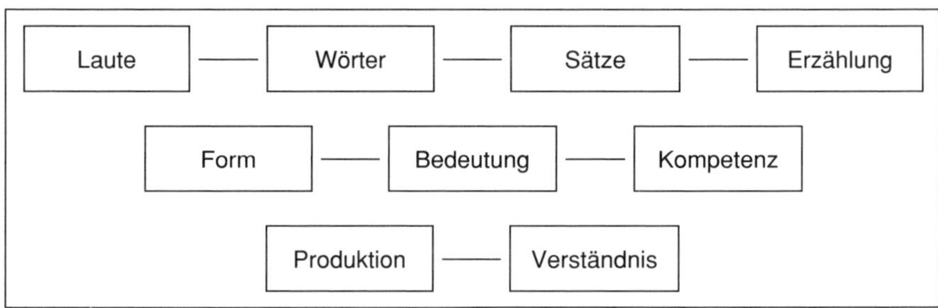

Abbildung 2: Sprachebenen und Sprachmodule

Eine erschöpfende Beurteilung sprachlicher Fähigkeiten erfordert die Überprüfung aller linguistischen Komponenten und ist dadurch außerordentlich aufwändig. In der klinischen Praxis wird sich eine Sprachdiagnostik deshalb in den meisten Fällen auf die Beurteilung eines begrenzten Ausschnitts sprachlicher Fähigkeiten beschränken.

1.1.2 Sprechen und Sprache

Sprache und Sprachstörung

Der Begriff Sprache ist mehrdeutig. Er wird zum einen zur Kennzeichnung spezifischer Sprachsysteme, wie z. B. der deutschen Sprache, benutzt. Zum anderen wird Sprache als Bezeichnung für Systeme zur Kommunikation verwendet. Je nach Kommunikationskanal kann zwischen

Laut-, Schrift-, Gebärden- und Körpersprache unterschieden werden. In diesem Leitfaden bezieht sich der Begriff Sprache auf die menschliche Lautsprache. Sprachstörungen sind demnach Störungen bei der Umwandlung von Gedanken in einen korrekten Lautsprachentwurf. Die wichtigsten Sprachstörungen sind Sprachentwicklungsstörungen und Aphasien.

Sprechen und Sprechstörung

Sprechen ist die Fähigkeit, einen Sprachentwurf in adäquate akustische Signale umzuwandeln. Sprechstörungen sind Störungen bei der Realisierung eines Sprachentwurfs, wie z. B. Lautbildungsstörungen, Stottern und Poltern.

1.1.3 Sprachentwicklung

Motor des Spracherwerbs – Bedürfnis nach Kommunikation

Im Verlauf der Sprachentwicklung erlernen Kinder eine Vielzahl von Lauten, Wörtern und hoch komplexen Regeln, nach denen Wörter aus Lauten gebildet, variiert und zu Sätzen kombiniert werden. Motor des Spracherwerbs ist ein angeborenes Bedürfnis nach Interaktion und Kommunikation. Dies führt dazu, dass Kinder Sprache fast automatisch und zwangsläufig erlernen. Fehlen Sprachvorbilder, erfinden Kinder ihre eigene Sprache, und fehlen bei einem Kind die Voraussetzungen für die Herausbildung einer Lautsprache, dann entwickelt es eine Gebärdensprache. Der Spracherwerb bleibt nur dann aus, wenn keine Möglichkeit zu zwischenmenschlicher Interaktion gegeben ist (Kaspar-Hauser-Syndrom).

Sensible Phase

Die Sprachentwicklung ist ein langwieriger Prozess, der nie ganz abgeschlossen ist. Es gibt eine sensible Phase, die etwa bis zum 7. Lebensjahr dauert. Haben Kinder in dieser Zeit keine Möglichkeit zum Spracherwerb, so bleiben ihre Sprachfähigkeiten lebenslang rudimentär. Die Sprachentwicklung verläuft nicht isoliert, sondern in wechselseitiger Beziehung zu anderen Entwicklungsbereichen, insbesondere der auditiven, motorischen, kognitiven und sozialen Entwicklung. Sie beginnt nicht erst mit dem Verstehen und Sprechen erster Wörter, sondern bereits vor der Geburt mit dem Erwerb wichtiger Vorläuferfertigkeiten. Schon das Neugeborene hat ein besonderes Interesse an der menschlichen Sprache und erkennt prosodische Merkmale seiner Muttersprache.

Sprachlernen erfolgt lebenslang

Die wichtigsten Schritte der Sprachentwicklung erfolgen in den ersten vier Lebensjahren. Mit vier Jahren hat ein altersgerecht entwickeltes Kind das Lautsystem seiner Muttersprache weitgehend erworben. Es kann sich in grammatisch gut strukturierten Sätzen äußern und ist zu einer situationsangemessenen verbalen Kommunikation in der Lage. Schwierige Lautverbindungen und grammatische Strukturen müssen aber erst noch erworben werden. Auch noch im Einschulungsalter haben viele Kinder Probleme bei der Aussprache von selten vorkommenden Konsonantenhäufungen und dem Verstehen und Bilden komplex strukturierter Sätze. Mit etwa zehn Jahren ist der Grammatik- und Lautrepertoireerwerb weitgehend abgeschlossen. Wortschatz und Sprachkompetenz erweitern sich bei entsprechender Anregung lebenslang. Eine übersichtliche Tabelle zu den Schritten der normalen Sprachentwicklung im Deutschen ist im Internet abrufbar (Leitlinie, 2011).

Lauterwerb

Die ersten Sprachlaute, die Säuglinge produzieren, sind der Vokal „a" und die Konsonanten „p" und „b". Es folgen die Vokale „i" und „u" und die Konsonanten „m", „t" und „d". Diese Reihenfolge ist bei allen Kindern und in den meisten Sprachen fast gleich. Der weitere Lauterwerb erfolgt dann recht variabel. Die meisten Kinder haben bis zum Alter von 3 ½ Jahren außer den Zischlauten alle Phoneme erworben. Bis zum Alter von fünf Jahren ist der Phonemerwerb bei 90 % der Kinder weitgehend abgeschlossen (Fox, 2004).

Variabilität der Sprachentwicklung

Die Sprachentwicklung erfolgt einerseits nach bestimmten Prinzipien und Regeln (vgl. Kasten), weist aber andererseits eine hohe interindividuelle Variabilität auf (Szagun, 2006). Die schnellsten 10 % der Kinder beginnen mit einem Monat zu vokalisieren, die langsamstem 10 % erst mit drei Monaten. Die ersten drei Wörter sprechen die schnellsten 10 % bis zum 11. Monat und die langsamsten 10 % nach dem 22. Monat. Jungen hinken in ihrer Sprachentwicklung den Mädchen hinterher. So benutzen sie im Mittel Zweiwortsätze mit 21 Monaten, Mädchen hingegen schon mit 19 Monaten (Largo, 2008).

Grundprinzipien der Sprachentwicklung

- Gesetzmäßige Reihenfolge der einzelnen Schritte: Schreien → Gurren/Lallen → Protowörter → Wörter → Ein- → Zwei- → Mehrwortäußerungen → Erzählungen.
- Hohe Variabilität hinsichtlich des Zeitpunktes des Erreichens einzelner Meilensteine, hinsichtlich des Verlaufs (gleichmäßig fortschreitend oder ungleichmäßig mit Phasen von Stillstand und Entwicklungssprüngen) und des Erwerbsstils.
- In den ersten Lebensjahren besonders große interindividuelle Unterschiede, weshalb eine Abgrenzung von Normvariante und Störung schwierig ist; eine Vorhersage späterer sprachlicher Fähigkeiten ist in den ersten Lebensjahren mit großen Unsicherheiten verbunden (Meyer-Probst, 2004).

Mechanismen des Spracherwerbs

Die genauen Mechanismen des Spracherwerbs sind bis heute ungeklärt. Derzeit diskutierte Spracherwerbstheorien gehen von unterschiedlichen Hypothesen aus (vgl. Kasten). Lerntheoretische Modelle sind recht einleuchtend, da sie nachvollziehbar erklären, weshalb ein Kind die Sprache des Umfelds als seine Muttersprache erwirbt. Sie widersprechen aber der Erfahrung, dass der Zeitpunkt des Erreichens wichtiger Meilensteine der Sprachentwicklung weitgehend unabhängig von der Intensität der sprachlichen Anregung ist. Zwillingsuntersuchungen, die einen hohen genetischen Anteil sprachlicher Fähigkeiten belegen, sprechen eher für die Gültigkeit generativer Spracherwerbstheorien. Bislang ist es aber trotz intensiver Anstrengungen nicht gelungen, eine Universalgrammatik, die bei generativen Spracherwerbstheorien postuliert wird, zu konstruieren, aus der alle Sprachen abgeleitet werden könnten. Gegenwärtig wird als Erklärung für den Erwerb von Sprache vorwiegend eine Interaktion zwischen Umweltanregung und genetischer Steuerung angenommen. Grammatik und Lautbildung werden als stärker genetisch determiniert und Wortschatz sowie Sprachkompetenz als stärker Umwelt abhängig angesehen.

Grundlegende Spracherwerbstheorien

- *Lerntheoretische Modelle:* Kinder hören Sprache, entnehmen aus dem Kontext die Bedeutung einzelner Wörter und aus Wortkombinationen grammatische Regeln. Sie wenden ihre Hypothesen, die sie dazu gebildet haben, an und korrigieren und verfeinern diese in Abhängigkeit von den Reaktionen des Umfelds.
- *Generative Spracherwerbstheorien:* Eine Universalgrammatik und ein universelles Lautrepertoire sind genetisch kodiert und somit von Geburt an vorhanden. Die Umwelt entscheidet darüber, welche der Regeln für die eigene Muttersprache gelten und somit angewendet werden müssen.
- *Kognitionspsychologische Spracherwerbstheorien:* Ererbt werden nicht sprachspezifische Fähigkeiten, sondern kognitive Grundfähigkeiten, wie z. B. die Fähigkeit zur Entnahme von Regeln und das Verständnis für Symbole und Konzepte.

1.1.4 Sprachentwicklung bei mehrsprachiger Erziehung

Arten des Mehrspracherwerbs

Gesunde Kinder können zwei und mehr Sprachen gleichzeitig erwerben und mehrsprachiges Aufwachsen ist weltweit eher die Regel als die Ausnahme. Welches der günstigste Zeitpunkt des Beginns einer mehrsprachigen Erziehung ist, gleich von Anfang an (simultaner Mehrspracherwerb) oder zeitversetzt, nachdem die Muttersprache im Kindergartenalter weitgehend gefestigt ist (sukzessiver Mehrspracherwerb), ist bislang umstritten (Klein, 2007). Jüngere Kinder erlernen eine weitere Sprache in der Regel wie die Erstsprache im alltäglichen Umgang mit Sprechern der zu erwerbenden Sprache (natürlicher, ungesteuerter Mehrspracherwerb). Die Vermittlung einer Fremdsprache im Unterricht wird als gesteuerter Mehrspracherwerb bezeichnet. Häufig sind Mischformen anzutreffen, z. B. bei Migrantenkindern im Schulalter.

Mehrspracherwerb überfordert Kinder nicht

Heute besteht weitgehende Einigkeit darüber, dass eine mehrsprachige Erziehung einem Kind nicht schadet, sondern eher nützt. Unter optimalen Bedingungen entwickeln sich metasprachliche Fähigkeiten schneller als bei monolingualem Aufwachsen. Frühere Studienergebnisse, die verminderte sprachliche und allgemeine kognitive Leistungen bei mehrsprachig aufwachsenden Kindern ergeben hatten, erwiesen sich als irreführend, als Artefakt einer unzureichenden Berücksichtigung soziodemographischer Einflussfaktoren. Die mehrsprachig aufwachsenden Kinder stammten in diesen Studien gehäuft aus sozial schwachen Familien und ihr schlechteres Abschneiden in Sprach- und Intelligenztests war durch das soziale Umfeld zu erklären und nicht als unmittelbare Folge einer bilingualen Erziehung zu werten.

Eine mehrsprachige Erziehung führt aber nicht automatisch zu einer stabilen Mehrsprachigkeit. Wie der Erstspracherwerb so braucht auch der Zweitspracherwerb viel Zeit und einen intensiven Kontakt zu der zu erwerbenden Sprache. Nach den Erfahrungen in den USA vergehen bei regelmäßigem Besuch einer Kindereinrichtung, in der die Zweitsprache gesprochen wird, 3 bis 5 Jahre bis eine gute lautsprachliche Kompetenz erworben ist (Genesee et al., 2006).

Perfekte Mehrsprachigkeit ist selten

Perfekte Mehrsprachigkeit in dem Sinn, dass der Betreffende beide Sprachen wie ein Muttersprachler beherrscht, gelingt eher selten (Übersicht Hein-Khatib, 2011). In der „Children of Immigrants Longitudinal Study (CILS), 1991–2006" wurde in den USA die Sprachentwicklung von über 5.000 Kindern aus Migrantenfamilien verfolgt. Im späten Jugendalter bevorzugten 90 % die Majoritätssprache, das Englische, als Kommunikationssprache. Nur 21 % der Jugendlichen lateinamerikanischer Herkunft und 9 % asiatischer Herkunft schätzten ihre erstsprachlichen Kenntnisse als sehr gut ein und nur 39 % bzw. 7 % bezeichneten sich als „flüssig zweisprachig" (Rumbaut & Portes, 2001). Die Majoritätssprache verdrängt somit häufig die Erstsprache (subtraktive Mehrsprachigkeit).

Für den Erhalt hoher erstsprachlicher Kompetenzen in einer Minoritätssprache reicht deren Gebrauch im familiären Kontext selbst bei konsequenter und ausschließlicher Benutzung nicht aus. Kinder benötigen zusätzlich muttersprachliche Kontakte außerhalb der Familie und möglichst auch im schulischen Umfeld (Anderson, 2004). Beide Sprachen müssen von den Kindern als für sie wichtig und nützlich angesehen werden und im Umfeld eine hohe Wertschätzung erfahren. Insbesondere in den ersten vier Lebensjahren gehen erstsprachliche Kompetenzen in einer Minoritätssprache leicht verloren. Mit dem 8. bis 10. Lebensjahr ist die Erstsprache dann so weit gefestigt, dass diese erhalten bleibt, wenn weiterhin zumindest ein gewisser Kontakt zu ihr gegeben ist (Montrul, 2008).

Dass unter günstigen Bedingungen eine hohe Kompetenz in mehreren Sprachen erworben werden kann, zeigt das „French Immersion Program" in Kanada. In diesem Programm werden englischsprachige Kinder während ihrer Schulzeit zu großen Teilen französischsprachig unterrichtet. Wie Evaluationsstudien gezeigt haben, erreichten die Kinder, und dies gilt auch für Kinder aus bildungsferneren Schichten, gute sprachliche Kompetenzen im Französischen, ohne dass ihre Englischkenntnisse darunter litten (additive Mehrsprachigkeit) (Genesee, 2007).

Mehrspracherwerb ist nicht Ursache einer Sprachstörung

Die Sprachentwicklung zeigt bei mehrsprachiger Erziehung einige Besonderheiten. So werden Meilensteine der Sprachentwicklung etwas später erreicht. Dieser Rückstand wird aber aufgeholt und führt nicht zu anhaltenden Sprachproblemen. Eine mehrsprachige Erziehung ist kein Risiko für Sprachentwicklungsstörungen. Bei Kindern, bei denen die Sprachentwicklung auffällig verläuft, schadet sie nach heutiger Auffassung nicht und kann deshalb beibehalten werden.

Bei einer mehrsprachigen Erziehung werden in einer Übergangsphase die Sprachen gemischt. Insbesondere Wörter und grammatische Formen werden nebeneinander aus beiden Sprachen benutzt. Kinder lernen verschiedene Sprachen meist in unterschiedlichen Milieus mit unterschiedlichen sprachlichen Anforderungen, z.B. in der Familie und im Kindergarten. Manche Dinge können sie besser in der ersten und andere in der zweiten Sprache ausdrücken. Sie wählen jeweils diejenige Sprache, die ihnen die differenzierteste Ausdrucksmöglichkeit bietet. Sprachenmischung ist somit in einer Übergangsphase ein Zeichen für einen kompetenten Umgang mit Sprache und kein Hinweis auf eine drohende Halbsprachigkeit und kein Anlass zur Sorge. Erst wenn beide Sprachen ausreichend beherrscht werden, werden sie konsequent getrennt und nur vermischt, wenn alle Gesprächspartner beide Sprachen beherrschen. Bei einem sukzessiven Zweitspracherwerb kann Sprachenmischung länger bestehen bleiben und Sprachmelodie und andere Besonderheiten der Erstsprache können sich auf die Zweitsprache auswirken.

Sprachenmischung ist Zeichen für Kompetenz

Wie erfolgreich ein Mehrspracherwerb gelingt, hängt von zahlreichen individuellen und Umweltfaktoren ab (vgl. Kasten). Nicht jedes Kind ist ausreichend sprachbegabt und motiviert, um die zusätzlichen Anforderungen, die mit dem Erlernen einer weiteren Sprache unweigerlich verbunden sind, erfolgreich zu bewältigen. Viele Kinder benutzen und beherrschen im Endergebnis vorwiegend die Majoritätssprache und verfügen nur über mehr oder weniger eingeschränkte Kompetenzen in ihrer Muttersprache (dominante Mehrsprachigkeit).

Einflussfaktoren auf den Erfolg eines Zweitspracherwerbs

- Quantität und Qualität des Inputs
- Sprachbegabung
- Motivation
- Wertschätzung der Sprachen durch das Umfeld
- Prestige der Erst- und Zweitsprache

Wie eine mehrsprachige Erziehung am besten zu gestalten ist, darüber gehen die Auffassungen auseinander. Weitgehend einig ist man sich darüber, dass Voraussetzung für eine ungestörte ein- oder mehrsprachige Sprachentwicklung ein gutes Sprachvorbild in den ersten Lebensjahren ist. Eltern sollten deshalb in ihrer Muttersprache mit ihrem Kind sprechen und intensive sprachliche Anregungen geben. Im folgenden Kasten sind in Anlehnung an ein Merkblatt für Eltern (v. Suchodoletz, 2007) Hinweise zur bilingualen Erziehung zusammengefasst. Weitere Merkblätter in zahlreichen Sprachen sind im Internet abrufbar (Buschmann et al., 2010; Ulich, 2011).

Merkblätter zur mehrsprachigen Erziehung

Hinweise zur mehrsprachigen Erziehung
– Mehrsprachige Erziehung überfordert ein Kind nicht. – Mehrsprachigkeit wird nur erreicht, wenn alle Sprachen intensiv und über einen langen Zeitraum gehört und benutzt werden. – Sprachenmischung ist kein Zeichen für eine gestörte Sprachentwicklung, sondern ein normales, mehr oder weniger lange anhaltendes Durchgangsstadium. – Hat ein Kind eine Sprachentwicklungsstörung, ist eine mehrsprachige Erziehung nicht die Ursache. – Eltern sollten ihrem Kind gute Sprachvorbilder bieten und deshalb mit ihm in ihrer Muttersprache sprechen. – Die Umgebungssprache gut zu beherrschen ist für die Entwicklungschancen eines Kindes von entscheidender Bedeutung. Ein Kind sollte deshalb frühzeitig (spätestens zwei Jahre vor Schuleintritt) täglich über mehrere Stunden Möglichkeiten zur Kommunikation in der Umgebungssprache haben. Ein Kinderkrippen/Kindergarten-Besuch bietet dazu die beste Möglichkeit. – Eltern sollten ihrem Kind ihre Wertschätzung sowohl für ihre Muttersprache als auch für die deutsche Sprache vermitteln. – Eltern sollten mit ihrem Kind gemeinsam Deutsch lernen, wenn ihre Deutschkenntnisse unzureichend sind.

1.2 Klassifikation von Sprech- und Sprachstörungen

Zur Klassifikation von Sprech- und Sprachstörungen wurden zahlreiche Schemata publiziert, doch konnte sich bislang keines interdisziplinär durchsetzen. Die Schwierigkeiten bei der Kategorisierung von Sprech- und Sprachstörungen sind dadurch bedingt, dass die einzelnen Störungsbilder weder gegenüber der normalen Variationsbreite noch untereinander scharf abgegrenzt sind.

Eine Kategorisierung geht mit einer Schematisierung und Vereinfachung einher. Prototypen werden beschrieben, die dem Einzelfall nur bedingt gerecht werden. In der sprachtherapeutischen und sprachheilpädagogi-

Tabelle 1: Sprech- und Sprachstörungen auf einzelnen linguistischen Ebenen

Linguistische Ebene	Störung
phonetisch-phonologisch	Aussprachestörung
morphologisch-syntaktisch	Dysgrammatismus
semantisch-lexikalisch	Wortschatzdefizite
prosodisch	Auffälligkeiten in der Sprechmelodie
pragmatisch	Defizite bei verbalen Interaktionen
Redefluss	Stottern, Poltern

schen Praxis wird deshalb, wenn nicht von Seiten der Krankenkassen eine Klassifikation nach ICD-10 gefordert wird, gerne ganz auf eine Kategorisierung verzichtet. Stattdessen werden sprachliche Auffälligkeiten auf einzelnen linguistischen Ebenen beschrieben (vgl. Tab. 1).

Klassifikationen in der Medizin

In der Medizin weit verbreitete Klassifikationsschemata gehen von nosologischen Gesichtspunkten aus. Dabei wird versucht, Störungsbilder mit möglichst einheitlicher Symptomatik, Verlauf, Ätiologie und therapeutischer Beeinflussbarkeit zu beschreiben. Bei der Klassifikation von Sprech- und Sprachstörungen finden pathogenetische Gesichtspunkte besondere Beachtung (vgl. Abb. 3). Sprech- und Sprachstörungen werden einzelnen Modulen des Sprachregelkreises zugeordnet (vgl. Tab. 2). Allerdings lassen sich nicht alle Störungsbilder unter pathogenetischen Aspekten zwanglos einordnen.

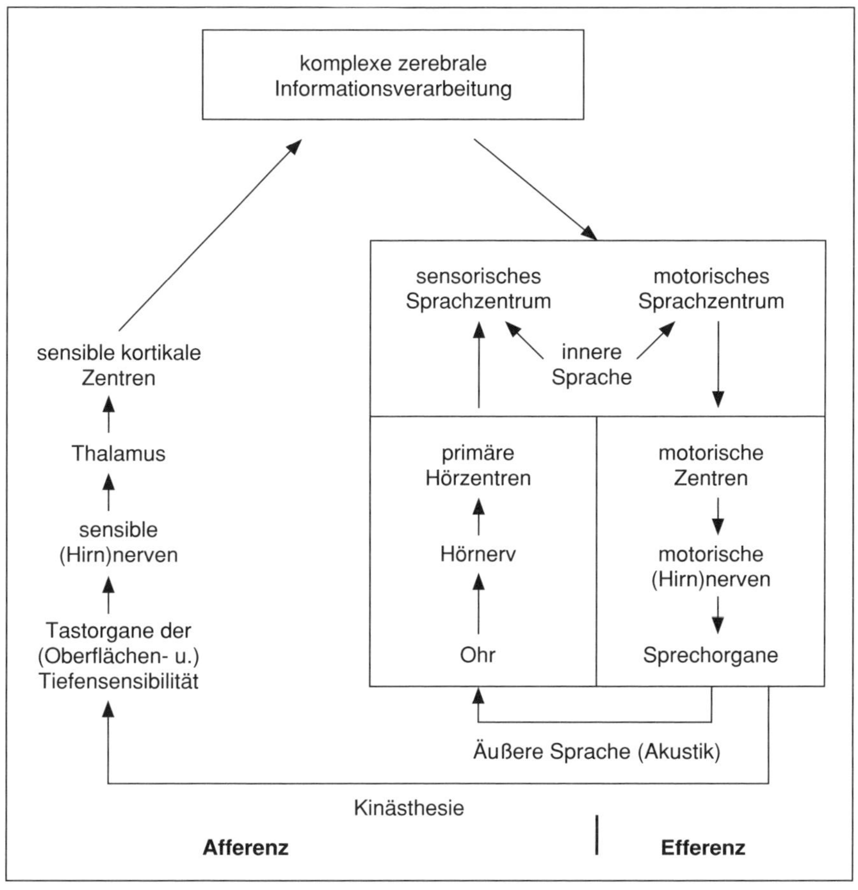

Abbildung 3: Sprachregelkreis als Grundlage einer Klassifikation von Sprech- und Sprachstörungen unter pathogenetischen Gesichtspunkten

Tabelle 2: Klassifikation von Sprech- und Sprachstörungen nach ihrer Pathogenese

Lokalisation der Funktionsstörung	Störungsbild
Komplexe zerebrale Informationsverarbeitung	– Sprachentwicklungsstörung bei Intelligenzminderung – Poltern bei Impulskontrollstörungen – Mutismus bei sozialer Angst – Psychogene Sprech- und Sprachstörungen bei dissoziativen Störungen – Spezifische Sprachauffälligkeiten bei Autismus und Psychosen
Sensorisches bzw. motorisches Sprachzentrum (Wernicke bzw. Broca-Areal)	– Umschriebene Sprech- und Sprachentwicklungsstörung (angeboren) – Aphasie (erworben)
Hörorgan und Hörbahnen	– Audiogene Sprech- und Sprachstörungen
Motorische Zentren und motorische Hirnnerven	– Dysarthrien
Sprechorgane	– Dysglossien
Kehlkopfschädigungen	– Stimmstörungen

ICD-10-Klassifikation

In der ICD-10 werden Sprech- und Sprachstörungen unterschiedlichen Kapiteln zugeordnet. Dadurch ist diese Klassifikation unübersichtlich und zudem nicht immer konsistent. So wird z.B. das Landau-Kleffner-Syndrom, eine kindspezifische Aphasieform, dem Kapitel F: Psychische Störungen und darunter den Sprech- und Sprachentwicklungsstörungen zugeordnet (F80.3), während andere Aphasien im Kapitel R als R47.0 klassifiziert werden. Die häufigsten Sprech- und Sprachstörungen des Kindesalters sind im Kapitel F enthalten (vgl. Kasten).

Klassifikation häufiger Sprech- und Sprachstörungen des Kindesalters nach ICD-10 (Dilling et al., 2009)

- F80 umschriebene Entwicklungsstörungen des Sprechens und der Sprache
  - F80.0 Artikulationsstörung
  - F80.1 Expressive Sprachstörung
  - F80.2 Rezeptive Sprachstörung
  - F80.3 Erworbene Aphasie mit Epilepsie (Landau-Kleffner-Syndrom)
  - F80.8 Sonstige Entwicklungsstörungen des Sprechens oder der Sprache (z. B. Lispeln)
  - F80.9 Nicht näher bezeichnete Entwicklungsstörung des Sprechens oder der Sprache
- F94 Störungen sozialer Funktionen mit Beginn in der Kindheit und Jugend
  - F 94.0 elektiver Mutismus
- F98 Andere Verhaltens- und emotionale Störungen mit Beginn in der Kindheit und Jugend
  - F98.5 Stottern
  - F98.6 Poltern

DSM-IV-TR-Klassifikation

Im Diagnostischen und Statistischen Manual Psychischer Störungen, Textrevision der vierten Auflage (DSM-IV-TR) (Saß et al., 2003) sind die wichtigsten Sprachstörungen unter dem Kapitel „Kommunikationsstörungen" zusammengefasst (vgl. Tab. 3).

Tabelle 3: Klassifikation häufiger Sprech- und Sprachstörungen des Kindesalters nach DSM-IV-TR und ICD-10

DSM-IV-TR		ICD-10	
315.39	Phonologische Störung	F80.0	Artikulationsstörung
315.31	Expressive Sprachstörung	F80.1	Expressive Sprachstörung
315.32	Kombinierte Rezeptiv-Expressive Sprachstörung	F80.2	Rezeptive Sprachstörung
307.0	Stottern	F98.5	Stottern

1.3 Umschriebene Sprech- und Sprachentwicklungsstörungen

1.3.1 Klassifikation und Symptomatik

Sprech- und Sprachentwicklungsstörungen sind dadurch gekennzeichnet, dass der Erwerb des sprachlichen Regelsystems verzögert erfolgt und zudem sprachliche Ausdrucksformen benutzt werden, die in der normalen Entwicklung nicht vorkommen.

Bei den umschriebenen bzw. spezifischen Sprech- und Sprachentwicklungsstörungen beschränken sich die Auffälligkeiten weitgehend auf Störungen des Sprechens und/oder der Sprache. Die Sprachauffälligkeiten sind nicht auf eine psychiatrische, neurologische oder eine andere Grunderkrankung bzw. eine unzureichende Sprachanregung zurückzuführen. Sie treten somit erwartungswidrig auf (vgl. Kasten).

Allgemeine Charakteristika umschriebener Sprech- und Sprachentwicklungsstörungen nach ICD-10 (Dilling et al., 2009)

- Sprech- bzw. Sprachfertigkeiten außerhalb der Norm
- Störung nicht bedingt durch
  - Intelligenzminderung
  - Hörstörung
  - hirnorganische Erkrankung
  - emotionale Störung
  - anregungsarme Umwelt
- Altersentsprechendes Kommunikationsbedürfnis
- Relativ ungestörte nonverbale Kommunikation
- Primäre Störung mit stetigem Verlauf
- Besserung mit dem Älterwerden

Umschriebene Sprech- und Sprachentwicklungsstörungen werden in der ICD-10 unterteilt in Artikulationsstörungen (F80.0) und expressive (F80.1) sowie rezeptive Sprachstörungen (F80.2) (vgl. Tab. 4). Ob es sich bei diesen Unterformen um unterschiedliche Störungsbilder oder um ein Kontinuum mit zunehmendem Schweregrad handelt, ist umstritten.

Tabelle 4: Leitsymptome umschriebener Sprech- und Sprachentwicklungsstörungen nach ICD-10 (Dilling et al., 2009)

Artikulations-störung (F80.0)	- Ausmaß der Artikulationsfehler außerhalb der Grenzen der Norm bezogen auf das Intelligenzalter - Normale nonverbale Intelligenz sowie expressive und rezeptive Sprachfertigkeiten - Deutliche Differenz zum Sprachgebrauch in der jeweiligen Subkultur des Kindes
Expressive Sprachstörung (F80.1)	- Expressive Sprachfertigkeit außerhalb der Norm - Keine längeren Phasen mit normaler Sprache - Nicht oder allenfalls gering gestörtes Sprachverständnis - Relativ ungestörte nonverbale Kommunikation - häufig kombiniert mit Artikulationsstörungen - Oft anregungsarme Umwelt
Rezeptive Sprachstörung (F80.2)	- Rezeptive Sprachfertigkeit außerhalb der Norm - Meist deutlich beeinträchtigte expressive Sprache und Artikulation - Altersentsprechendes Kommunikationsbedürfnis - Relativ ungestörte nonverbale Kommunikation

Die entsprechenden Störungsbilder nach DSM-IV-TR sind die Phonologische Störung, die Expressive und die Kombinierte Rezeptiv-Expressive Sprachstörung (vgl. Tab. 5).

Tabelle 5: Diagnostische Kriterien umschriebener Sprech- und Sprachentwicklungsstörungen nach DSM-IV-TR (Saß et al., 2003)

Phonologische Störung (315.39)	A. Es besteht eine Unfähigkeit, entwicklungsgemäß erwartete Sprechlaute zu artikulieren, die dem Alter und dem Idiom der Person entsprechen. Dazu gehören Fehler bei der Lautproduktion, bei ihrem Gebrauch, bei der Repräsentation oder Organisation von Lauten, wie beispielsweise Substitution eines Lautes durch einen anderen (Gebrauch des /t/-Lautes statt des korrekten /k/-Lautes) oder Auslassungen von Lauten wie z. B. der Endkonsonanten. B. Die Schwierigkeiten bei der Lautproduktion behindern die schulischen bzw. beruflichen Leistungen oder die Kommunikation. C. Liegt eine Geistige Behinderung, ein sprechmotorisches oder sensorisches Defizit oder eine deprivierende Umwelt vor, so sind die Sprechschwierigkeiten wesentlich größer als diejenigen, die gewöhnlich mit diesen Problemen verbunden sind.
Expressive Sprachstörung (315.31)	A. Die bei standardisierten, individuell durchgeführten Messungen der expressiven Sprachentwicklung erreichten Werte liegen wesentlich unter den Werten, die bei standardisierten Messungen

Tabelle 5: Fortsetzung

	der nonverbalen intellektuellen Leistungen sowie der rezeptiven Sprachentwicklung erzielt werden. Die Störung kann sich klinisch durch folgende Symptome manifestieren: deutlich eingeschränkter Wortschatz, Fehler im Tempusgebrauch, Schwierigkeiten, Worte zu erinnern oder Sätze zu bilden, die nach Länge und Komplexität der Entwicklungsstufe entsprechen. B. Die Schwierigkeiten bei der expressiven Sprache behindern die schulischen bzw. beruflichen Leistungen oder die Kommunikation. C. Die Kriterien einer Kombinierten Rezeptiv-Expressiven Sprachstörung oder einer Tiefgreifenden Entwicklungsstörung sind nicht erfüllt. D. Liegt eine Geistige Behinderung, ein sprechmotorisches oder sensorisches Defizit oder eine deprivierende Umwelt vor, sind die Sprachschwierigkeiten wesentlich größer als diejenigen, die gewöhnlich bei diesen Problemen auftreten.
Kombinierte Rezeptiv-Expressive Sprachstörung (315.32)	A. Die bei einer Serie von standardisierten, individuell durchgeführten Messungen sowohl der rezeptiven als auch der expressiven Sprachentwicklung erreichten Werte sind wesentlich niedriger als die Werte aus standardisierten Messungen der nonverbalen intellektuellen Fähigkeiten. Zu den Symptomen gehören diejenigen der Expressiven Sprachstörung sowie die Schwierigkeit, Worte, Sätze oder spezifische Wortfelder, wie beispielsweise räumliche Begriffe, zu verstehen. B. Die Schwierigkeiten bei der rezeptiven und expressiven Sprache behindern deutlich die schulischen bzw. beruflichen Leistungen oder die Kommunikation. C. Die Kriterien einer Tiefgreifenden Entwicklungsstörung sind nicht erfüllt. D. Liegt eine Geistige Behinderung, ein sprechmotorisches oder sensorisches Defizit oder eine deprivierende Umwelt vor, sind die Sprachschwierigkeiten wesentlich größer als diejenigen, die gewöhnlich bei diesen Problemen auftreten.

Umschriebene Artikulationsstörung (F80.0)

Leitsymptome

Eine umschriebene Artikulationsstörung (F80.0) ist durch eine fehlerhafte Aussprache von Lauten bei unauffälligem Entwicklungsstand hinsichtlich Grammatik und Wortschatz gekennzeichnet. Laute werden ausgelassen, hinzugefügt, ersetzt oder fehlerhaft gebildet. Das Kind sagt z. B. „Bume“ statt „Blume“ oder „Tindertarten“ statt „Kindergarten“. Eine umfangreiche Studie an 2.100 deutschsprachigen Kindern mit Aussprachestörungen zeigte, dass am häufigsten „s“ und „sch“ (etwa 60 % der Fehler) betroffen sind, weniger häufig „ch“, „j“, „r“, „ng“, „k“ und „g“ (etwa 30 %) und am seltensten „m“, „n“, „b“, „d“, „p“, „l“, „t“, „f“ und „v“ (etwa 10 %) (Möhring, 1938). Eine neuere Studie von Fox und Dodd (2001) an 110 Kindern bestätigte diese Ergebnisse im Wesentlichen. Lispeln (Sigmatismus) wird bei jedem dritten bis vierten Kind im Vorschul- und Grundschulalter beobachtet (Fox, 2004). Bei einer solchen Häufigkeit ist allerdings zu überlegen, ob diese Aussprachebesonderheit tatsächlich als Störung oder eher als Normvariante anzusehen ist.

Synonyme

Andere Bezeichnungen sind Aussprache- bzw. Lautbildungsstörungen. In der Medizin wird häufig der Begriff „Dyslalie" verwendet.

Phonologische Störung

Viele Kinder mit Lautbildungsstörungen können betroffene Laute isoliert durchaus korrekt bilden, nicht aber innerhalb eines Wortes, wenn der Laut an einer spezifischen Stelle steht (Anfang, Mitte oder Ende des Wortes) bzw. in bestimmten Lautkombinationen auftritt. Dies lässt vermuten, dass nicht Defizite in der motorischen Umsetzung die Ursache sind, sondern dass phonologische Regeln noch nicht erworben wurden bzw. fehlerhaft angewendet werden. Der Begriff „Artikulationsstörung" wird deshalb in DSM-IV-TR (Saß et al., 2003) und in den interdisziplinären Leitlinien (2011) durch „Phonologische Störung" ersetzt. Können Laute auch isoliert nicht korrekt gebildet werden, werden sprechmotorische Schwächen als Ursache angenommen. Dies betrifft insbesondere /s/ (Lispeln oder Sigmatismus) und /sch/ (Schetismus). Diese Lautbildungsstörung wird in der ICD-10 unter F80.8 (Sonstige Entwicklungsstörungen des Sprechens oder der Sprache) kodiert und in den Leitlinien als phonetische bzw. Artikulationsstörung bezeichnet.

Phonetische Störung

Untergruppen

Da die Symptomatik von Kind zu Kind unterschiedlich ist, wird durch die Bildung von Untergruppen versucht, dem Einzelfall besser gerecht zu werden. In der klinischen Praxis wird nach dem Schweregrad unterschieden (vgl. Tab. 6). Sind nur Einzellaute betroffen, kann zudem eine Einteilung nach den jeweiligen Lauten erfolgen. An den Namen des griechischen Buchstabens des falsch gesprochenen Lauts wird -ismus angefügt (/s/ – Sigmatismus, /sch/ – Schetismus, /r/ – Rhotazismus usw.). Ein Ersetzen des betroffenen Lauts durch einen anderen wird durch die Vorsilbe Para- gekennzeichnet. Sagt z. B. ein Kind ‚tot' statt ‚rot' wird dies als Pararhotazismus bezeichnet.

Tabelle 6: Unterteilung von umschriebenen Artikulationsstörungen nach dem Schweregrad

Partielle Dyslalie	1 bis 2 Laute betroffen
Multiple Dyslalie	Mehr als 2 Laute betroffen, Sprache gut verständlich
Universellen Dyslalie	Fast alle Konsonanten betroffen, kaum verständliche Vokalsprache

In psycholinguistischen Klassifikationen wird zwischen phonetischen und phonologischen Störungen unterschieden, je nachdem ob sprechmotorische oder phonologische Defizite als Hintergrund angenommen werden (vgl. Tab. 7). Ob es sich bei den verschiedenen Formen phonologischer Auffälligkeiten um unterschiedliche Störungsbilder oder um unterschiedliche Schweregrade handelt, ist unklar.

Tabelle 7: Psycholinguistische Klassifikation von Lautbildungsstörungen (Fox, 2004)

Phonetische Störung	Auch isoliert gesprochene Laute werden falsch gebildet (u. a. /s/ [Sigmatismus] und /sch/ [Schetismus])
Phonologische Verzögerung	Lautbildung wie in jüngeren Altersstufen
Konsequente phonologische Störung	In der normalen Entwicklung nicht vorkommende Lautbildung, Laute in einem Wort werden immer gleich gebildet
Inkonsequente phonologische Störung	In der normalen Entwicklung nicht vorkommende Lautbildung, unterschiedliche Lautbildung in ein und demselben Wort

Umschriebene Sprachentwicklungsstörungen

Umschriebene (spezifische) Sprachentwicklungsstörungen (USES bzw. SSES) sind durch einen Dysgrammatismus und Wortschatzdefizite gekennzeichnet. Synonyme sind kindlicher Dysgrammatismus und Entwicklungsdysphasie. Häufig wird auch im deutschsprachigen Raum die englische Bezeichnung Specific Language Impairment (SLI) verwendet. **Synonyme**

Bei *expressiven Sprachentwicklungsstörungen (F80.1)* ist die Sprachproduktion betroffen, während das Sprachverständnis altersentsprechend entwickelt ist (vgl. Tab. 8).

Tabelle 8: Sprachdefizite bei Kindern mit expressiven Sprachentwicklungsstörungen

Auffälligkeit	Typische Fehler
verminderte Äußerungslänge	kurze, unvollständige Sätze
Dysgrammatismus	syntaktische Fehler: falsche Stellung der Wörter im Satz
	morphologische Fehler: falsche Verbform, inkorrekte Pluralform
Wortschatzdefizite	eingeschränkter Wortschatz
	undifferenzierte Bedeutungszuschreibung
	Wortfindungsstörung
zusätzliche Auffälligkeiten	Lautbildungsstörungen
	Beeinträchtigung der Sprachkompetenz

Sprachentwicklungsverzögerung

Die im Vordergrund stehende Symptomatik ist altersabhängig (vgl. Tab. 9). Manche Kinder beginnen verspätet zu lallen und zu sprechen und der Wortschatz vergrößert sich nur zögerlich. In den ersten Lebensjahren ist

Late Talker

die Variationsbreite der Sprachentwicklung allerdings so groß, dass es schwierig ist, Kinder mit einem verzögerten Spracherwerb im Rahmen der normalen Variationsbreite von solchen mit einer Sprachentwicklungsstörung zu unterscheiden. Kinder, die verspätet anfangen zu sprechen und deren Wortschatz sich verzögert entwickelt (Spätsprecher; Late Talkers), werden deshalb nicht als sprachentwicklungsgestört, sondern unspezifischer als sprachentwicklungsverzögert klassifiziert. Ab welchem Alter die Diagnose „Sprachentwicklungsstörung“ gestellt werden kann, wird in der ICD-10 nicht angegeben. In der klinischen Praxis hat sich eingebürgert, die Diagnose nicht vor dem vierten Lebensjahr zu vergeben (Leitlinie, 2011).

Tabelle 9: Altersabhängigkeit der Leitsymptome bei Kindern mit Spracherwerbsproblemen

Sprach-entwicklungs-verzögerung	1. Lebensjahr	Verspätetes und vermindertes Lallen
	2. Lebensjahr	Verminderter Wortschatz
	3. Lebensjahr	Verminderte Äußerungslänge
Sprach-entwicklungs-störung	4. bis 6. Lebensjahr	Fehler bei Syntax und Morphologie
	Schulalter	Kurze, einfache Sätze; Probleme beim Erzählen
	Jugend- und Erwachsenenalter	Probleme bei komplexen grammatischen Strukturen, idiomatischen Wendungen, Doppeldeutigkeiten und Ironie

Kindergartenalter

Im Kindergartenalter fallen sprachgestörte Kinder dadurch auf, dass ihre Äußerungen sehr kurz sind und oft nur aus einem bis drei Wörtern bestehen. Sätze sind unvollständig und die Wortfolge inkorrekt. Außerdem treten zahlreiche morphologische Fehler auf, wie z. B. bei der Pluralbildung, bei der Beugung von Verben, bei Zeitformen, bei der Übereinstimmung von Markierungen zwischen Artikel, Adjektiv und Substantiv oder bei der Bildung von Steigerungsformen. Der Wortschatz ist relativ klein und die Vorstellung über die Bedeutung der Wörter wenig differenziert. Das passende Wort fällt den Kindern oft nicht sofort ein (Wortfindungsstörung).

Schul- und Erwachsenenalter

Im Schulalter ist die Spontansprache weniger auffällig. Die Kinder haben sich an ihre Sprachdefizite angepasst und sprechen in kurzen, grammatisch einfach strukturierten Sätzen. Grammtische Formen, die ihnen schwer fallen, vermeiden sie. Geschichten folgerichtig zu erzählen, gelingt nur unvollkommen. Oft bestehen bis ins Erwachsenenalter Schwierigkeiten, übertragenen Bedeutungen, Ironie und Doppeldeutigkeiten richtig zu erfassen. Dass Sprachdefizite weiter bestehen, wird erst bei gezielten Anforderungen deutlich.

Bei *rezeptiven Sprachentwicklungsstörungen (F80.2)* bestehen Sprachverständnisstörungen zusätzlich zu Auffälligkeiten bei der Sprachproduktion.

Rein rezeptive Sprachstörungen kommen praktisch nicht vor, weshalb in DSM-IV-TR von Kombinierter Expressiv-Rezeptiver Sprachstörung gesprochen wird. Sprachverständnisstörungen bleiben häufig unerkannt, da die Kinder wichtige Informationen aus dem Kontext und aus nonverbalen Signalen entnehmen. Selbst bei Kindern mit schweren Sprachverständnisstörungen haben die Eltern nicht selten den Eindruck, ihr Kind würde alles verstehen. Hinweiszeichen auf Sprachverständnisstörung sind unspezifisch. Die Kinder haben wenig Interesse daran, vorgelesen zu bekommen. Sie beantworten Fragen ungenau und befolgen Anforderungen falsch. Dies wird leicht als unzureichendes Interesse und mangelnde Aufmerksamkeitszuwendung fehlgedeutet.

Sprachverständnisstörung bleiben oft unerkannt

Bei umschriebenen Sprachentwicklungsstörungen sind die sprachlichen Auffälligkeiten von Kind zu Kind verschieden. Bei dem einen Kind stehen syntaktische Auffälligkeiten im Vordergrund, bei einem anderen die korrekte Benutzung von Verbformen oder die Übereinstimmung in der Kasusmarkierung. Einige Kinder haben zusätzlich erhebliche Lautbildungsstörungen und andere sind in ihrer Kommunikationsfähigkeit deutlich beeinträchtigt. Die Unterschiedlichkeit der Sprachprofile spricht dafür, dass umschriebene Sprachentwicklungsstörungen aus zahlreichen Untergruppen bestehen (van Daal et al., 2004). Eine Unterteilung nach verschiedenen Kriterien hat aber nicht zu ausreichend homogenen Subgruppen geführt, so dass bislang auf eine Unterteilung in weitere Untergruppen verzichtet wird.

Variabilität der Symptomatik

1.3.2 Epidemiologie

Die Grenze zwischen normaler und gestörter Sprachentwicklung ist fließend. Je nachdem wo die Grenzsetzung erfolgt und wie die sprachlichen Fähigkeiten der Kinder erhoben werden (Eltern- bzw. Erzieherrating, Sprachscreening, standardisierte Testverfahren u. a.), werden Häufigkeiten zwischen 2 und 30 % gefunden. Bislang gibt es keine Einigung darüber, wo der Cut-Off-Wert gesetzt werden sollte. In den Forschungskriterien der ICD-10 werden zwei Standardabweichung unter dem Mittelwert (–2 SD) gefordert (Dilling et al., 2006). Dies entspricht einem Prozentrang (PR) von 2 und damit einer Häufigkeit von 2 %. In der klinischen Praxis wird der Cut-Off oft bei –1 ½ SD (PR 7) oder bei PR 10 gesetzt.

Häufigkeitsangaben sind von der Falldefinition abhängig

Nach einer Übersicht über epidemiologische Studien wurden im Alter von drei Jahren im Mittel bei 6,9 % der Kinder eine Sprachentwicklungsstörung verbunden mit Lautbildungsstörungen und bei 2,6 % ohne Lautbildungsstörungen gefunden. Im Alter von fünf Jahren waren es 11,8 % mit bzw. 6,8 % ohne Lautbildungsstörungen und bei weiteren 7,8 % der Kinder wurden Lautbildungsstörungen ohne Sprachstörungen festgestellt. Jungen waren häufiger betroffen als Mädchen (Verhältnis 1,3 bis 2,3 : 1) (Law et al., 2000). Nach den Ergebnissen einer Untersuchung in Deutsch-

Jungen häufiger betroffen

land mit 4.851 fünf- bis sechsjährigen Kindern ist bei 10 % der einsprachig deutsch aufwachsenden Kinder mit einer Sprachentwicklungsstörung zu rechnen (Kries et al., 2006).

Häufigkeit von Late Talkers

Zur Häufigkeit von Spätsprechern (Late Talkers) finden sich in der Literatur Angaben zwischen 10 % und 20 %. Wird als Kriterium ein Wortschatz unter 50 im Alter von 24 Monaten herangezogen, dann werden 20 % der Jungen und 10 % der Mädchen als sprachentwicklungsverzögert eingestuft (Sachse & v. Suchodoletz, 2007).

Sprachstörung oft übersehen

Obwohl eigentlich zu erwarten wäre, dass Kinder mit Sprachstörungen leicht zu erkennen sind, werden diese häufig übersehen. In einer epidemiologischen Studie mit über 7.000 Vorschulkindern zeigte sich, dass zwei Drittel der sprachgestörten Kinder undiagnostiziert und damit unbehandelt geblieben waren (Tomblin et al., 1997). Insbesondere bei Kindern mit psychischen Auffälligkeiten bleiben Sprachstörungen oft unbeachtet (Toppelberg & Shapiro, 2000).

Häufigkeit nimmt nicht zu

In den Medien wird immer wieder von einer dramatischen Zunahme von Sprachentwicklungsstörungen berichtet, doch gibt es dafür keine empirischen Belege. Seit den ersten epidemiologischen Untersuchungen von Blanton (1916), der die Häufigkeit von Sprachentwicklungsstörungen mit 5,6 % bezifferte, und der NINDS-Studie (1969), in der unter 87.000 Kindern 6 % als sprachauffällig klassifiziert wurden, haben sich die Daten bis heute nicht nennenswert geändert. Auch bei einem Vergleich der Sprachleistungen der Kinder bei der Einschulungsuntersuchung hat sich zwischen 1999 und 2004 keine Verminderung der sprachlichen Fähigkeiten nachweisen lassen (Schöler et al., 2006). Zugenommen hat die Sensibilität gegenüber der Bedeutung sprachlicher Kompetenzen für die Entwicklungschancen eines Kindes und damit die Zahl der Vorstellungen

Zunahme von Sprachtherapien

bei Experten und die von sprachtherapeutischen Interventionen. 2005 standen im Alter von sechs Jahren 18 % der Jungen und 12 % der Mädchen in logopädischer Behandlung (Schröder & Waltersbacher, 2006); 2010 waren es bereits 23 % bzw. 16 % (Waltersbacher, 2011).

1.3.3 Ursachen

Umschriebene Sprech- und Sprachstörungen sind nach heutiger Auffassung multifaktoriell bedingt. Genetische Faktoren werden als Hauptkomponente und psychosoziale sowie hirnorganische als moderierende Variablen angesehen.

Genetische Faktoren Hauptkomponente

Eine familiäre Häufung von Sprachstörungen ist seit langem bekannt. Das Risiko des Auftretens einer Sprachentwicklungsstörung für Kinder aus belasteten Familien ist um das zwei- bis siebenfache erhöht (Choudhury & Benasich, 2003). Hat ein Angehöriger 1. Grades eine Sprachentwicklungsstörung, dann beträgt für ein Kind das Erkrankungsrisiko 30 bis

50 % (Barry et al., 2007). Große Familienuntersuchungen haben ergeben, dass in etwa 50 % der erblichen Fälle ein autosomal-dominanter Erbgang vorliegt und bei den anderen 50 % ganz unterschiedliche Vererbungswege. Dass die familiäre Häufung von Sprachstörungen genetisch verursacht wird und nicht durch psychosoziale Einflüsse bedingt ist, geht aus Zwillingsstudien hervor. Bei eineiigen Zwillingen ist die Übereinstimmung hinsichtlich des Auftretens und der Art einer Sprachstörung etwa doppelt so hoch wie bei zweieiigen (Bishop et al., 1995; Tomblin & Buckwater, 1998).

Markergene auf unterschiedlichen Chromosomen

Nach den Ergebnissen molekulargenetischer Studien ist in den meisten Fällen von einer polygenen, multifaktoriellen Vererbung unter Beteiligung eines Hauptgens mit geschlechtsspezifischer Penetranz auszugehen (Rosenfeld & Horn, 2011). Dies bedeutet, dass Sprachstörungen durch Genvarianten an mehreren Genorten und durch unterschiedliche Kombinationen von Genveränderungen hervorgerufen werden und dass bei Jungen weniger mutierte Gene als bei Mädchen ausreichen, um klinisch relevante Symptome hervorzurufen. In den letzten Jahren wurden zahlreiche Markergene identifiziert. Wie eine groß angelegte Studie des SLI-Consortiums (2002) ergab, stehen Auffälligkeiten auf dem Chromosom 19 in Beziehung zu expressiven Sprachentwicklungsstörungen und auf dem Chromosom 16 zu Defiziten in der phonologischen Merkfähigkeit, ein Befund, der durch andere Studien bestätigt wurde (Falcaro et al., 2008). Weitere Markergene wurden auf den Chromosomen 2, 7, 10, 13, 15 und 17 beschrieben. Diese Genvarianten treten sowohl in Familien mit Sprachentwicklungsstörungen als auch in solchen mit Lese-Rechtschreibstörungen auf (Newbury et al., 2011). Eine Überschneidung von Störungen der Laut- und Schriftsprache ist somit auch molekulargenetisch zu belegen. Insgesamt wurden in Familien mit sprachgestörten Kindern recht unterschiedliche Genmutationen gefunden, so dass bei umschriebenen Sprachentwicklungsstörungen von einer ausgeprägten Heterogenität des genetischen Hintergrunds auszugehen ist.

Bedeutung des Umfelds

In zahlreichen Studien wurde der Einfluss psychosozialer Faktoren auf die Sprachentwicklung untersucht. Dabei fanden sich bei unauffällig entwickelten Kindern eindeutige Beziehungen zwischen der frühen Wortschatzentwicklung und dem Grad der Anregung durch das Umfeld (vgl. Kasten). Bei Late Talkers erwies sich der Bildungsstand der Eltern als Prädiktor für die weitere Sprachentwicklung. Bei Kindern von Müttern mit niedrigem Bildungsniveau persistieren Sprachauffälligkeiten wesentlich häufiger als bei Kindern von Müttern mit Abitur (Kühn & v. Suchodoletz, 2009). Ein direkter Nachweis eines Einflusses psychosozialer Faktoren auf das Auftreten von umschriebenen Sprachentwicklungsstörungen liegt bislang aber nicht vor. Bei einer Untersuchung des Zusammenhangs zwischen dem Ausbildungsstand der Eltern und umschriebenen Sprachentwicklungsstörungen fand sich allenfalls ein angedeuteter Zusammenhang, der nicht signifikant wurde (Tomblin, 1996). Im Rahmen

Umfeldfaktoren sind selten alleinige Ursache

der normalen Sprachentwicklung scheinen Umwelteinflüsse somit von größerer Bedeutung zu sein als bei Kindern mit Sprachstörungen. Dafür sprechen auch die Ergebnisse einer Zwillingsstudie, in der sich zeigte, dass die Varianz des Wortschatzes bei zweijährigen Kindern zu 75 % auf Umwelteinflüsse und zu 25 % auf genetische Faktoren zurückzuführen ist. Bei Kindern mit einer ausgeprägten Sprachentwicklungsverzögerung hingegen war das Verhältnis umgekehrt. Nur 27 % der Wortschatzvarianz wurde durch Umfeldfaktoren aufgeklärt (Plomin & Dale, 2001). Insgesamt lässt sich sagen, dass eine unzureichende Sprachförderung nur in Ausnahmefällen die Ursache für Spracherwerbsstörungen ist (Kaspar-Hauser-Syndrom). Kinder ohne genetisch bedingte Sprachschwäche erreichen, auch wenn sie nur wenig Sprachanregungen erhalten und das Sprachvorbild mangelhaft ist, in der Regel ein erstaunlich gutes Sprachniveau.

Einflussfaktoren auf die Wortschatzentwicklung

- Größe und „Intellektualität" des Wortschatzes der Mutter
- Länge der Äußerungen der Mutter
- Intensität und Qualität der Gespräche während der Mahlzeiten
- Häufigkeit von Gesprächen über Belange des Kindes
- Elterliche Gesten
- Sensitivität und Responsivität der verbalen und nonverbalen Mutter-Kind-Interaktionen

Hirnorganische Faktoren von geringer Bedeutung

Die Bedeutung hirnorganischer Faktoren für die Ätiologie umschriebener Sprachentwicklungsstörungen wurde lange Zeit überschätzt. Zwar konnten in Längsschnittstudien reproduzierbar Zusammenhänge zwischen biologischen Risikofaktoren, insbesondere Frühgeburtlichkeit, und dem Auftreten von Sprachentwicklungsstörungen nachgewiesen werden (Jungmann, 2006). Die Sprachauffälligkeiten standen jedoch im Zusammenhang mit allgemeinen kognitiven Beeinträchtigungen, so dass es sich um sekundäre und nicht um umschriebene Sprachentwicklungsstörungen handelt. Die Beziehungen zwischen umschriebenen Sprachentwicklungsstörungen und hirnorganischen Schädigungen sind gering, so dass diese nur in sehr großen Kindergruppen nachweisbar sind, wie z. B. der epidemiologischen Untersuchungen ganzer Geburtsjahrgänge in Florida mit 245.000 Kindern (Stanton-Chapman et al., 2002).

Ursachen von Lautbildungsstörungen kaum untersucht

Im Gegensatz zu Sprachentwicklungsstörungen ist über die Ursachen umschriebener Artikulationsstörungen (F80.0) bislang wenig bekannt. Aufgrund einer familiären Häufung wird eine genetische Disposition angenommen. Erkenntnisse zur Stärke des genetischen Einflusses und zum Erbgang liegen nicht vor. Neben erblichen werden zahlreiche weitere Faktoren als mögliche Ursachen diskutiert, wie z. B. fehlerhafte Sprachvorbilder, vorübergehende Hörstörungen und exzessives Daumenlutschen. Untersuchungen, die negative Auswirkungen dieser Faktoren auf die Entwicklung der Lautbildungsfähigkeit belegen würden, fehlen aber.

1.3.4 Pathogenese

Kinder mit umschriebenen Sprachentwicklungsstörungen zeigen häufig Schwächen in neuropsychologischen Grundfunktionen, wie z. B. Defizite in der auditiv-verbalen Merkfähigkeit, der auditiven Wahrnehmungsfähigkeit und der Verarbeitung schnell aufeinander folgender Informationen. Aufgrund solcher Befunde wird diskutiert, ob Defizite psychischer Basisfunktionen den pathogenetischen Hintergrund von Spracherwerbsstörungen bilden (vgl. Kasten).

Pathogenetische Modelle für umschriebene Sprachentwicklungsstörungen

- Verarbeitungsstörungen in sprachspezifischen Hirnregionen
- Sekundärfolge basaler kognitiver Funktionsschwächen
  - Defizite der phonologischen Merkfähigkeit
  - Auditive Verarbeitungs- und Wahrnehmungsstörung (AVWS)
  - Defizite bei der Verarbeitungsgeschwindigkeit

Kausale Beziehung zur phonologischen Merkfähigkeit umstritten

Bei sprachgestörten Kindern (Baddeley, 2003) und deren Eltern (Barry et al., 2008) wurden in zahlreichen Untersuchungen *Schwächen in der auditiv-verbalen Merkfähigkeit* nachgewiesen. Die auditiv-verbale Merkfähigkeit eignet sich deshalb als Marker für Spracherwerbsstörungen und Aufgaben zu deren Erfassung sind in vielen Sprachtests enthalten (z. B. SETK 3-5, SSV, HSET). Die auditiv-verbale Merkfähigkeit wird in der Regel mit neuropsychologischen Tests, die sprachliche Anforderungen enthalten, bestimmt (Nachsprechen von Pseudowörtern, Zahlen u. Ä.). Versagen Kinder in einem solchen Test, dann ist nicht zu entscheiden, ob dies Folge einer Merkfähigkeits- oder einer Sprachschwäche ist (Casalini et al., 2007). Aber auch in neurophysiologischen Untersuchungen mit nicht sprachlichen Aufgabenstellungen wurden Defizite im auditiven sensorischen Gedächtnis gefunden. Ein Zusammenhang zum weiteren Verlauf der sprachlichen Entwicklung konnte jedoch nicht nachgewiesen werden (Großheinrich et al., 2010). Dies spricht dafür, dass Merkfähigkeits- und Sprachdefizite unabhängig voneinander und nicht kausal verknüpft auftreten.

Kausale Beziehung zur AVWS nicht belegt

In einem weiteren Denkansatz werden *Auditive Verarbeitungs- und Wahrnehmungsstörungen (AVWS)* als pathogenetischer Hintergrund für Sprachentwicklungsstörungen diskutiert. Diese Hypothese hat weite Verbreitung gefunden. Nach Angaben der Krankenkassen werden derzeit ein Drittel aller logopädischen Leistungen zur Therapie einer AVWS abgerechnet. Ein Beleg dafür, dass eine AVWS zu Spracherwerbsstörungen führt, steht allerdings aus (v. Suchodoletz, 2009). Auch konnte die Vermutung, dass eine vorübergehende Schallleitungsschwerhörigkeit durch rezidivierende Ergüsse im Mittelohr den Spracherwerb nennenswert beeinträchtigt, durch prospektive Längsschnittstudien nicht bestätigt werden (Roberts et al., 2004). Gegen die Bedeutung einer AVWS in der Pathogenese von Sprachentwicklungsstörungen spricht des Weiteren, dass sich sprachliche Fähigkeiten nicht durch ein Training auditiver Fähigkeiten verbessern lassen (Fey et al., 2011; v. Suchodoletz, 2006a).

Bedeutung von Defiziten bei der Zeitverarbeitung fraglich

Die Vermutung, dass Sprachentwicklungsstörungen auf *Zeitverarbeitungsdefiziten* beruhen, geht auf die Arbeitsgruppe um Tallal zurück. Nach deren Ergebnissen haben sprachentwicklungsgestörte Kinder Schwierigkeiten, schnell aufeinander folgende auditive Informationen zu verarbeiten und ein Training der Zeitverarbeitung mit dem Computerprogramm „Fast ForWord“ zeigte schnelle sprachliche Fortschritte (Tallal et al., 1996). Diese Therapieerfolge konnten allerdings nicht reproduziert werden (Strong et al., 2011). Auch eine eigene Studie zur Effektivität eines Zeitverarbeitungstrainings erbrachte ein negatives Ergebnis (Berwanger & v. Suchodoletz, 2007).

USES vermutlich Folge von Funktionsstörungen sprachspezifischer Hirnregionen

Insgesamt gibt es demnach keine Belege dafür, dass in der Pathogenese von Spracherwerbsstörungen neuropsychologische Grundstörungen eine wesentliche Rolle spielen. Nach bisher vorliegenden Befunden ist am ehesten davon auszugehen, dass umschriebene Sprech- und Sprachentwicklungsstörungen Folge einer mangelhaften Repräsentation von Sprache und von Verarbeitungsstörungen in sprachspezifischen Hirnstrukturen sind. In Studien mit bildgebenden Verfahren (Computertomographie, Magnetresonanztomographie) wurden funktionelle und diskrete anatomische Veränderungen in sprachrelevanten Hirnstrukturen, insbesondere des linken Schläfenlappens, gefunden. Ausgeprägtere Hirnauffälligkeiten sind nicht nachweisbar (v. Suchodoletz, 2001). Diese Ergebnisse sprechen dafür, dass eine Therapie direkt an der Sprache ansetzen und nicht in einem Training psychischer Basisfunktionen bestehen sollte.

1.3.5 Komorbide Störungen

Bei Kindern mit umschriebenen Sprachentwicklungsstörungen sind die Entwicklungsauffälligkeiten bei weitem nicht so umschrieben, wie die Bezeichnung vermuten lässt. Bei etwa zwei Drittel der Kinder sind komorbide Störungen zu beobachten (Chuang et al., 2011).

Im Schulalter häufig LRS

Eine häufige Komorbidität bei sprachentwicklungsgestörten Kindern ist wegen der engen Beziehung zwischen dem Erwerb der Laut- und Schriftsprache die Lese-Rechtschreibstörung. Haben Kinder im frühen Kindergartenalter eine umschriebene Sprachentwicklungsstörung, dann beträgt die Wahrscheinlichkeit, dass sie im Schulalter eine LRS entwickeln 40 bis 50 % (vgl. v. Suchodoletz, 2004). Sind die Symptome einer Sprachentwicklungsstörung auch noch zum Einschulungszeitpunkt nachweisbar, haben sogar etwa 90 % der Kinder Schwierigkeiten beim Schriftspracherwerb (Snowling, 2001). Umgekehrt ist bei 55 % der LRS-Kinder eine Sprachentwicklungsstörung nachweisbar (McArthur et al., 2000).

Eine Kombination von Sprachentwicklungsstörung und LRS verschlechtert die Entwicklungsprognose der betroffenen Kinder erheblich.

In der Betreuungspraxis von besonderer Relevanz sind Komorbiditäten mit psychischen Störungen. Etwa die Hälfte aller Kinder mit Sprachentwicklungsstörungen zeigt psychische Auffälligkeiten. Von den Eltern werden diese oft als belastender erlebt als die Sprachstörung selbst.

Hohe Rate psychischer Störungen

Unter den psychischen Störungen treten hyperkinetisches und trotzig oppositionelles Verhalten besonders häufig auf. Sprachentwicklungsgestörte Kinder werden von ihren Eltern oft als schwer lenkbar und anstrengend empfunden. Neben extroversiven Verhaltensauffälligkeiten ist bei vielen Kindern zusätzlich eine emotionale Verunsicherung zu beobachten. Die Kinder sind sensibel und reagieren auf Kritik überempfindlich. Durch unvorhergesehene Ereignisse sind sie leicht irritierbar und sie neigen bei kleinsten Anlässen zum Weinen (v. Suchodoletz & Keiner, 1998).

Psychische Störungen insbes. bei Sprachverständnisstörungen

Die psychischen Besonderheiten sind bei etwa 30 % aller sprachgestörten Kinder so ausgeprägt, dass eine psychiatrische Diagnose zu stellen ist. Die häufigsten psychiatrischen Diagnosen sind ADHS (F90) und Störungen des Sozialverhaltens (F91), gefolgt von emotionalen Störungen (F93) (Noterdaeme & Amorosa, 1998). Kinder mit Sprachverständnisproblemen neigen zu besonders ausgeprägten psychiatrischen Störungen (Clegg et al., 2005).

Emotionale Störungen oft Folge der Sprachstörung

Psychische Auffälligkeiten werden bei sprachentwicklungsgestörten Kindern häufig als Folge der Kommunikationsbeeinträchtigung interpretiert. Die Unfähigkeit, sich entsprechend dem intellektuellen Niveau verständlich zu machen, bedingen chronische Misserfolgserlebnisse. Rezeptive Sprachstörungen wiederum gehen mit Nichtverstehen oder falschem Verstehen einher und führen zu einer Verunsicherung in sozialen Interaktionen. Sie bleiben zudem häufig unerkannt, so dass die Kommunikationsprobleme von der Umgebung nicht wahrgenommen und Fehlreaktionen der Kinder missverstanden werden. Gestützt wird eine solche Interpretation durch die Beobachtung, dass bei sprachgestörten Kindern die Zahl sozialer Phobien bis ins Erwachsenenalter hinein kontinuierlich zunimmt (Beitchman et al., 2001) und dass die Kinder im Vergleich zu ihren sprachlich unauffälligen Klassenkameraden dreimal so häufig Opfer von Bullying werden (Knox & Conti-Ramsden, 2003).

Hyperkinetische Störungen oft unabhängig von der Sprachstörung

Psychische Auffälligkeiten bei Kindern mit Spracherwerbsproblemen sind aber nicht ausschließlich durch eine sekundäre Neurotisierung zu erklären. Einige Befunde sprechen dafür, dass diese zum Teil unabhängig von der Sprachstörung als Komorbidität auftreten. Hyperkinetische und aggressiv-oppositionelle Verhaltensauffälligkeiten zeigen keine Korrelation zum Schweregrad der Sprachstörung und bleiben bei Rückbildung der Sprachdefizite bestehen. Im Gegensatz zu sozialen Anpassungsstörungen anderer Kinder sind expansive Verhaltensprobleme bei sprachentwicklungsgestörten Kindern zudem unabhängig von psychosozialen Faktoren, wie Familiengröße, Bildungsstand oder sozioökonomischem Status der Eltern (v. Suchodoletz & Keiner, 1998).

Koordinationsstörungen nicht nur der Sprechmotorik

Eine weitere häufig zu beobachtende Komorbidität ist eine motorische Ungeschicklichkeit (Müürsepp et al., 2011). Mehr oder weniger stark ausgeprägte motorische Koordinationsschwächen werden bei etwa zwei Dritteln aller sprachgestörten Kinder beobachtet. Motorische Störungen betreffen aber nicht nur die Sprechmotorik, sondern in gleicher Ausprägung die Fein- und Grobmotorik (v. Suchodoletz & Heiner, 1994).

1.3.6 Reaktionen des Umfelds

Wenn bei einem Kind eine Sprachentwicklungsstörung besteht, hat dies Auswirkungen auf Interaktionen innerhalb und außerhalb der Familie. Erwachsene versuchen, sich auf die Besonderheiten des Kindes einzustellen, so dass sich der Umgang nicht mehr unvoreingenommen gestaltet.

Veränderte Interaktionsmuster

Wie Beobachtungen gezeigt haben, initiieren Eltern gegenüber ihrem sprachgestörten Kind weniger sprachliche Interaktionen und setzen nicht sprachliche Kommunikationsmuster verstärkt ein. Ihre sprachlichen Äußerungen sind zudem kürzer und von geringerer Komplexität. Eltern lassen ihrem Kind für Antworten nicht genügend Zeit und greifen vorschnell korrigierend ein. Ihre Reaktionen auf sprachliche Äußerungen sind weniger wohlwollend, bestätigend und akzeptierend, was die Kinder wiederum demotiviert. Insgesamt ist der Interaktionsstil in Familien mit sprachgestörten Kindern stärker dirigierend und kontrollierend. Nicht nur die sprachlichen, sondern auch die sonstigen Anforderungen werden reduziert.

Diese Erfahrungen sprechen dafür, dass sich Eltern aus Sorge um die Sprachentwicklung ihres Kindes sprachlichen Interaktionen bewusst zuwenden. Sie verhalten sich nicht mehr intuitiv sprachfördernd und es besteht die Gefahr, dass sie dadurch einen eher negativen Einfluss auf den Spracherwerb ausüben (van Balkom et al., 2010).

Familien sind emotional belastet

Eine Sprachentwicklungsstörung stellt nicht nur für das betroffene Kind, sondern für die gesamte Familie eine nicht zu unterschätzende Belastung dar. Eine Befragung von Familien sprachentwicklungsauffälliger Kinder hat ergeben, dass sich viele der engeren Familienangehörigen durch die Entwicklungsauffälligkeit des Kindes belastet fühlen. Die Mütter machen sich nicht nur Sorgen über die Zukunft ihres Kindes, sondern neigen dazu, mit Niedergeschlagenheit und Enttäuschung zu reagieren. Einige berichten zudem über aggressive Gefühle, ausgelöst durch die Entwicklungsstörung ihres Kindes (Limm & v. Suchodoletz, 1998). Für Beratungsgespräche bedeutet dies, dass negative Emotionen thematisiert werden müssen, um Schuldgefühlen aber auch aggressiven Durchbrüchen mit der Gefahr von Misshandlungen in besonderen Belastungssituationen vorzubeugen.

Dass sich Familienangehörige so belastet fühlen, ist wesentlich auf stigmatisierende Reaktionen des Umfeldes zurückzuführen. Viele Mütter sprachentwicklungsgestörter Kinder geben an, dass sie in der Familie und im weiteren Umfeld wegen der Entwicklungsbesonderheit ihres Kindes ablehnendes Verhalten und herabsetzende Bemerkungen erleben und einige von ihnen reagieren daraufhin mit Rückzug und Isolationstendenzen (v. Suchodoletz & Machery, 2006).

1.3.7 Verlauf und Prognose

Sprachdefizite auch noch im Erwachsenenalter

Die Prognose sprech- oder sprachentwicklungsgestörter Kinder hängt wesentlich davon ab, wie ausgeprägt und komplex die Störung ist und ob sie bis ins Vorschulalter hinein persistiert. Bei Kindergartenkindern mit umschriebenen Artikulationsstörungen (F80.0) ist nicht mit langfristigen Folgen zu rechnen, während bei denen mit expressiven Sprachstörungen (F80.1) zu erwarten ist, dass bei etwa 40 % Sprachdefizite bis ins Jugend- und Erwachsenenalter bestehen bleiben, und bei denen mit rezeptiven Sprachstörungen (F80.2) ist bei etwa 75 % mit anhaltenden Sprachdefiziten zu rechnen (Law et al., 2000).

Häufiges Schulversagen

Wenn auch noch zum Einschulungszeitpunkt die diagnostischen Kriterien einer Sprachentwicklungsstörung erfüllt werden, sind bei fast allen Kindern auch noch im Alter von 15 Jahren Sprachauffälligkeiten nachweisbar und über 90 % der Kinder haben eine Lese-Rechtschreib-Störung, die wiederum zu Schulschwierigkeiten nicht nur im Fach Deutsch führt. Trotz normaler Intelligenz entspricht das Niveau des Schulabschlusses dem von Kindern mit schwacher Intelligenz (Stothard et al., 1998). Einen regulären Schulabschluss erreicht etwa die Hälfte dieser Kinder und infolge des begrenzten Schulerfolgs sind auch Berufswahl und spätere berufliche Chancen eingeschränkt. Im Erwachsenenalter verfügen sprachentwicklungsgestörte Kinder über ein niedrigeres Ausbildungsniveau und einen geringeren Sozialstatus als Kinder mit vergleichbarer Begabung. Ihre Lebensqualität schätzen Erwachsene mit einer Sprachentwicklungsstörung in der Anamnese aber nicht schlechter ein als andere (Arkkila, 2010).

Niedriges Ausbildungsniveau

Verzögerte Intelligenzentwicklung

Bedingt durch eine verlangsamte Wissensaneignung kommt es bei sprachentwicklungsgestörten Kindern auch zu einer verzögerten Entfaltung der allgemeinen intellektuellen Fähigkeiten (Botting, 2005). Bei jedem vierten Kind liegt der nonverbale IQ nach der Grundschulzeit nur noch im unterdurchschnittlichen Bereich (Conti-Ramsden & Botting, 2001). Ein Abfall des nonverbalen IQ während der Schulzeit betrifft insbesondere Kinder mit rezeptiven Sprachstörungen.

Hohe Rate psychischer Störungen

Das Risiko psychischer Auffälligkeiten ist bei sprachentwicklungsgestörten Kindern gegenüber unauffällig entwickelten um das Vier- bis Fünffache erhöht. Auch bei einer weitgehenden Rückbildung der Sprachbehinderung persistieren expansive Verhaltensstörungen nicht selten bis ins Erwachsenenalter. Unter delinquenten jungen Erwachsenen werden gehäuft solche mit Sprachentwicklungsstörungen in der Anamnese angetroffen (Naylor et al., 1994). Während expansive Verhaltensauffälligkeiten nicht selten primär bestehen, nehmen introversive während der Schulzeit zu. Angststörungen, insbesondere soziale Ängste, werden im frühen Erwachsenenalter bei beiden Geschlechtern mit einer Prävalenz von 25 bis 30 % beobachtet (Beitchman et al., 2001). Das Selbstwertgefühl, aber auch die Fähigkeit zum Erkennen von Emotionen anderer und zum Lösen sozialer Probleme sind eingeschränkt. Nach dem Abschluss der Schulzeit verbessert sich das Selbstwertgefühl wieder, ein Hinweis darauf, dass insbesondere das schulische Umfeld von sprachgestörten Kinder als belastend empfunden wird (Lindsay et al., 2010). Im folgenden Kasten sind mögliche Auswirkungen von Sprachentwicklungsstörungen auf die Entwicklungsprognose zusammengefasst.

Langfristige Auswirkungen von Sprachentwicklungsstörungen

- Sprachdefizite bis ins Erwachsenenalter
- Auftreten einer Lese-Rechtschreibstörung
- Beeinträchtigung der Intelligenzentfaltung
- Schulversagen
- Erniedrigter sozialer Status im Erwachsenenalter
- Erhöhtes Risiko für psychiatrische Störungen bis ins Erwachsenenalter

Ungünstige Prognose bei komplexen Sprachstörungen

Die aussagefähigsten Prädiktoren für die Prognose von Kindern mit Sprachentwicklungsstörungen sind die Komplexität der Symptomatik und die Rückbildung oder Persistenz sprachlicher Defizite während der Kindergartenzeit (vgl. v. Suchodoletz, 2004). Als protektive Faktoren erwiesen sich eine hohe Intelligenz, psychische Stabilität und günstige familiäre Bedingungen (vgl. Kasten).

Protektive Faktoren für die Entwicklung sprachgestörter Kinder

- Rückbildung der Sprachstörung während der Kindergartenzeit
- Rein phonologische oder expressive Sprachstörung
- Hohe Intelligenz
- Psychische Stabilität
- Günstige familiäre Bedingungen

1.3.8 Prävention

Möglichkeiten zur Prävention sind begrenzt

Präventive Maßnahmen haben zum Ziel, das Auftreten einer Störung durch eine Beseitigung der Ursachen zu verhindern. Da umschriebene Sprachentwicklungsstörungen zu einem hohen Anteil auf genetische Faktoren zurückzuführen und diese kaum zu beeinflussen sind, ist eine Prävention umschriebener Sprachentwicklungsstörungen nur in engen Grenzen möglich. Ansatzpunkte ergeben sich durch Interventionen im Bereich von moderierenden Faktoren (vgl. v. Suchodoletz, 2007). Diese sind für die Manifestation einer genetischen Disposition von wesentlicher Bedeutung (vgl. Abb. 4). Moderierende Faktoren sind insbesondere fördernde bzw. hemmende Umwelteinflüsse, Hörbeeinträchtigungen und frühkindliche Hirnschädigungen.

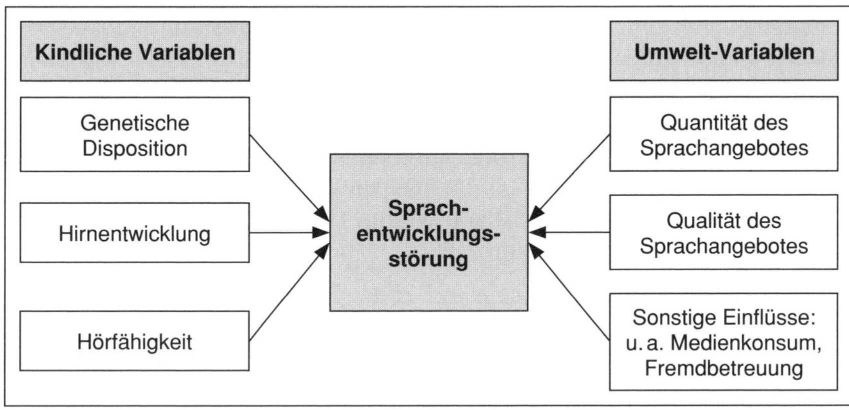

Abbildung 4: Einflussfaktoren auf die Manifestation von Sprachentwicklungsstörungen

Prävention sekundärer SES durch Schwangerenbetreuung

Auf der Seite der kindlichen Einflussvariablen ergeben sich präventive Ansätze durch eine *Vermeidung frühkindlicher Hirnschädigungen* z. B. durch eine optimale Schwangerschafts- und Geburtsbetreuung. Hierdurch gelingt es, die Zahl sekundärer Sprachentwicklungsstörungen, die im Zusammenhang mit einer allgemeinen kognitiven Entwicklungsbeeinträchtigung auftreten, zu verringern.

Prävention audiogener SES durch Neugeborenen-Hörscreening

Durch eine Früherkennung von angeborenen Hörbeeinträchtigungen lässt sich das Auftreten von audiogenen Sprachentwicklungsstörungen verhindern. Ob durch eine konsequente Behandlung einer Mittelohrschwerhörigkeit durch chronische Paukenergüsse oder eine Therapie auditiver Wahrnehmungsstörungen die Häufigkeit von Spracherwerbsstörungen beeinflusst werden kann, ist umstritten. Nach neueren Untersuchungsergebnissen ist eher zu bezweifeln, dass umschriebene Sprachentwicklungsstörungen Folge einer Schallleitungsschwerhörigkeit oder einer auditiven Wahrnehmungsstörung sein können, so dass dieser Ansatz keine wesentlichen Erfolge verspricht.

Prävention durch Anleitung der Eltern zu sprachförderndem Verhalten

Möglichkeiten für eine Prävention ergeben sich am ehesten durch Interventionen im Umfeld, indem der sprachliche Input verstärkt und sprachfördernd gestaltet wird und gleichzeitig die Sprachentwicklung hemmende Faktoren beseitigt werden. Als erfolgversprechend hat sich eine Anleitung der Eltern zu sprachförderndem Verhalten und zum dialogischen Vorlesen erwiesen. In den 1970er Jahren wurde für Eltern behinderter Kinder das

Hanen-Programm entwickelt. Die Eltern sollten befähigt werden, in alltäglichen Interaktionen sprachfördernd mit ihren Kindern umzugehen. Bei diesem Konzept werden Eltern einzeln oder in Gruppen angeleitet, das Spiel ihrer Kinder mit kindgerechter Sprache zu kommentieren und Dinge, für die sich das Kind gerade interessiert, zu benennen und zu beschreiben. Diese Art der Förderung wurde zur Prävention von Sprachstörungen insbesondere bei Kindern aus bildungsfernen Familien übertragen (v. Suchodoletz, 2007). In Evaluationsstudien zeigte sich, dass Mütter nach einer entsprechenden Anleitung langsamer und weniger komplex mit ihren Kindern sprechen und sie den Kindern mehr Zeit zum Antworten lassen. Die Kinder selbst hatten bei Nachuntersuchungen gegenüber Kontrollkindern einen größeren Wortschatz, verwendeten Wörter variationsreicher, zeigten eine erhöhte Äußerungslänge und waren besser zu verstehen. Die Mutter-Kind-Interaktionen verliefen zudem entspannter. Bei einer entsprechenden Gestaltung der Angebote werden nicht nur Eltern der Mittelschicht, sondern auch Unterschichtfamilien erreicht (Peterson et al., 2005).

Dialogisches Vorlesen als Präventionsmaßnahme

In einem anderen Präventionsansatz werden Eltern zum dialogischen Vorlesen angeleitet. Dabei wird nicht nur das Vorlesen, sondern insbesondere das Gespräch über die Bilder und Geschichten angeregt. Wie sich gezeigt hat, ist nicht die Erhöhung des sprachlichen Inputs als wesentlichste Wirkkomponente anzusehen. Die Beschleunigung des Spracherwerbsprozesses durch ein dialogisches Vorlesen beruht vorwiegend auf der Zunahme verbaler Interaktionen in einer motivierenden, vom Kind als positiv erlebten Atmosphäre. Die Effektivität des dialogischen Vorlesens wurde in Interventionsstudien belegt. Selbst für Eltern von Kindern im präverbalen Stadium und für Kinder aus sozial benachteiligten Familien hat sich eine solche Anleitung als sprachfördernd erwiesen (Mendelsohn et al., 2001). Bei einer Überprüfung der Sprachfähigkeiten zeigte sich, dass Kinder aus angeleiteten Familien sowohl hinsichtlich der sprachproduktiven als auch der sprachrezeptiven Fähigkeiten signifikant schnellere Fortschritte erreicht hatten als Kinder der Kontrollgruppen.

Prävention durch Sprachförderung in Kindereinrichtungen

Ob sich die Zahl von Sprachentwicklungsstörungen durch eine frühzeitige Sprachförderung in Kindereinrichtungen verringern lässt, ist umstritten. Nachgewiesen ist, dass sich der Besuch einer Vorschule positiv auf die sprachlichen Kompetenzen von Kindern auswirkt. Zwischen der sprachlichen Kompetenz zum Zeitpunkt des Schuleintritts und der Dauer des Besuchs einer Vorschule wurden insbesondere bei Kindern aus benachteiligten Familien deutliche Zusammenhänge gefunden. Der Einfluss des Vorschulbesuchs auf die Sprachkompetenz erwies sich als bedeutsamer als der Bildungsstand der Mutter, das Familieneinkommen oder der sozioökonomische Status der Familie (Sammons et al., 2004).

Welche Faktoren bei einer Kinderbetreuung in Einrichtungen zu einer Verbesserung der sprachlichen Fähigkeiten beitragen, hat McCartney (1984) untersucht. Als wesentlicher Wirkfaktor erwies sich die Dauer von Eins-zu-Eins-Interaktionen zwischen dem Kind und einem Erwachsenen. Somit sind für den sprachlichen Fördererfolg die Intensität und Qualität der Betreuung und weniger die Interaktion zwischen den Kindern von entscheidender Bedeutung.

Die Qualität von Fremdbetreuung entscheidend

Wie sich eine frühzeitige Fremdbetreuung in Kinderkrippen auf die langfristige Entwicklung der Kinder auswirkt, wurde in den USA vom National Institute of Child Health and Human Development (NICHD) in einer groß angelegten Längsschnittstudie untersucht (Study of Early Child Care and Youth Development). Im Ergebnis zeigte sich, dass unabhängig davon, ob ein Kind eine Kinderkrippe besuchte oder nicht, familiäre Faktoren den entscheidenden Einfluss auf die Sprachentwicklung ausübten. Besonders eng war die Sprachentwicklung mit dem Wortschatz der Mutter verbunden, dem Grad der Anregung durch die Mutter und mit einem Gesamtwert für die Qualität des Elternhauses. Aber auch die allgemeine Qualität der Betreuungseinrichtung und das Ausmaß an sprachlicher Anregung in der Krippe waren für die Sprachentwicklung von Bedeutung. Der Zeitpunkt des Beginns der Krippenerziehung und die tägliche Dauer des Krippenbesuchs hatten keinen messbaren Einfluss. Ein frühzeitiger Krippenbesuch konnte bei Kindern aus sozial benachteiligten Familien die wenig förderlichen familiären Verhältnisse aber nicht ausgleichen. Es ist somit nicht zu erwarten, dass bei Risikokindern ein frühzeitiger Krippenbesuch zu einer Prävention von Sprachentwicklungsstörungen beitragen kann (NICHD, 2006).

Zu den die Sprachentwicklung hemmenden Faktoren wird ein übermäßiger Medienkonsum gerechnet. Die Überzeugung, dass die Sprachkompetenz unserer Kinder durch eine exzessive Nutzung von Massenmedien immer schlechter wird und die Zahl der Kinder mit Sprachentwicklungsstörungen dadurch zunimmt, ist weit verbreitet. Es wird davon ausgegangen, dass Fernseher und Computer mehr und mehr interaktive Kommunikationsformen ersetzen und dadurch eine Verschlechterung der Ausdrucksfähigkeit, eine Verarmung des Wortschatzes und eine Verkümmerung der sprachlichen Fähigkeiten eintritt. Nicht altersgerechte Fernsehsendungen würden insbesondere in den ersten Lebensjahren mit einer Reizüberflutung einhergehen und einen automatisierten Abschaltmechanismus zur Folge haben. Die Kinder würden es verlernen, sich auf Sprache zu konzentrieren, was den Spracherwerbsprozess nachhaltig beeinträchtige (Böhme-Dürr, 2000).

Einfluss von Medien auf den Spracherwerb umstritten

In Übereinstimmung mit diesen Annahmen hatte sich in Studien gezeigt, dass Viel- gegenüber Wenigsehern über schlechtere Sprach- und Lesefähigkeiten verfügen. Wenn allerdings nicht nur der Medienkonsum, sondern auch Schichtzugehörigkeit und Intelligenz Berücksichtigung fanden, dann ließen sich hinsichtlich der Sprach- und Lesekompetenz nur geringe Unterschiede zwischen viel und wenig fernsehenden Kindern nachweisen (Ennemoser, 2003a; Schiffer, 2003). Wurde die Qualität der bevorzugt gesehenen Fernsehsendungen beachtet, dann wurden bei einem vorwiegenden Konsum von Unterhaltungs- und Erwachsenensendungen eher schlechtere und bei einer Bevorzugung pädagogisch orientierter Sendungen tendenziell bessere Sprachleistungen beobachtet. Eine genauere Datenanalyse ergab jedoch, dass nicht die anspruchslosere Sendung die Sprachentwicklung hemmt und die anspruchsvollere diese fördert, sondern dass sprachlich gewandtere Kinder anspruchsvollere Sendungen bevorzugen und umgekehrt (Ennemoser, 2003b).

Die Möglichkeiten zur Prävention einer Sprachentwicklungsstörung durch eine Begrenzung des Medienkonsums und durch eine Förderung pädagogisch anspruchsvoller Sendungen müssen somit als begrenzt angesehen werden. Nur ein unkontrollierter Fernsehkonsum durch einen eigenen Fernseher im Kinderzimmer wirkt sich bei Kindergarten- und Vorschulkindern eindeutig ungünstig auf die Sprachentwicklung aus (Kries et al., 2006). Ein Fernsehgerät gehört somit zumindest bei jüngeren Kindern nicht ins Kinderzimmer.

1.3.9 Therapie

Der wichtigste Baustein der Therapie von Kindern mit umschriebenen Sprech- oder Sprachentwicklungsstörungen ist die Sprachtherapie. Diese hat zum Ziel, die verbale Kommunikationsfähigkeit des Kindes zu verbessern, indem Sprachproduktion, Sprachverständnis, Verständlichkeit und Sprechfreude gefördert werden. Wenn allerdings die Sprachentwicklung so hochgradig gestört oder weitgehend ausgeblieben ist, dass eine ausreichende verbale Kommunikationsfähigkeit ein unrealistisches Therapieziel ist, steht eine Vermittlung nonverbaler Kommunikationsstrategien im Mittelpunkt. Die Kinder werden angeleitet, Gesten, Bildtafeln, Computer und andere Hilfsmittel als Interaktionsmedium zu nutzen *(unterstützte Kommunikation)*.

Zur Förderung der verbalen Kommunikationsfähigkeit stehen zahlreiche Behandlungsmethoden zur Verfügung. Neben Interventionen, die unmittelbar sprachliche Fähigkeiten unterstützen, werden Verfahren, die Basisfertigkeiten trainieren, sowie alternative Methoden angeboten (vgl. Kasten).

Grundrichtungen in der Behandlung sprachgestörter Kinder

- Vermittlung sprachlicher Fähigkeiten
- Training von Basisfertigkeiten
- Alternative Therapien

1.3.9.1 Konzepte in der Sprachtherapie

Sprachtherapie ist eine symptomatische Behandlung

Eine Sprachtherapie ist eine rein symptomatische und keine kausale Behandlung. In der Therapie wird durch eine quantitative Erhöhung und eine qualitative Verbesserung des sprachlichen Angebots sowie eine Anregung des Kindes zum aktiven Sprachgebrauch der Spracherwerb unterstützt. Dabei wird nicht davon ausgegangen, dass eine unzureichende Sprachanregung die Ursache der Sprachentwicklungsstörung ist. Es wird eher vermutet, dass ein sprachgestörtes Kind infolge einer in ihm begründeten Schwäche den üblichen sprachlichen Input nur unzureichend nutzen kann und deshalb ein intensiveres Üben benötigt, als dies sonst bei Kindern für Sprachfortschritte erforderlich ist.

Allgemeine Lernprinzipien gelten

In der Sprachtherapie wird ein Lernprozess unterstützt und somit gelten allgemeine Lernprinzipien. Dies bedeutet, dass die Therapie ausreichend intensiv sein muss und regelmäßig erfolgen sollte, da Lernerfolge zur aufgewendeten Lernzeit in Beziehung stehen. Lernen ist auch nur dann erfolgreich, wenn eine hinlängliche Motivation besteht und das Sprechen nicht als frustrierend erlebt wird. Eine Sprachtherapie muss deshalb so gestaltet sein, dass sich das Kind auf die Therapiestunde freut und gerne daran teilnimmt.

Wandel in der Sprachtherapie

Das Vorgehen in der Sprachtherapie hat sich über die Jahre verändert (vgl. Ritterfeld, 2005). Anfangs beschränkte sich die Behandlung auf Kinder mit Lautbildungsstörungen. Grammatik und Wortschatz wurden als Teilbereiche der Intelligenz und nicht als eigenständige Sprachdimensionen angesehen. Nachdem sich gezeigt hatte, dass die Entwicklung von Grammatikfähigkeiten recht unabhängig von der Intelligenz verläuft, wurde das sprachtherapeutische Inventar erweitert. In der Therapie wurden nun alle unzureichend entwickelten Sprachdimensionen gezielt trainiert. In den letzten Jahren werden solche Trainings (strukturiert-übende Therapieansätze) vielfach kritisch gesehen und es wird eine Sprachanregung in einer alltagsnahen Kommunikationssituation empfohlen (naturalistische Therapieansätze). Aus diesen beiden Grundrichtungen der Sprachtherapie wurden durch Variation der konkreten Therapiegestaltung zahlreiche spezifische Methoden entwickelt.

Strukturiert-übende Verfahren sind lerntheoretisch begründet

Vertreter *strukturiert-übender Therapieschulen* begründen ihr Vorgehen damit, dass sprachgestörte Kinder Sprachangebote in alltäglichen Interaktionen nur unzureichend zum Spracherwerb nutzen könnten. Deshalb sei eine nach lerntheoretischen Gesichtspunkten optimierte Lernsituation und eine gezielte und strukturierte Anleitung notwendig. Vertreter naturalistischer Therapieansätze hingegen sehen in einem solchen Vorgehen ein sinnloses Nachplappern (pattern drill) ohne Wert. Die Kinder könnten schematische Sprachmuster im Alltag nicht nutzen, da ihnen zugrunde liegende Gesetzmäßigkeiten nicht deutlich würden. Ein Training starrer Satzmuster würde einen Regelerwerb eher behindern als fördern und sei als therapeutischer Kunstfehler anzusehen (Motsch, 2006). Der Einsatz von visuellen oder gestischen Symbolen zur Verdeutlichung von sprachlichen Zielstrukturen wird abgelehnt, da dieser von den sprachlichen Aufgaben ablenke und entwicklungsauffällige Kinder durch die Notwendigkeit der Beachtung mehrerer Sinnesbereiche überfordere. Auch wird das strukturierte Vorgehen als wenig kindgerecht beurteilt und ein Bewusstmachen von Fehlern führe zu Frustration und Sprechverweigerung.

Naturalistische Verfahren unterstützen intuitive Erwerbsprozesse

Naturalistische Therapiemethoden gelten als besonders kindgerecht. Das Kind erlebt die Therapiestunde als anregendes Spiel ohne Leistungsdruck und ohne, dass ihm die therapeutische Zielsetzung bewusst wird. Kritiker dieses Ansatzes verweisen darauf, dass sprachentwicklungsgestörte Kinder von alltäglichen Sprachinteraktionen nur ungenügend profitieren, denn sonst hätten sie keine Sprachprobleme. Auch würden Kinder in der Spielatmosphäre naturalistisch gestalteter Therapiestunden ihre Aufmerksamkeit mehr auf Spielinhalte und weniger auf sprachliche Zielstrukturen richten, wodurch Sprachfortschritte nur zögerlich eintreten würden.

1.3.9.2 Evaluation von Sprachtherapie

Eine Sprachtherapie ist nicht nur danach zu bewerten, ob sich die sprachlichen Fähigkeiten eines Kindes unter der Therapie verbessern (Wirksamkeit). Entscheidender ist, ob Sprachfortschritte längerfristig anhalten und sich auf die Alltagsbewältigung positiv auswirken (Nützlichkeit). Zudem sollten die Kosten eines bestimmten sprachtherapeutischen Vorgehens niedriger sein als diejenigen anderer Methoden, die mit weniger Aufwand zum gleichen Ergebnis führen (Effizienz; vgl. Abb. 5).

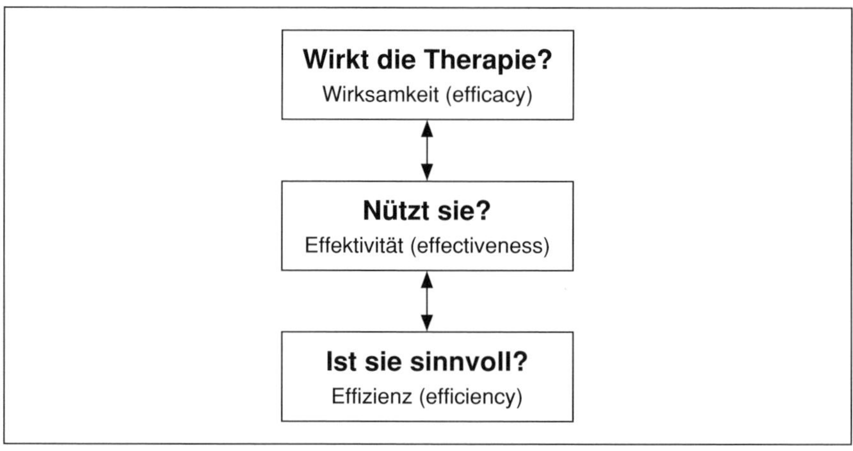

Abbildung 5: Bewertung einer Sprachtherapie

Sprachproduktion ist therapeutisch besser beeinflussbar als Sprachverständnis

Wirksamkeit: Zur Wirksamkeit einer Sprachtherapie liegen einige wenige gut kontrollierte Studien vor. Vom Institut für Qualität und Wirtschaftlichkeit im Gesundheitswesen (IQWiG) wurden über 1.100 Quellen zur Wirksamkeit von Sprachtherapie gesichtet. 57 Studien wurde als relevant eingestuft, von denen allerdings nur wenige den methodischen Ansprüchen an qualitativ hochwertige Studien entsprachen. Die Auswertung ergab, dass sich die sprachlichen Fähigkeiten eines Kindes durch eine Sprachtherapie auf allen linguistischen Ebenen zumindest kurzfristig verbessern lassen. Am ausgeprägtesten sind Therapieeffekte hinsichtlich der Lautbildungsfähigkeit und des aktiven Wortschatzes. Weniger deutlich fallen Sprachfortschritte in der Grammatikproduktion und der kommunikativen Sprachkompetenz aus. Ob sich auch sprachrezeptive Fähigkeiten durch eine sprachtherapeutische Behandlung fördern lassen, ist bislang nicht ausreichend nachgewiesen (IQWiG, 2009).

Bei einem Vergleich der Wirksamkeit unterschiedlicher Therapiemethoden fanden sich bislang keine eindeutigen Belege für die Überlegenheit des einen oder anderen Therapiekonzepts. Sowohl mit Imitations-, Elizitations- und Modellierungsverfahren als auch mit indirekten Methoden in Form einer Anleitung der Eltern zu einem sprachfördernden Verhalten können Sprachfortschritte erreicht werden (Law et al., 2004). Allerdings sind Therapieeffekte von Kind zu Kind unterschiedlich. Welche kindlichen Merkmale dafür verantwortlich sind, dass Imitationsübungen, Modellierungstechniken oder andere Therapiestrategien bei einem Kind besonders geeignet sind, ist bislang unklar. Bei allen überprüften Therapieformen waren die Kinder nicht nur zum Hinhören, sondern auch zum aktiven Sprechen angeregt worden. Ob eine reine Input-Therapie wirksam ist, wie sie z. B. von Penner und Kölliker Funk (1998) empfohlen wird, ist fraglich.

Wirksamkeit einer reinen Input-Therapie ist fraglich

In Deutschland wird eine logopädische Behandlung in der Regel in der Einzelsituation durchgeführt, während in sonderpädagogischen Einrichtungen eine Sprachförderung vorwiegend in Kleingruppen erfolgt. Die Notwendigkeit der Einzeltherapie wird damit begründet, dass die Symptomatik bei Sprachentwicklungsstörungen sehr variabel ist und bei den Kindern jeweils andere Sprachdimensionen betroffen sind. Eine Therapie sei deshalb nur Erfolg versprechend, wenn in der Behandlung die linguistischen Zielstrukturen den individuellen Besonderheiten des Störungsbildes des jeweiligen Kindes angepasst werden. Wie Evaluationsstudien aber zeigen, sind auch mit einer Förderung in Gruppe deutliche Therapieerfolge zu erzielen (Hodge & Downie, 2004; Motsch & Riehemann, 2008). Bislang vorliegende Ergebnisse zeigen keine generelle Überlegenheit einer Einzeltherapie (Dickson et al., 2009; Law et al., 2004). Dementsprechend wird in den Leitlinien der Britischen Gesellschaft der Sprachtherapeuten neben der Einzeltherapie eine Sprachtherapie in Kleingruppen als sinnvolles Setting angesehen.

Einzel- und Gruppentherapie vergleichbar wirksam

Kaum Transfereffekte

Verbesserungen sprachlicher Fähigkeiten sind nur in den Bereichen zu beobachten, die unmittelbar gefördert werden. Transfereffekte auf andere Sprachebenen sind kaum zu beobachten (Bowyer-Crane et al., 2008; Hesketh et al., 2007). Zum Beispiel traten bei einer Förderung vierjähriger sprachgestörter Kinder entweder hinsichtlich der Verbkonjugation oder

der richtigen Benutzung des Hilfsverbs „sein" Sprachfortschritte nur im direkt geförderten Sprachbereich ein. Die Kindergruppe mit einer allgemeinen Sprachförderung ohne konkrete Zielstruktur erreichte kaum Sprachfortschritte (Leonard et al., 2008). Von unspezifischen Therapiekonzepten oder einer allgemeinen Kommunikationsförderung können demzufolge keine nennenswerten Lerneffekte erwartet werden.

Elternanleitung muss sprachspezifisch sein

Ähnlich spezifisch wie eine Sprachtherapie muss auch eine Beratung und Anleitung der Eltern sein. Mit einem Training der nonverbalen Kommunikation (Prelinguistic Milieu Teaching – PMT) oder der Responsivität des elterlichen Verhaltens (Responsivity Education – RE) sind keine positiven Effekte auf den Spracherwerb zu erreichen (Warren et al., 2008). Hingegen führt eine strukturierte Anleitung der Eltern zu sprachförderndem Verhalten zu deutlichen und anhaltenden Verbesserungen der sprachlichen Kompetenzen der Kinder (Buschmann et al., 2009a).

Langzeiteffekte kaum untersucht

Nützlichkeit: Sprachfortschritte sind für Kinder nur dann von Relevanz, wenn sie sich nicht nur in der Therapiestunde, sondern auch in Alltagssituationen niederschlagen und wenn sie länger anhalten. Dass in der Therapie ausreichend intensiv geübte und automatisierte Sprachregeln auch in alltäglichen Interaktionen eingesetzt werden, geht aus mehreren Studien hervor (Camarata et al., 1994; Nelson et al., 1996). Ob Therapieeffekte längerfristig von Bestand sind, wurden bislang jedoch kaum untersucht. Die meisten Evaluationsstudien enden mit Therapieabschluss oder wenige Wochen danach. Bei Nachuntersuchungen zeigte sich, dass Sprachleistungen vier Wochen nach Therapieende noch in gleicher (Leonard et al., 2008) und zwölf Wochen danach in etwas schwächere Ausprägung (Ebbels et al., 2007) nachweisbar waren. Einmal erworbene Sprachkompetenzen bleiben demnach nicht unbedingt in gleicher Qualität erhalten.

Längerfristig anhaltende Effekte auf die sprachlichen Fähigkeiten der Kinder wurden nach einem Elterntraining beschrieben. Ein bzw. zwei Jahre nach dem Training war die Zahl sprachgestörter Kinder nur halb so hoch wie in der Kindergruppe, in der die Eltern nicht an der Anleitung teilgenommen hatten (Buschmann, 2008; Buschmann et al., 2009a).

Effizienz: Kosten-Nutzen-Rechnungen liegen für sprachtherapeutische Interventionen bislang kaum vor, werden von Krankenkassen und anderen Kostenträgern aber zunehmend gefordert. In einer Studie wurden Therapieeffekte und Kosten insgesamt und pro erreichter Verbesserungseinheit im Sprachscore im Vergleich unterschiedlicher Therapiesettings erfasst (Dickson et al., 2009). In die Studie wurden fünf Gruppen sprachgestörter Kinder im frühen Schulalter – eine Kontrollgruppe und vier Therapiegruppen – mit jeweils 28 bis 34 Kindern einbezogen. Die Therapie erfolgte als Gruppen- oder Einzelförderung und wurde durch eine intensiv angeleitete Therapiehelferin oder eine ausgebildete Sprachtherapeutin

Gruppentherapie durch Sprachtherapeuten am effizientesten

Elternanleitung spart Kosten

durchgeführt. Die Wirksamkeit war für die Einzel- und Gruppentherapie vergleichbar, die einer Therapie durch ausgebildete Therapeutinnen größer als durch angeleitete Helferinnen. Die besten Sprachfortschritte und die niedrigsten Kosten pro erhöhtem Sprachscore wurden in der Gruppentherapie unter Anleitung durch eine ausgebildete Sprachtherapeutin erzielt (vgl. Tab. 10). In einer weiteren Studie wurde die Effizienz einer Anleitung zu sprachförderndem Verhalten in Elterngruppen untersucht. Unter Berücksichtigung der Einsparung durch nicht erforderlich gewordene Sprachtherapien ergab sich eine Kosten-Nutzen-Relation von 1:1,3 (Buschmann et al., 2009b).

Tabelle 10: Effizienz einer Sprachtherapie bei unterschiedlichen Therapiesettings (nach Dickson et al., 2009)

		Kosten pro Kind (£)	Verbesserung im Sprachtest	Kosten pro erhöhtem Score (£)
Kontrollgruppe		181	0,75	241
Gruppentherapie	„Hilfskraft"	493	1,59	310
Gruppentherapie	Sprachtherapeutin	510	4,50	115
Einzeltherapie	„Hilfskraft"	900	2,45	367
Einzeltherapie	Sprachtherapeutin	1.144	3,32	345

1.3.9.3 Training von Basisfertigkeiten

Basale Funktionen an Sprachprozessen beteiligt

An der Sprachproduktion und dem Sprachverständnis sind zahlreiche basale Fähigkeiten beteiligt. Sprache kann nur verstanden werden, wenn eine exakte auditive Analyse gelingt. Rhythmusempfinden ist insbesondere zur Entschlüsselung und Produktion prosodischer Merkmale von Bedeutung. Motorische Fähigkeiten tragen entscheidend zum Gelingen einer verständlichen Aussprache bei. Eine ausreichende phonologische Merkfähigkeit ist Voraussetzung für die Grammatikentwicklung, da ein Satz nur dann grammatisch korrekt beendet werden kann, wenn der Satzanfang ausreichend lange im Arbeitsspeicher verfügbar ist. Eine schnelle sequenzielle Verarbeitung und Automatisierung ist in Anbetracht der Geschwindigkeit, mit der Sprachprozesse ablaufen, eine weitere Grundvoraussetzung. Die Vermutung, dass Defizite in einer dieser basalen Funktionen die eigentliche Ursache für Spracherwerbsstörungen sind, ist Ausgangspunkt für Therapiemethoden, die ein Training basaler Fähigkeiten beinhalten (vgl. Kasten).

Training von Basisfertigkeiten

- Auditive Wahrnehmung
- Zeitverarbeitung
- Rhythmusempfinden und -produktion
- Phonologische Merkfähigkeit
- (Mund-)Motorik
- Taktile Wahrnehmung
- Automatisierung von Low-Level-Funktionen
- Gerichtete Aufmerksamkeit

Keine Sprachfortschritte durch auditives Training

Am verbreitesten sind auditive Wahrnehmungstrainings, die in vielfältiger Form angeboten werden. Mit dem Computerprogramm „Audilex" wird die auditive Differenzierungsfähigkeit für Tonhöhe, Lautstärke und Tonfolgen trainiert und mit dem „Hochtontraining" die Differenzierung in hohen Frequenzbereichen. Andere Varianten sind ein Horch-, Richtungshör-, dichotisches und Ohrdominanztraining. Dafür, dass derartige Übungen zur Förderung des Spracherwerbs beitragen, gibt es bislang allerdings keine Belege (Fey et al., 2011; v. Suchodoletz, 2009).

Die Annahme, dass Sprachstörungen Defizite in der Zeitverarbeitung zugrunde liegen, geht auf Tallal zurück, die sich seit über 30 Jahren mit dieser Problematik auseinandersetzt. Sie entwickelte ein auditives Trainingsverfahren, bei dem die Reihenfolge schnell aufeinander folgender akustischer Signale erkannt werden muss (Ordnungsschwellentraining) und bei der Sprache angeboten wird, in der schnelle Sprachanteile (insbesondere Formanttransitionen) gedehnt und verstärkt wurden. Dieses „Fast forWord" genannte Trainingsprogramm fand im angloamerikanischen Sprachraum weite Verbreitung. Erste Evaluationsstudien mit kleinen Kindergruppen sprachen dafür, dass mit „Fast forWord" erhebliche Sprachfortschritte zu erreichen sind (Merzenich et al., 1996). Diese Erfolge konnten in späteren Studien aber nicht repliziert werden (Strong et al., 2011). Eine Komponente des Tallal'schen Therapieprogramms – das Ordnungsschwellentraining – wird in Deutschland von Sprachtherapeuten gerne zur Behandlung von Kindern mit Sprachentwicklungsstörungen eingesetzt. In Evaluationsstudien konnte gezeigt werden, dass sich die Ordnungsschwelle verbessern lässt. Transfereffekte auf Fähigkeiten in der Laut- oder Schriftsprache treten aber nicht ein (Bergwanger & v. Suchodoletz, 2007).

Zeitverarbeitungstraining ineffektiv

Nutzen eines Trainings von Basisfertigkeiten zweifelhaft

Ein Training nicht sprachlicher oralmotorischer Fähigkeiten führt zu keiner Verbesserung in der Lautbildung (Forrest, 2002). Über die Effektivität eines Trainings der anderen Basisfertigkeiten liegen keine aussagefähigen Studien vor. Nach der bisherigen Datenlage ist insgesamt davon auszugehen, dass ein Training von Basisfertigkeiten keinen wesentlichen Beitrag in der Therapie von Kindern mit Sprachentwicklungsstörungen leisten kann.

1.3.9.4 Alternative Therapieansätze

Hohe Akzeptanz und Verbreitung alternativer Therapien

Alternative Behandlungsverfahren kommen bei Kindern mit Entwicklungsstörungen außerordentlich häufig zur Anwendung. 47 % der Eltern von Kindern mit einem Autismus gaben an, dass ihr Kind auch mit einer alternativen Methode behandelt wird. Bei Kindern mit LRS waren es 55 %, mit ADHS 68 % und mit einer Trisomie 21 83 %. Auch wenn für Kinder mit Sprachentwicklungsstörungen keine Angaben vorliegen, so kann doch davon ausgegangen werden, dass etwa jedes zweite Kind ausschließlich oder parallel zur Sprachtherapie mit einer unkonventionellen Methode behandelt wird. Alternative Therapien sollten deshalb in Beratungsgesprächen Berücksichtigung finden.

Alternative Therapieansätze gehen von unterschiedlichen Hypothesen zu den Ursachen einer Sprachentwicklungsstörung aus. Die Bandbreite reicht von naturwissenschaftlich orientierten bis zu esoterischen Vorstellungen. Die meisten dieser Hypothesen sind auf den ersten Blick durchaus einleuchtend. Bei genauerer Betrachtung wird aber deutlich, dass sie nicht dem gegenwärtigen Wissensstand entsprechen. Je nach vermuteter Ursache ist das Vorgehen bei der Behandlung völlig unterschiedlich und reicht von spezifischen Bewegungsanleitungen über Wahrnehmungsübungen bis zu Diäten und Homöopathie (Übersicht bei v. Suchodoletz, 2010). Einige dieser Methoden sind im folgenden Kasten aufgeführt. Die Indikation für deren Anwendung beschränkt sich nicht auf Sprachstörungen, sondern schließt weitere Entwicklungs-, Lern- und Verhaltensstörungen ein.

Alternative Therapieansätze zur Behandlung von Kindern mit Sprachentwicklungsstörungen

- Tomatis-Therapie
- Anthroposophische Sprachgestaltung
- Training der Seitigkeit (Händigkeits- und Ohrigkeitstraining)
- Training der Hemisphärenkoordination (Lateraltraining, Audio-Video-Trainer, Edu-Kinestetik)
- Körperorientierte Verfahren (Osteopathie, Spiraldynamik, Therapie eines KISS/KIDD-Syndroms)
- Sensomotorische Therapieansätze (Therapie nach Doman und Delakato, Neurofunktionelle Reorganisation nach Padovan, HANDLE-Therapie, Neurophysiologische Entwicklungsförderung)
- Therapien mit Substanzen (Homöopathie, Bachblütentherapie, orthomolekulare Therapie)
- Diäten (oligo-antigen, gluten- und kaseinfrei, phosphatarm)

Für einige der alternativen Verfahren, insbesondere für die Homöopathie, liegen kontrollierte Evaluationsstudien vor. Insgesamt fielen diese negativ aus. Bislang konnte für keines der unkonventionellen Verfahren ein Beleg für deren spezifische Wirksamkeit erbracht werden (vgl. v. Sucho-

Hohe Zufriedenheit trotz fehlender Wirksamkeit

doletz, 2006b). Andererseits ist die Zufriedenheit der Eltern mit alternativen Behandlungsangeboten hoch. Dies ist kein Widerspruch, denn Zufriedenheit und Behandlungserfolg stehen, wie zahlreiche Studien belegen, bei funktionellen Therapieverfahren in keinem nennenswerten Zusammenhang. Zufriedenheit hängt davon ab, wie sehr die angebotene Methode überzeugt und mit der eigenen Weltsicht übereinstimmt, wie empathisch der Therapeut sich der Problematik annimmt und wie sehr nicht nur auf die Symptomatik, sondern auch auf die allgemeine Lebenssituation der Familie eingegangen wird. Placebo- und Kontexteffekte können zu Zufriedenheit führen, auch wenn keine wesentliche Besserung in der eigentlichen Symptomatik eintritt.

1.4 Stottern (Balbuties)

1.4.1 Physiologische Sprechunflüssigkeiten

Sprechunflüssigkeiten nicht immer pathologisch

Redeflussunterbrechungen gehören zur Alltagssprache. 50 % der Äußerungen von Erwachsenen sind nach weniger als drei und 75 % nach weniger als fünf Wörtern durch Pausen unterbrochen (Goldman-Eisler, 1961). Solche physiologischen Sprechunterbrechungen dienen dazu, die nächste Äußerung vorzubereiten. Auch kann durch eine kurze Pause Wichtiges hervorgehoben und die Struktur des Gedankengangs verdeutlicht werden. Bis zu einer Dauer von einer Sekunde werden stumme Sprechpausen nicht als störend empfunden (Starkweather, 1987). Braucht der Sprecher zum Auffinden des richtigen Worts oder zur Planung der nächsten Phrase längere Zeit, dann wird diese meistens durch Wiederholungen von Wörtern bzw. Satzteilen oder den Einschub von Verzögerungslauten („äh", „hm") oder Floskeln („wie ich schon sagte") ausgefüllt.

„physiologisches Stottern"

Die Art der Redeflussunterbrechungen ist altersabhängig. In den ersten Lebensjahren dominieren Wortwiederholungen, später stumme Sprechpausen und Einschübe. Die Zahl von Redeflussunterbrechungen nimmt über die Jahre allenfalls geringfügig ab (Sandrieser & Schneider, 2008). Eine Phase von häufigen Wortwiederholungen, die von fast allen Kindern durchlaufen wird, wird als Zeit alterstypischer physiologischer Sprechunflüssigkeiten („physiologisches Stottern") bezeichnet.

Charakteristisch ist eine hohe interindividuelle Variabilität hinsichtlich der Häufigkeit von Redeflussunterbrechungen (Hegde, 1992). Bei manchen Kindern treten diese so zahlreich auf, dass der Beginn eines Stotterns befürchtet wird. Ob derartige Sorgen berechtigt sind, ist umstritten (Hamre, 1992). Stottern ist nicht durch eine besonders große Anzahl von Sprechunflüssigkeiten gekennzeichnet, sondern durch deren Art und dadurch, dass sie nicht funktional eingesetzt werden. Stottertypische Redeflussunterbrechungen treten innerhalb eines Worts auf und nicht wie physiologische Sprechunflüssigkeiten zwischen den Wörtern.

Sie dienen nicht der Vorbereitung und Strukturierung von Äußerungen, sondern stören den Redefluss und werden vom Hörer als irritierend empfunden.

1.4.2 Definition und Symptomatik

Beim Stottern handelt es sich um eine Redeflussstörung (Fluency Disorder), die durch unwillkürlich auftretende und nicht zu unterdrückende Unterbrechungen im Sprechfluss gekennzeichnet ist. Diese Unterbrechungen sind Folge von Blockierungen beim Versuch der Bildung eines Lauts, einer Silbe oder eines einsilbigen Worts. Die Blockierungen gehen mit Verspannungen der Sprechmuskulatur, stummen Pressversuchen und/ oder hörbaren Glottisschlägen einher. Der Betroffene weiß, was er sagen möchte, kann dieses jedoch nicht in ein adäquates Bewegungsmuster umsetzen. Stottern ist eine Sprech- und keine Sprachstörung.

Stottertypische Unterbrechungen sind Toni, Blocks und Kloni

Blockierungen treten als Toni, Blocks und Kloni auf. Als Toni werden mehr oder weniger lang anhaltende Dehnungen eines Lauts bezeichnet (ggggehen). Verlaufen die krampfhaften Bemühungen, den Laut auszusprechen, stumm, dann wird von Blocks gesprochen (-----gehen). Kloni sind Wiederholungen (ge-ge-ge-gehen), die wie die anderen Blockierungen vorwiegend am Beginn einer Phrase auftreten.

In der ICD-10 wird Stottern in der Kategorie „Andere Verhaltens- und emotionale Störungen mit Beginn in der Kindheit und Jugend" unter F98.5 klassifiziert und folgendermaßen definiert (Dilling et al., 2009):

Definition der ICD-10

„Stottern ist ein Sprechen, das durch häufige Wiederholung oder Dehnung von Lauten, Silben oder Wörtern, oder durch häufiges Zögern und Innehalten, das den rhythmischen Sprechfluss unterbricht, gekennzeichnet ist. Geringfügige Dysrhythmien dieses Typs sind in einer Durchgangsphase in der frühen Kindheit oder im Erwachsenenalter recht häufig. Sie sind als Störung nur zu klassifizieren, wenn ihre Ausprägung die Sprechflüssigkeit deutlich beeinträchtigt. Begleitende Bewegungen des Gesichts und anderer Körperteile, die zeitlich mit den Wiederholungen, Dehnungen oder Pausen im Sprechfluss zusammenfallen, können vorkommen."

Im DSM-IV-TR (Saß et al., 2003) werden stottertypische Symptome genauer benannt (vgl. Kasten).

Diagnostische Kriterien bei Stottern nach DSM-IV-TR (307.0) (Saß et al., 2003)

A. Eine dem Alter der Person unangemessene Störung des normalen Redeflusses und des Zeitmusters beim Sprechen, die durch häufiges Auftreten von mindestens einem der folgenden Kriterien charakterisiert ist:
(1) Wiederholungen von Lauten und Silben,
(2) Lautdehnungen,
(3) Einschieben von Lauten und Silben,

(4) Wortunterbrechungen (z. B. Pausen innerhalb eines Wortes),
(5) hörbares oder stummes Blockieren (z. B. ausgefüllte oder unausgefüllte Sprechpausen),
(6) Umschreibungen (Wortsubstitutionen, um problematische Wörter zu umgehen),
(7) unter starker physischer Anspannung geäußerte Wörter (z. B. „Ich geh, geh, geh weg").

B. Die Redeflussstörung behindert die schulischen bzw. beruflichen Leistungen oder die soziale Kommunikation.
C. Liegt ein sprechmotorisches oder sensorisches Defizit vor, sind die Sprechschwierigkeiten wesentlich größer als diejenigen, die gewöhnlich bei diesen Problemen auftreten.

Stottertypische Unterbrechungen auch ohne Stottern

Stottertypische Redeflussunterbrechungen sind auch in der Sprache nicht stotternder Kinder zu beobachten (Hegde, 1992). Auch bei Erwachsenen können sie bei Müdigkeit, unter Stress und in Situationen mit hohen Sprechanforderungen auftreten. Als Störung sind solche Sprechunflüssigkeiten nur anzusehen, wenn sie ungewöhnlich häufig und in alltäglichen Situationen auftreten.

Je nach Art der Blockierungen kann Stottern in eine tonische, klonische und tonisch-klonische Form unterteilt werden. Eine solche Unterteilung ist aber rein beschreibend und keine Abgrenzung unterschiedlicher Störungsbilder. Beim einzelnen Kind kann sich die im Vordergrund stehende Stottersymptomatik und damit die Zuordnung zu einer Unterform über die Zeit ändern.

Bei einer Unterteilung des Stotterns nach der Ursache wird zwischen einem Entwicklungsstottern und einem erworbenen Stottern unterschieden (vgl. Kasten). Entwicklungsstottern ist die weitaus häufigere Form. Da die Ursache nicht eindeutig geklärt ist, wird auch von idiopathischem Stottern gesprochen.

Einteilung des Stotterns nach der Ursache

- Entwicklungsstottern (idiopathisches Stottern)
- Erworbenes Stottern
  - Neurogenes Stottern (bei organischen Hirnerkrankungen)
  - Psychogenes Stottern (bei psychiatrischen Erkrankungen)

Leidensdruck und Sekundärsymptome nehmen zu

Blockierungen im Sprechverlauf werden von den Betroffenen als motorischer Kontrollverlust erlebt und als beschämend und diskriminierend empfunden. Die Folge ist ein zunehmender Leidensdruck. Wie subjektiv belastend die Sprechunterbrechungen sind, wird aus die Stotterereignisse begleitenden vegetativen Stresssymptomen deutlich. Die Kinder versuchen, Sprechblockierungen durch Mitbewegungen zu durchbrechen und diese zu vermeiden, indem sie als schwierig empfundene Sprechsituationen umgehen. Längerfristig können weitere Symptome, wie emotionale und Verhaltensstörungen sowie psychosomatische Beschwerden hinzukommen (vgl. Kasten). Je nachdem welche Bewältigungsstrategien ein Kind einsetzt und welche psychoreaktiven Störungen auftreten, entsteht eine individuell ganz unterschiedliche Symptomatik.

Symptomatik beim Stottern

- Leitsymptome
  - Laut- bzw. Silbenwiederholungen (Kloni)
  - stummes Verharren bei der Lautproduktion (Blocks)
  - Lautdehnungen (Toni)
- Strategien zum Durchbrechen von Sprechblockierungen
  - Anspannung von Muskelpartien
  - Mitbewegungen
- Vermeidungsstrategien
  - Vermeiden einzelner Wörter
  - Umgehen schwieriger Sprechsituationen
- sonstige Symptome
  - Einsatz spezifischer Atemtechniken
  - Einsetzen von stereotypen Äußerungen (Starter)
  - Neubeginn bei Blockierungen (Zurückschnellen)
- Psychische Sekundärsymptome
  - Stresssymptome bei Stotterereignissen (Erröten, Herzrasen, Schweißausbruch u. a.)
  - depressive Symptomatik mit sozialem Rückzug
  - aggressiv-oppositionelle Verhaltensstörungen
  - psychosomatische Störungen

Die Unterscheidung in Primär- und Sekundärsymptome ist aber nicht unumstritten. Bei einer kausalen Beziehung zwischen den Symptomen wäre zu erwarten, dass zuerst die Primärsymptomatik und mit zeitlicher Verzögerung die Sekundärsymptomatik auftritt. Mitbewegungen, Verkrampfungen, Vermeidungsverhalten und Störungsbewusstsein werden aber bei einigen Kindern schon recht früh beobachtet und wurden auch schon bei Zweijährigen beschrieben. Eine Differenzierung zwischen Primär- und Sekundärsymptomen wird deshalb von einigen abgelehnt.

Ausmaß des Stotterns abhängig von der Sprechsituation

Die Schwere der Stottersymptomatik ist sowohl situativ als auch im längeren Verlauf Schwankungen unterworfen. Situativ ist sie insbesondere vom Grad der empfundenen Sprechverantwortlichkeit abhängig. In ungezwungenen Situationen ist ein Stottern weniger ausgeprägt oder verschwunden, während in Situationen, in denen ein ungestörtes Sprechen als besonders wichtig angesehen wird, Blockierungen verstärkt auftreten. So stottert manches Kind kaum, wenn es mit sich selbst oder mit jüngeren bzw. schwächeren Kindern oder mit Tieren spricht. Bei dem gleichen Kind können aber Blockierungen kurze Zeit später im Gespräch mit Fremden so extrem sein, dass eine verbale Verständigung kaum möglich ist. Ähnlich ausgeprägt sind Schwankungen der Symptomatik über längere Zeitabschnitte. Bei vielen Kindern wechseln Phasen mit einer schweren Stottersymptomatik mit Zeiten einer weitgehenden Remission.

1.4.3 Epidemiologie

Stottern unabhängig von Kultur und sozialer Schicht

Stottern ist seit alters her bekannt und wird schon auf altägyptischen Papyri und in der Bibel erwähnt. Stottern tritt in allen Kulturen, Sprachen und sozialen Schichten mit etwa gleicher Häufigkeit auf (McKinnon et al., 2007).

Die Angaben zur Häufigkeit des Stotterns schwanken allerdings erheblich (Übersicht bei Natke & Alpermann, 2010). Dies ist damit zu erklären, dass unterschiedliche Definitionen und Abgrenzungen zwischen physiologischen Sprechunflüssigkeiten und Stottern benutzt werden und die Stichproben nur selten repräsentativ sind.

In einer viel zitierten Studie von Andrews und Harris (1964) wurde die Entwicklung von 1.142 zwischen Mai und Juni 1947 in Newcastle-on-Tyne geborenen Kindern bis zum Alter von 15 Jahren verfolgt. Zu den einzelnen Untersuchungszeitpunkten wurde bei etwa 1 % der Kinder ein Stottern beobachtet (Prävalenz). Während des gesamten Zeitraums war bei 5 % der Kinder ein Stottern zumindest vorübergehend aufgetreten (Inzidenz). Das Verhältnis Jungen zu Mädchen betrug 2,4 zu 1. Bei den meisten Kindern begann das Stottern im Alter zwischen drei und fünf Jahren. In einer Zwillingsstudie, in der alle 1994 bis 1996 in Großbritannien geborenen Zwillinge längsschnittlich untersucht wurden, wurde Stottern im Alter von zwei Jahren bei 1,1 % der Kinder beobachtet, im Alter von drei Jahren bei 2,0 %, im Alter von vier Jahren bei 3,5 % und im Alter von sieben Jahren bei 1,6 %. Im gesamten Beobachtungszeitraum hatten 7 % der Kinder zeitweilig eine Stottersymptomatik (Dworzynski et al., 2007). Unter zwei- bis fünfjährigen Kindern wurden in einer amerikanischen Studie bei 2,5 % der Kinder eine Stottersymptomatik nachgewiesen, ohne dass ethnische Unterschiede beobachtet wurden (Proctor et al., 2008). Bei einer repräsentativen australischen Telefonumfrage ergab sich eine Häufigkeit im Vorschulalter von 1,4 % und im Pubertätsalter von 0,5 %. Wurden auch Kinder mit einem vorübergehenden Stottern berücksichtigt, waren im Vorschulalter 2,8 % und im frühen Schulalter 3,4 % der Kinder betroffen. Unter den Erwachsenen gaben 2,1 % an, jemals unter einem Stottern gelitten zu haben (Craig et al., 2002). Eine deutlich niedrigere Häufigkeit von 0,33 % ergab eine Untersuchung von über 10.000 Schulkindern im Alter von 5 bis 12 Jahren in Sydney (McKinnon et al., 2007).

Jungen häufiger betroffen

Nach einer Übersicht von Bloodstein und Ratner (2007) variieren die Ergebnisse von Studien zum Lebenszeitrisiko (Inzidenz) zwischen 0,7 % und 15,4 % und zur Häufigkeit zu einem bestimmten Zeitpunkt (Prävalenz) zwischen 0,35 und 2,12 %. Vorwiegend wurden eine Inzidenzrate von etwa 5 % und eine Prävalenzrate von etwa 1 % gefunden. Die Häufigkeit ist im Kindergartenalter (ca. 1,5 %) gegenüber dem Jugendalter (ca. 0,5 %) etwa drei Mal so hoch. Jungen sind im Alter von drei bis vier Jahren gegenüber Mädchen etwa zwei Mal so häufig betroffen. Da die Remissionsrate bei Mädchen höher als bei Jungen ist, verschiebt sich das Verhältnis zunehmend zu Ungunsten der Jungen und beträgt schließlich 3 bis 4 : 1.

Mehrsprachigkeit ist ein Risikofaktor

Zur Problematik von Stottern im Kontext von Mehrsprachigkeit wurden kaum Studien durchgeführt. Nach bislang vorliegenden Befunden ist davon auszugehen, dass Stottern bei mehrsprachig gegenüber einsprachig aufwachsenden Kindern häufiger vorkommt (Verhältnis 1,5 : 1) und in der Symptomatik ausgeprägter ist. Mehrsprachigkeit scheint ein Risikofaktor für Stottern zu sein. Bei jedem vierten bilingualen stotternden Kind beginnt das Stottern zu dem Zeitpunkt des Hinzukommens der zweiten Sprache. Die einzelnen Sprachen sind in den meisten Fällen unterschiedlich schwer von Redeflussunterbrechungen betroffen. Ein Stottern nur in einer Sprache ist äußerst selten (Van Borsel et al., 2001).

1.4.4 Ursachen

Ursachen ungeklärt – zahlreiche Hypothesen

Zur Erklärung der Entstehung eines Entwicklungsstotterns wurden zahlreiche mono- und multikausale Modelle entwickelt. Bislang erwies sich aber keines als geeignet, den Beginn oder den Verlauf einer Stottersymptomatik bei einzelnen Kindern ausreichend sicher vorherzusagen. Eine in sich schlüssige Theorie zur Erklärung des Stotterns, die mit allen bislang vorliegenden empirischen Befunden vereinbar wäre, fehlt (Übersicht bei Natke & Alpermann, 2010).

Psychoanalytische Hypothesen

Unter den monokausalen Erklärungsansätzen sind insbesondere tiefenpsychologisch und lerntheoretisch orientierte sowie biologische Modelle zu nennen. In tiefenpsychologisch orientierten Hypothesen wird davon ausgegangen, dass in der Stottersymptomatik unbewältigte Konflikte ihren Ausdruck finden. Vertreter psychoanalytischer Denkschulen vermuten als Ursache unbewusste Konflikte in der frühen Kindheit, wie z. B. unbefriedigte oral- oder anal-erotische Bedürfnisse. Auf Freud können sie sich allerdings nicht berufen, denn dieser sah in seinen Theorien keinen Erklärungsansatz und hielt bei einer Stottersymptomatik eine Psychoanalyse nicht für eine erfolgversprechende Therapie. In einigen psychodynamischen Modellen werden eher aktuelle Konfliktkonstellationen als Hintergrund angesehen, wie z. B. Beziehungsstörungen zwischen Kind und Eltern.

Lerntheoretische Modelle

In lerntheoretischen Modellen wird vermutet, dass sich Stottern durch ungünstige Reaktionen auf physiologische Sprechunflüssigkeiten entwickelt. Das Kind würde aufgrund negativer Reaktionen seine Redeflussunterbrechungen als störend und unangenehm empfinden und sich deshalb anstrengen, diese zu vermeiden. Eine bewusste Zuwendung zum Sprechprozess führe dazu, dass das automatisierte und fein abgestimmte Zusammenspiel der über einhundert beim Sprechen beteiligten Muskeln gestört werde. Stottern sei demzufolge das Ergebnis der Erwartung von Sprechunflüssigkeiten und der Bemühungen, diese zu vermeiden (antizipatorische Hypothese). Stottern müsse aber nicht im Ohr des Kindes, sondern könne auch im Ohr der Zuhörer entstehen. Wenn Eltern überängstlich auf Sprechunflüssigkeiten reagieren und ihre Kinder bei Sprechversuchen korrigieren und ermahnen, so könne dies zu Erwartungsangst und Muskelverspannungen beim Sprechen führen. Stottern sei also eine

Folge der Diagnose. Eine empirische Bestätigung dafür, dass bei einem einsetzenden Stottern Eltern anders auf Äußerungen ihrer Kinder eingehen als andere Eltern, konnte allerdings nicht erbracht werden (Nippold & Rudzinski, 1995).

Biologische Hypothesen

Biologisch orientierte Theorien gehen davon aus, dass angeborene, genetisch bedingte Funktionsbeeinträchtigungen sprechmotorischer oder sensomotorischer Hirnregionen als hauptverantwortlich für die Entwicklung eines Stotterns anzusehen seien. Eine genetische bedingte Disposition zum Stottern wird aufgrund einer familiären Häufung seit langem vermutet. So ist z. B., wenn ein Elternteil stottert, bei 13 % der Töchter und 29 % der Söhne mit dem Auftreten einer Stottersymptomatik zu rechnen. War die Mutter betroffen, so ist das Risiko für die Kinder gegenüber einem Stottern beim Vater doppelt so hoch (Andrews et al., 1983). Das Auftreten einer Stottersymptomatik, nicht aber deren Ausprägungsgrad unterliegt genetischen Einflüssen (Kidd et al., 1980).

Genetische Disposition

Dass genetische und nicht Vorbildwirkung oder Besonderheiten in der Erziehung für eine familiäre Häufung verantwortlich sind, konnte durch Zwillingsuntersuchungen belegt werden. Bei eineiigen Zwillingen ist die Konkordanzrate deutlich höher als bei zweieiigen (Ooki, 2005). In einer Studie mit über 10.000 Zwillingspaaren erklärten im Alter von 5 Jahren genetische Faktoren 42 % der Varianz von stottertypischen Sprechunflüssigkeiten, das gemeinsame Umfeld 44 % und sonstige Faktoren die restlichen 14 % (van Beijsterveldt et al., 2010). Der erbliche Anteil ist bei Kindern mit einer Rückbildung bzw. einem Persistieren des Stotterns gleich hoch (Dworzynski et al., 2007). Ähnlich wie bei umschriebenen Sprachentwicklungsstörungen sprechen molekulargenetische Untersuchungen für einen polygenen Vererbungstyp unter Beteiligung eines Hauptgens mit geschlechtsspezifischer Penetranz. In genomweiten Untersuchungen wurden Markergene auf den Chromosomen 1, 2, 15, 18 und 19 identifiziert. Geschlechtsspezifische Markergene fanden sich auf den Chromosomen 7 (nur bei Jungen) und 21 (nur bei Mädchen) (Suresh et al., 2006).

Multifaktorielle Modelle

In multifaktoriellen Erklärungsansätzen werden Interaktionen zwischen biologisch bedingten Funktionsschwächen und verunsichernden Reaktionen des Umfelds als Ursache für das Auftreten und für eine Chronifizierung einer Stottersymptomatik verantwortlich gemacht. Die einzelnen Faktoren seien im Verlauf von unterschiedlichem Gewicht. Genetisch bedingte biologische Faktoren seien vorwiegend als disponierende Faktoren anzusehen. Verunsichernde Reaktionen würden als auslösende und aufrechterhaltende Komponenten wirken und ungünstig verlaufende Lernprozesse wesentlich zu einer Chronifizierung beitragen. Die Bedeutung der einzelnen Faktoren sei von Kind zu Kind unterschiedlich und damit die Entstehungsgeschichte des Stotterns individuell verschieden.

1.4.5 Pathogenese

Die Auffassungen zur Pathogenese des Entwicklungsstotterns sind kontrovers. Einerseits werden umschriebene Funktionsstörungen des Gehirns als pathogenetischer Hintergrund postuliert und andererseits ein Missverhältnis zwischen den Möglichkeiten des Kindes, flüssig zu sprechen, und den Sprechanforderungen durch das Umfeld als entscheidend angesehen.

Hinweise auf umschriebene Hirnfunktionsstörungen

Mit funktionellen bildgebenden Verfahren wurden bei Erwachsenen mit einem Stottern zahlreiche Abnormitäten bei der Hirnaktivierung während des Sprechens nachgewiesen. Reproduzierbar fanden sich eine Erhöhung der Aktivierung in der rechten Hemisphäre, eine Erniedrigung im Schläfenlappen und Dysfunktionen im Bereich des Kleinhirns. Ob diese Besonderheiten Ursache oder Folge des Stotterns sind, ist allerdings umstritten (Brown et al., 2005). In strukturellen Untersuchungen wurden eine Vergrößerungen und Symmetrie des Planum temporale sowie eine Erhöhung der Anzahl und der Variabilität der Hirnwindungen nachgewiesen. Die Vergrößerung des rechten Planum temporale korreliert mit der Schwere der Stottersymptomatik (Foundas et al., 2004).

Defizite beim Erstellen sprechmotorischer Programme

Mit der Hypothese, Stottern sei Folge einer Störung beim Erstellen sprechmotorischer Bewegungsmuster, vereinbar sind Ergebnisse einer Untersuchung der Faserdichte in der weißen Substanz des Gehirns. Sommer et al. (2002) fanden eine Erniedrigung der Zahl der Verbindungen zum Rolandischen Operculum, das mit den primären motorischen Zentren für Zunge und Kehlkopf in Verbindung steht. Auf Grund dieser und anderer Befunde gehen Packman et al. (2007) davon aus, dass Stottern durch eine neuronale Funktionsstörung im Bereich der suplementären motorischen Hirnregion hervorgerufen wird, wodurch Schwierigkeiten beim Erstellen sprechmotorischer Programme für Silben auftreten (Silben-Initiierungs-Hypothese).

Interaktionistische Modelle

Interaktionistische pathogenetischen Modelle beziehen sich vorwiegend auf das Anforderungen-Kapazitäten-Modell von Starkweather (1987). Die Kapazitäten zum flüssigen Sprechen werden als begrenzt angesehen. Wenn ein Missverhältnis zwischen Sprechanforderungen und den Fähigkeiten des Kindes auftritt, seien Sprechunflüssigkeiten die Folge. Anlass für ein Missverhältnis können sowohl zu hohe Sprechanforderungen als auch eingeschränkte Fähigkeiten des Kindes sein. Zu hohe Sprechanforderungen können von außen, z. B. durch die Eltern gestellt werden, aber auch vom Kind selbst ausgehen. Kapazitätseinbußen können durch Schwächen an jeder beliebigen Stelle des Sprachregelkreises hervorgerufen werden, d. h. durch Defizite bei der Sprechmotorik, der taktil-kinästhetischen Differenzierungsfähigkeit, bei auditiven Rückkopplungsprozessen oder im Bereich linguistischer bzw. kognitiver Fähigkeiten. Dieses Modell erklärt einleuchtend, warum bei Kindern mit einem Stottern eine ausgeprägte Fluktuation der Symptomatik in Abhängigkeit von den Sprechanforderungen zu beobachten ist und warum in Stresssituationen auch bei Personen ohne eine Disposition zum Stottern unflüssiges Sprechen auftreten kann. In Anlehnung an dieses Modell wurden zahlreiche weitere Modelle entwickelt, die insbesondere die Wechselwirkung zwischen den einzelnen Faktoren betonen. Im Kommunikations-Emotions-Modell wird der Emotionsregulation und präfrontalen Regulationsprozessen eine Vermittlungsfunktion zwischen externalen und internalen Risikofaktoren zugeschrieben (Conture et al., 2006).

1.4.6 Komorbide Störungen

Weitere Sprachstörungen

Über komorbide Störungen wurde bei Kindern mit einem Stottern vielfach berichtet. Befragungen von Sprachtherapeuten haben ergeben, dass diese bei 63 % der von ihnen behandelten Kinder weitere Auffälligkeiten beobachteten (Blood et al., 2003). Im Vordergrund stehen mit 44 % Lautbildungs- und Sprachentwicklungsstörungen (Arndt & Healey, 2001). Die Angaben zur Prävalenz begleitender Sprachstörungen variieren in der Literatur allerdings beträchtlich (Howell, 2007; Louko, 1995). Weitere häufiger berichtete Komorbiditäten sind Lern- und Lese-Rechtschreibstörungen sowie ADHS (vgl. Tab. 11; Blood et al., 2003). Die Prävalenz solcher Auffälligkeiten liegt aber kaum über dem zu erwartenden Niveau. In einer Literaturübersicht zum LRS-Risiko wurde kein Beleg für eine Erhöhung bei Kindern mit einem Stottern gefunden (Nippold, 1990).

Tabelle 11: Komorbiditäten bei Kindern mit einem Stottern (nach Blood et al., 2003)

Komorbiditäten	Häufigkeit (in Prozent)
Artikulations- und Sprachentwicklungsstörungen	44
Lernstörungen	11
Lese-Rechtschreibstörungen	8
ADHD	6
auditive Wahrnehmungsstörungen	4
neurologische Erkrankungen	3
Verhaltensstörungen	2

Keine primären Persönlichkeitsauffälligkeiten

Beeinträchtigungen der Intelligenz sind mit Stottern nicht assoziiert (Howell, 2007). Auch fanden sich keine primären Persönlichkeitsbesonderheiten, die für Kinder mit einem Stottern charakteristisch wären (Natke & Alpermann, 2010).

1.4.7 Reaktionen des Umfelds

Der soziale Status von Kindern mit einem Stottern ist deutlich erniedrigt (Marge, 1966). Nach Einschätzung der Klassenkameraden bitten stotternde Kinder häufiger um Unterstützung. Sie sind seltener beliebt, werden im Vergleich zu nicht stotternde Kindern doppelt so häufig von der Gruppe abgelehnt und nur in Ausnahmefällen zu Anführern gewählt (Davis et al., 2002). Sie werden vermehrt gehänselt und ausgeschlossen und erleben sich in der Gruppe gegenüber anderen Kindern dreimal so häufig als Prügelknabe (Blood & Blood, 2007).

Niedriger sozialer Status, häufig Prügelknabe

1.4.8 Verlauf und Prognose

Stottern entwickelt sich bei etwa jedem zweiten Betroffenen im dritten oder vierten Lebensjahr und bei 80 % bis zum Einschulungsalter. Erstes Symptom ist häufig eine Wiederholung von Silben oder einsilbigen Wörtern (Yairi & Ambrose, 1999). Die Symptomatik setzt in der Regel schleichend ein. Nur bei etwa einem Drittel der Kinder entsteht ein Stottern innerhalb von wenigen Tagen bis Wochen. Eltern berichten gelegentlich über einschneidende Lebensereignisse vor dem Beginn der Symptomatik. Ob tatsächlich ein kausaler Zusammenhang zwischen besonderen Lebensereignissen und dem Auftreten eines Stotterns besteht, ist allerdings umstritten.

Beginn oft schleichend im 3./4. Lebensjahr

Die Remissionsrate eines Stotterns beträgt im ersten Jahr etwa 50 % und insgesamt 70 bis 80 % (Yairi & Ambrose, 1999). Je länger die Symptomatik besteht, umso ungünstiger wird die Prognose. Nach der Pubertät wird eine völlige Remission kaum noch beobachtet (Andrew et al., 1983).

Anfangs hohe Spontanremissionsrate

Als prognostisch ungünstige Faktoren gelten neben der Dauer der Symptomatik ein später Beginn, männliches Geschlecht, Stottern bei Familienangehörigen, begleitende Sprachentwicklungsstörungen und schwache Intelligenz. Die Ausprägung der Stottersymptomatik und das Ausmaß an Sekundärsymptomen hingegen erlaubten in einer Längsschnittstudie von Yairi et al. (1996) keine Vorhersage des weiteren Verlaufs. Eine neuere Studie kam allerdings zu einem entgegengesetzten Ergebnis. Bei Achtjährigen sagte die Schwere der Stottersymptomatik eine Rückbildung bis zur Pubertät mit hoher Zuverlässigkeit (Sensitivität und Spezifität ca. 80 %) voraus, während Geschlecht, Zeitpunkt des Beginns, familiäre Belastung, Mehrsprachigkeit und Händigkeit ohne prädiktive Aussage waren (Howell & Davis, 2011).

Störungsbewusstsein schon bei Zweijährigen

Kinder registrieren ihr Stottern schon sehr früh. Nach einer Befragung der Eltern zeigen 57 % der stotternden Kinder bereits im Alter von zwei

Jahren eindeutige Reaktionen auf Stotterereignisse. Mit sieben Jahren sind es 90%. Der Grad des Störungsbewusstseins korreliert außer mit dem Alter auch mit der Dauer und der Schwere der Symptomatik (Boey et al., 2009). Das Störungsbewusstsein resultiert aus den Reaktionen der Umgebung, aus denen den Kindern deutlich wird, dass ihr Sprechverhalten irritiert. Die Kinder reagieren verunsichert und versuchen, Blockierungen durch Anspannungen und Mitbewegungen, wie Stirnrunzeln oder Handbewegungen, zu durchbrechen. Durch eine Automatisierung und Ritualisierung verfehlen aber solche anfangs leicht zu übersehenden Durchbrechungsstrategien bald ihren Zweck. Die Verkrampfungen und Mitbewegungen werden heftiger und auffälliger. So können Schlagen mit den Armen, Schleudern mit den Schultern, Stampfen mit dem Füßen, Sprechen mit Restluft bzw. beim Einatmen, Schnaufen und vieles Andere auftreten. Die Mitbewegungen können so bizarr und verschroben werden, dass sie als störender erlebt werden als die eigentliche Primärsymptomatik. Aber auch ausgeprägte Bewegungsmuster automatisieren und verselbstständigen sich und bewirken dann kein Durchbrechen der Blockierungen mehr.

Teufelskreis Mitbewegungen und Vermeidungsverhalten

Ein ähnlicher Teufelskreis kann sich hinsichtlich der Vermeidungsstrategien entwickeln. Immer mehr Wörter werden umgangen, indem sie durch andere ersetzt oder umschrieben werden, und immer mehr Situationen mit hoher Sprechkompetenz wird ausgewichen. Vermeidungsstrategien erfordern eine ständige Aufmerksamkeitszuwendung auf den Sprechvorgang und auf Sprechsituationen. Sie behindern eine automatisierte, ungezwungene Konversation und provozieren und verstärken Sprechangst. Das Stottern nimmt in der Folge eher zu als ab.

Hohe Rate introversiver Störungen

Im Laufe der Zeit entwickeln sich bei vielen Kindern soziale Ängste (Bricker-Katz et al., 2009). So wurden in einer Studie bei 39% der Kinder mit einer Stottersymptomatik über soziale Phobien berichtet gegenüber 6% bei nicht betroffenen (Blood & Blood, 2007). Soziale Ängste mit einer Neigung zur Generalisierung sind in gleicher Häufigkeit auch noch im Erwachsenenalter zu beobachten (Blumgart et al., 2010a). Zudem werden depressive und Somatisierungsstörungen sowie paranoide Reaktionen vermehrt angetroffen (Tran et al., 2011). Die Lebensqualität wird von Betroffenen dementsprechend auf allen Ebenen als erheblich vermindert erlebt (Craig et al., 2009; Yaruss, 2010). Wie stark eine subjektive Beeinträchtigung eintritt, hängt einerseits von der Schwere der Stottersymptomatik ab, andererseits aber auch von den Reaktionen des Umfelds und den zur Verfügung stehenden Copingstrategien (Koedoot et al., 2011).

Stottern führt aber auch zu einer nicht unerheblichen finanziellen Belastung, z.B. durch direkte und indirekte Zusatzkosten für die Therapie, durch Selbsthilfebemühungen oder den Besuch von Informations- und anderen themenbezogenen Veranstaltungen (Blumgart et al., 2010b).

1.4.9 Prävention

Eine Prävention setzt voraus, dass ursächliche Faktoren, die veränderbar sind, bekannt sind. Neben erblichen Komponenten, die präventiven Maßnahmen nicht zugänglich sind, werden u. a. elterliche Befürchtungen vor einem Stottern sowie rigide Erziehungsstile als kausale Faktoren diskutiert. Von diesem Gedanken ausgehend wurden in einem niederländischen Präventionsprogramm Schwangeren aus Familien, in denen Stottern aufgetreten war, Beratungsangebote unterbreitet. Die Beratungsgespräche beinhalteten Informationen über den Umgang mit Kindern bei beginnendem Stottern. Dies sollte zur Verhinderung einer Manifestation des Störungsbildes beitragen (vgl. Sandrieser & Schneider, 2001). Nach einem anderen Präventionsprogramm wurde mit den Kindern in Kindergärten und Grundschulen flüssiges Sprechen trainiert und metalinguistische Fähigkeiten wurden vermittelt (Cooper & Cooper, 1991). Ob eine Prävention von Stottern überhaupt möglich ist, ist unklar (Hamre, 1992; Hegde, 1992). Die Effektivität der bisherigen Präventionsstrategien ist nicht belegt.

Bislang keine Prävention möglich

1.4.10 Therapie

In der Therapie des Stotterns werden ganz unterschiedliche Behandlungsansätze verfolgt. Mit sprachtherapeutischen Verfahren wird eine Veränderung des Sprechverhaltens und mit verhaltenstherapeutischen Strategien eine Veränderung der Einstellung zum Stottern angestrebt. Apparative Sprechhilfen und therapiebegleitende Maßnahmen, wie Atem- und Entspannungsübungen, werden unterstützend eingesetzt. Außerdem werden zur Behandlung unterschiedliche Medikamente und alternative Verfahren empfohlen. Wie effektiv die einzelnen Methoden sind, wurde bislang allerdings nur unzureichend geklärt.

1.4.10.1 Verhaltensmodifikation

Zur Verhaltensmodifikation sind mehr als 200 Verfahren in Gebrauch, die zum Teil schon seit über 100 Jahren eingesetzt werden. Das Sprechen im Takt eines Metronoms wurde 1831 von Colombat de L'Isère eingeführt. Alexander Bell empfahl 1853 lautes Flüstern, eine Variante der heute üblichen Sprech-Modifikationsverfahren. Wyneken wies 1868 auf die Möglichkeit hin, Stottern durch prolongiertes Sprechen, Atemübungen und verhaltenstherapeutische Interventionen zu bessern. Erste Beschreibungen von Behandlungsansätzen sind aber wesentlich älter. Schon Demosthenes (382–322 v. u. Z.), ein bedeutender Rhetoriker der Antike, versuchte sein Stottern zu beherrschen , indem er das Reden mit Steinen im Mund und mit veränderter Atemtechnik beim Laufen trainierte (vgl. Natke & Alpermann, 2010).

Keine kausale Therapie möglich

Prinzipiell ist eine Stottertherapie eine rein symptomatische Behandlung. Eine kausale Therapie ist nicht bekannt. Zudem gibt es keine Behandlungsmethode, die bei allen Betroffenen mit gleicher Wahrscheinlichkeit zur Reduzierung von Stotterereignissen führt. Oft ist es erforderlich, unterschiedliche Verfahren zu erproben, um das für das jeweilige Kind effektivste Vorgehen zu finden, und nach wie vor müssen sich manche Kinder mit einer Besserung zufrieden geben und lernen, eine Restsymptomatik zu akzeptieren.

Wie effektiv die einzelnen Therapieformen sind, lässt sich nur annäherungsweise sagen. Zum einen gibt es kaum gut kontrollierte Therapiestudien mit größeren Patientenkollektiven und zum anderen sind therapiebedingte Verbesserungen nur schwer von Spontanremissionen und von therapieunabhängigen Fluktuationen des Ausprägungsgrads der Symptomatik abzugrenzen. Auch wurde nur in wenigen Evaluationsstudien der langfristige Verlauf berücksichtigt, so dass Rezidive, die Monate oder Jahre nach Therapieende auftreten, nur selten erfasst wurden.

Kurzfristige Behandlungserfolge lassen sich in der Therapiesituation relativ leicht erreichen. Wesentlich schwieriger sind Verbesserungen in alltäglichen Interaktionen und langanhaltende Effekte zu erzielen. Unabhängig von der eingesetzten Therapiemethode sind deshalb intensive Übungen zur Generalisierung auf Alltagssituationen und eine längerfristige Betreuung erforderlich.

Insgesamt sprechen bislang vorliegende Evaluationsstudien dafür, dass durch eine symptomzentrierte Behandlung über Jahre anhaltende Erfolge, die über den Spontanremissionsraten liegen, erreicht werden können. Im Vorschulalter wird oft eine Erfolgsquote von 90 % (Spontanremissionsrate 50 bis 70 %) angegeben und im Schulalter von 60 % (Spontanremissionsrate ca. 20 %, wenn das Stottern bereits länger als 5 Jahre besteht). In der Praxis fallen Therapieerfolge aber vermutlich wesentlich geringer aus als in den Studien angegeben (Saltuklaroglu & Kalinowski, 2005).

Effektivität für einige Methoden nachgewiesen

Nach einer Übersichtsarbeit von Bothe et al. (2006) sind bei jungen Kindern verhaltenstherapeutische Techniken mit unmittelbarer Rückmeldung am erfolgreichsten und bei Jugendlichen und Erwachsenen eine Kombination von prolongiertem Sprechen, Verhaltenstherapie und Selbstmanagement. Zitiert wird eine Recherche des Oxford Centre for Evidence-Based Medicine, die zudem Ergebnis kam, dass aus Evaluationsstudien für prolongiertes Sprechen, EMG-Feedback, Verhaltenstherapie und eine schrittweise Erhöhung der Länge und Komplexität der Äußerungen Hinweise auf deren Effektivität vorliegen. Keine signifikanten Verbesserungen ergaben sich bei einer Behandlung mit Maskierung, Schattensprechen, Metronom-Rhythmisierung, Normalisierung der Atemtechnik und indirekten Verfahren.

Für Kinder sind Therapieerfolge am besten für das verhaltenstherapeutisch orientierte Lidcombe-Programm belegt, dessen Effektivität als erwiesen gelten kann (Jones et al., 2005; Onslow, 2004). Eine allgemeine Sprachtherapie zur Behandlung eines begleitenden Dysgrammatismus führt zu keiner Verbesserung der Stottersymptomatik (Butcher et al., 2003). Einige Therapieprogramme sehen nach einer ausreichenden Anleitung eine Durchführung der Übungsbehandlung durch die Eltern vor. Deren Erfolge sind nicht schlechter als die von Therapeuten erreichten.

Therapie durch die Eltern ist wirksam

Ein Vergleich der Effektivität unterschiedlicher Therapiekonzepte ist durch eine unterschiedliche Zielsetzung erschwert. Sprech-Modifikations-Therapien haben zum Ziel, die Häufigkeit von Stotterereignissen zu reduzieren oder deren Auftreten ganz zu verhindern. Bei Nicht-Vermeidungs-Therapien steht eine Verminderung von Sekundärsymptomen, wie das Umgehen schwieriger Sprechsituationen und Mitbewegungen, im Fokus. Zentrales Ziel ist eine Erhöhung der Lebensqualität durch eine Verbesserung der Copingstrategien (Yaruss, 2010). Dabei wird davon ausgegangen, dass nicht das Ausmaß der Stottersymptomatik, sondern die Effektivität der verfügbaren Bewältigungsstrategien für die Lebenszufriedenheit entscheidend sind (Cummins, 2010). Für die Effektivität von Nicht-Vermeidungs-Therapien liegen bislang aber kaum kontrollierte Studien vor. In offenen Studien wurden bei Kindern Verbesserungen beobachtet, die auch noch mehrere Monate nach Therapieende nachweisbar waren (Laiho & Klippi, 2007).

Effektivität für Sprech-Modifikations-Therapien am besten belegt

Vergleichsuntersuchungen zwischen verschiedenen Sprech-Modifikations-Therapien bzw. dem Einsatz von Sprechhilfen liegen nur wenige vor. Einige der überprüften Verfahren zeigten im Vergleich zur Kontrollgruppe deutliche Therapieeffekte (z. B. prolongiertes Sprechen, EMG-Feedback, Rückkopplung mit Zeitverzögerung, Frequenzveränderung oder Rauschen), jedoch fanden sich keine Belege für die Überlegenheit des einen oder anderen Vorgehens.

1.4.10.2 Medikamentöse Behandlung

Eine Behandlung des Stotterns wurde mit den unterschiedlichsten Medikamenten versucht. Eingesetzt wurden u. a. Neuroleptika, Antidepressiva, Sedativa, Tranquilizer, Antiepileptika, Bromide, Betablocker, Kalziumantagonisten, Cholinergika, Vitamin B1 und Glutaminsäure.

Wie wirksam eine medikamentöse Therapie beim Stottern ist, lässt sich bislang kaum mit ausreichender Sicherheit sagen. Berichte liegen nur für einzelne Patienten bzw. kleine Gruppen vor und viele Studien weisen methodische Mängel auf. Positive Effekte sind in Doppelblindstudien lediglich für Haloperidol (Prins et al., 1980) und Olanzapin (Maguire et al., 2004) ausreichend belegt. Die Behandlung mit diesen Medikamenten er-

Zahlreiche Medikamente wurden erprobt

fordert jedoch eine Langzeitbehandlung bei ausreichender Dosierung, so dass Nebenwirkungen häufig beobachtet werden. Kleinere Doppelblindstudien mit Clomipramin (Vergleich zu Desipramin) und Kalziumantagonisten zeigten allenfalls diskrete und mit Tranquilizern und Cholinergica vom Muskarin-Typ keine Effekte. In offenen Studien ergaben sich positive Effekte mit Tiaprid (Rothenberger et al., 1994) und Fluoxetin (Kumar & Balan, 2007), fragliche mit Botulinum-Toxin und keine Verbesserung der Symptomatik bei der Anwendung von Methylphenidat und Sedativa.

Medikamente nur wenig wirksam

Insgesamt sind die Ergebnisse einer medikamentösen Behandlung des Stotterns wenig ermutigend, so dass eine Medikation lediglich in Ausnahmefällen bei einer ausgeprägten Symptomatik und Therapieresistenz gerechtfertigt erscheint. In diesen Fällen sollte auf nebenwirkungsarme Medikamente, wie Tiaprid oder Kalziumantagonisten, zurückgegriffen werden, während von hochpotenten Neuroleptika oder Antidepressiva eher abzuraten ist. Durch Medikamente ist bestenfalls für die Zeit der Medikamenteneinnahme mit einem Rückgang, aber nicht mit einem Abklingen der Symptomatik zu rechnen. Überdauernde Wirkungen sind nicht zu erwarten.

1.4.10.3 Alternative Therapiekonzepte

Die gleichen alternativen Verfahren, die bei Kindern mit einer Sprachentwicklungsstörung eingesetzt werden, werden auch zur Behandlung des Stotterns empfohlen (s. Kap. 1.3.9.4). Die Effektivität eines alternativen Vorgehens wurde bislang aber kaum überprüft. Evaluationsstudien liegen lediglich für die Bioresonanz-Therapie (Wille, 1999) und die Akupunkturbehandlung (Craig & Kearns, 1995) vor. Dabei zeigte sich, dass die erreichten Veränderungen nicht über Placebo- und Kontexteffekte hinausgehen.

Psychoanalyse und Hypnose nicht indiziert

Psychodynamische Verfahren können zur Therapie begleitender psychischer Störungen indiziert sein. Zur Therapie einer Redeflussstörung selbst haben sie sich nicht bewährt. Auch eine Hypnosetherapie erwies sich als ineffektiv.

1.5 Weitere Sprech- und Sprachstörungen im Überblick

1.5.1 Sprachentwicklungsstörungen bei Intelligenzminderung

Definition. Sprachliche und allgemeine kognitive Fähigkeiten entwickeln sich in einem wechselseitigen Zusammenspiel. Bei einer Intelligenzminderung ist demzufolge eine Verzögerung der sprachlichen Entwicklung die Regel und später im Erwachsenenalter liegt das erreichte Sprachniveau unterhalb des Normbereichs. Je schwerer eine Intelligenzminderung ist, umso ausgeprägter ist die zu erwartende Sprachentwicklungsstörung. Allerdings ist die Variationsbreite groß und die Schwere der Intelligenzminderung sagt den Ausprägungsgrad der Sprachstörung nur annäherungsweise vorher.

Eine Sprachentwicklungsstörung bei einer kognitiven Beeinträchtigung wird nach ICD-10 nicht gesondert kodiert, sondern als Symptom der Intelligenzminderung (ICD-10: F7) angesehen.

Sprachauffälligkeiten wie bei umschriebenen Störungen

Symptomatik. Bei Kindern mit einer Intelligenzminderung werden die Meilensteine der Sprachentwicklung verzögert erreicht. Lange werden Protowörter benutzt und die Verständlichkeit ist durch Lautbildungsfehler sowie Wort- und Satzverkürzungen eingeschränkt. Wie bei umschriebenen Sprachentwicklungsstörungen können alle Sprachebenen betroffen sein; d. h., dass Defizite bei der Lautbildung, den grammatischen Fähigkeiten, im Wortschatz und auf der kommunikativen Ebene bestehen können. Wie bei unauffällig entwickelten Kindern ist das Sprachverständnis in der Regel besser entwickelt als die sprachproduktiven Fähigkeiten. Bis ins Jugendalter sind relevante sprachliche Fortschritte möglich. Danach ist keine entscheidende Erhöhung des Sprachniveaus mehr zu erwarten.

Oft weitere Sprech- oder Sprachstörungen

Intelligenzminderungen treten häufig im Zusammenhang mit genetischen Syndromen und Mehrfachbehinderungen auf. Bei derart betroffenen Kindern ist oft eine Kombination von Symptomen einer Sprachentwicklungsstörung mit weiteren Sprech- und Sprachauffälligkeiten zu beobachten (u. a. dysarthrische, Stimm- und Redeflussstörungen).

Besonderheiten bei Williams-Beuren-Syndrom und Autismus

Bei manchen, mit einer Intelligenzminderung einhergehenden Syndromen sind Besonderheiten in der sprachlichen Entwicklung charakteristisch. So erreichen Kinder mit einem Williams-Beuren-Syndrom oft ein erstaunlich hohes sprachliches Niveau, das deutlich über dem nach ihren allgemeinen kognitiven Fähigkeiten zu vermutenden liegt. Bei Kindern mit einer Störung aus dem autistischen Spektrum wiederum bestehen neben Auffälligkeiten einer Sprachentwicklungsstörung weitere sprachliche Besonderheiten, wie eine monotone Sprechmelodie, Neologismen, Echolalie und Phonographismus.

Ziel: Verbesserung der Kommunikation und nicht formaler Sprachleistungen

Therapie. Eine Sprachtherapie ist ein wichtiger Baustein bei der Förderung der allgemeinen kognitiven Fähigkeiten. Zielstellung ist es weniger, formale sprachliche Defizite zu vermindern, sondern in erster Linie eine Verbesserung der Sprechverständlichkeit und der pragmatischen Kompetenz. Die Kinder sollen befähigt werden, mit ihren begrenzten sprachlichen Möglichkeiten Wünsche und Bedürfnisse zu äußern, Fragen zu stellen und Interaktionen sicherer zu gestalten. In der Sprachtherapie hat sich bei diesen Kindern eine Nutzung verhaltenstherapeutischer Strategien bewährt. Können sich Kinder verbal kaum verständlich machen, kommen alternative Kommunikationsmittel, wie Gebärden, Ja/Nein-Tafeln oder Bildkarten, zum Einsatz *(unterstützte Kommunikation)*.

Gestützte Kommunikation (FC) verbessert Kommunikation nicht

Bei der *gestützten Kommunikation (Facilitated Communication, FC)*, die bei Kindern mit einer Intelligenzminderung oder einem Autismus vielfach Anwendung findet, berührt während der Benutzung von Bildkarten, einem Sprachausgabegerät oder einer Computertastatur ein „Stützer" das Kind am Arm oder der Schulter. Dem Kind soll auf diese Weise Orientierung gegeben werden, damit es vorhandene Kommunikationsfähigkeiten realisieren kann. Die Effektivität von FC ist umstritten. Nach kontrollierten Studien sind die so erzielten Kommunikationsleistungen Produkte des „Stützers". Eine Verbesserung kommunikativer Fähigkeiten der Kinder selbst war bislang nicht nachweisbar (Mostert, 2001; Probst, 2009).

1.5.2 Audiogene Sprachentwicklungsstörungen

Definition. Als audiogene Sprachentwicklungsstörung wird eine durch eine Hörbeeinträchtigung bedingte sekundäre Spracherwerbsstörung bezeichnet.

Beeinträchtigung des Spracherwerbs ab –30 dB

Symptomatik. Je nach Schwere der Hörstörung verläuft der Spracherwerb mehr oder weniger stark verzögert. Ohne eine frühzeitige Behandlung treten erste Mehrwortäußerungen bei einer beidseitigen Hörminderung von 30 bis 40 dB etwa drei Monate, bei einer von 40 bis 50 dB etwa ein Jahr und bei 50 bis 60 dB drei bis vier Jahre später auf. Bei einer Hörbeeinträchtigung über 60 dB entwickelt sich keine Lautsprache mehr (Leonhardt, 2003). Die Variationsbreite ist allerdings hoch, abhängig von den von der Hörminderung betroffenen Frequenzbereichen und der Sprachbegabung des Kindes.

Inzwischen werden Kinder mit hochgradigen Hörstörungen frühzeitig mit Hörhilfen versorgt, damit eine zumindest rudimentäre auditive Sprachkontrolle möglich wird. Trotz einer solchen Therapie verläuft die Sprachentwicklung aber nicht immer altergerecht. Bei vielen Kindern tritt eine Sprachentwicklungsstörung mit Lautbildungsfehlern, Dysgrammatismus und Wortschatzdefiziten auf. Die für Taubstumme in früheren Jahren typischen Sprachauffälligkeiten werden nur noch ansatzweise beobachtet. Als typisch galten Verzerrungen der Sprechmelodie mit geringer Modulation, eine übermäßige Anstrengung bei der Bildung von Lauten und eine erheblich eingeschränkte Verständlichkeit.

Ätiologie. Hörstörungen sind vorwiegend Folge einer Beeinträchtigung der Schallweiterleitung im äußeren und Mittelohr (Schallleitungsschwerhörigkeit) oder einer Innenohrschädigung (Schallempfindungsschwerhörigkeit). Funktionsbeeinträchtigungen im Bereich von Hörnerv oder zentralen Hörbahnen sind selten.

Zu Sprachstörungen führen längerfristig bestehende beidseitige Hörbeeinträchtigungen von über 30 dB. Umstritten ist, ob sich auch die im Kleinkindalter häufig auftretende, vorübergehende Schallleitungsschwerhörigkeit bedingt durch Tubenbelüftungsstörungen negativ auf die Sprachentwicklung auswirkt.

Bedeutung vorübergehender Hörminderungen fraglich

Angeborene Hörstörungen werden bei zahlreichen genetischen Syndromen, bei Fehlbildungen und nach Schädigungen während der Schwangerschaft oder Geburt beobachtet. Später auftretende Hörstörungen sind vorwiegend Folge von Entzündungen, Traumen, Lärmbelastung (u. a. laute Musik über Kopfhörer) und toxischen Schädigungen (u. a. Medikamente). Hörstörungen, die nach dem 3. bis 4. Lebensjahr auftreten, haben auf die Sprachentwicklung keinen wesentlichen Einfluss mehr.

Bei einem plötzlichen Hörverlust im späteren Kindes- und Pubertätsalter muss differenzialdiagnostisch an eine *psychogene Taubheit* gedacht werden. Diese ist den dissoziativen Sensibilitäts- und Empfindungsstörungen (ICD-10: F44.6) zuzuordnen und entsprechend zu behandeln.

Differenzialdiagnose psychogene Taubheit

Epidemiologie. Hochgradige, angeborene Hörstörungen treten mit einer Häufigkeit von 1 bis 2 pro 1.000 Kindern auf. Im späteren Kindes- und Jugendalter sind etwa 3 % der Kinder bzw. Jugendlichen hörgeschädigt.

Diagnostik. Auch taube Säuglinge produzieren in den ersten Lebensmonaten Lautäußerungen, wie Schreien, Gurren und Vokallallen. Sie verstummen in der Phase des kanonischen Lallens (Lallen mit Konsonant-Vokal-Silben) im Alter von etwa sechs Monaten. Zielstellung der Diagnostik muss es sein, Kinder mit angeborenen Hörbeeinträchtigungen innerhalb des ersten halben Lebensjahres zu erkennen.

Lautäußerungen bei Taubheit bis ca. 6. Monat

Zur Früherkennung von angeborenen Hörstörungen wurde vor einigen Jahren ein generelles Neugeborenen-Hörscreening eingeführt. Mit einem objektiven Hörtest, der schnell und unkompliziert durchführbar ist und keine Mitarbeit des Kindes erfordert (Messung *Transitorischer Otoakustischer Emissionenen – TOAE* oder Ableitung von Hirnstammpotenzialen: *Brainstem Electric Response Audiometry – BERA*), lassen sich hörgestörte Neugeborene mit hoher Zuverlässigkeit erfassen (Sensitivität fast 100 %). Trotzdem bleiben einige hörgeschädigte Kinder unbehandelt, da positiven Screeningbefunden nicht immer konsequent nachgegangen wird.

Generelles Neugeborenen-Hörscreening

Um auch später auftretende Hörbeeinträchtigungen nicht zu übersehen, gehört bei allen Vorsorgeuntersuchungen eine Beachtung der Hörfähigkeit durch gezieltes Nachfragen und eine Hörüberprüfung zum Standard. Äußern Eltern Befürchtungen hinsichtlich der Hörfähigkeit ihres Kindes oder ergeben sich bei der Untersuchung Verdachtmomente auf eine Hörstörung, ist eine eingehende pädaudiologische Abklärung erforderlich.

Versorgung mit Hörhilfen innerhalb der ersten 6 Monate

Therapie. Bei angeborenen mittel- oder hochgradigen Hörstörungen sollte innerhalb des ersten halben Lebensjahres eine Versorgung mit einer Hörhilfe erfolgen. In den meisten Fällen sind auch bei schwer hörgeschädigten Kindern Hörreste vorhanden, die nach einer Hörgeräteversorgung für eine auditive Sprachanbahnung genügen. Anderenfalls muss der Einsatz eines Cochlea implants (CI) erwogen werden. Mit einem CI werden akustische Signale in Stromimpulse umgewandelt und diese über ein Elektrodenbündel direkt an Fasern des Hörnervs übertragen. Dadurch wird eine grobe Hörwahrnehmung möglich, die in vielen Fällen für einen Lautspracherwerb ausreichend ist.

Voraussetzung für den Erfolg einer Hörgeräte- bzw. CI-versorgung ist eine intensive Sprachtherapie und Sprachförderung. Die Kinder müssen lernen, Höreindrücke aufmerksam zu beachten und in Interaktionen zusätzliche Informationen zum Sprachverstehen zu nutzen (Mundbewegungen, nonverbale Signale). Wie bei Kindern mit anderen Sprachentwicklungsstörungen werden Sprachregeln und Sprechroutinen durch aktives Üben vermittelt.

Grundsätzlich sind eine Einbeziehung der Familie und eine Unterstützung bei der sozialen Integration erforderlich. Wenn keine zufriedenstellende Eingliederung in eine Regeleinrichtung möglich ist, sollte der Besuch einer Einrichtung für Hörgeschädigte in Erwägung gezogen werden.

Erwerb der Gebärdensprache umstritten

Umstritten ist, ob Kinder mit einer hochgradigen Hörstörung (über 60 dB) zusätzlich zu einer Versorgung mit einem Hörgerät bzw. einem Cochlea implant und einer sprachtherapeutischen Anbahnung der Lautsprache auch die Gebärdensprache erlernen sollten. Die Gebärdensprache, die hinsichtlich Komplexität und Differenziertheit der Lautsprache ebenbürtig ist, könnte wie beim simultanen Zweitspracherwerb als zweite Muttersprache erlernt werden. Für den Erwerb der Gebärdensprache spricht, dass der Lautspracherwerb nur mit Mühe gelingt und verzögert erfolgt. Wird die Gebärdensprache vermittelt, verfügt das Kind während der sensiblen Phase der Sprachentwicklung über ein komplettes Sprachsystem und hat damit eine Grundvoraussetzung für effektives verbales Lernen erworben (Leuninger, 2007).

1.5.3 Kindliche Aphasie

Verlust sprachlicher Fähigkeiten im Alter von 2 bis 10 Jahren

Definition. Aphasien (ICD-10: R47.0) sind durch einen Verlust sprachlicher Fähigkeiten infolge einer organischen Schädigung sprachrelevanter Hirnregionen gekennzeichnet. Im Kindesalter unterscheidet sich die Symptomatik deutlich von der des Erwachsenenalters, weshalb die kindliche Aphasie als eigener Subtyp abgegrenzt wird. Die typischen aphasischen Syndrome des Erwachsenenalters werden erst ab dem 10. bis 12. Lebensjahr beobachtet.

Die Diagnose einer Aphasie setzt voraus, dass im Gegensatz zu Sprachentwicklungsstörungen die ersten Schritte des Spracherwerbs weitgehend unauffällig verlaufen sind und dass vor der Erkrankung wichtige sprachliche Fähigkeiten erworben wurden. Eine Aphasie kann nur dann diagnostiziert werden, wenn das Kind vor der Erkrankung bereits Mehrwortsätze gebildet hatte, d. h. nicht vor dem dritten Lebensjahr. Wo aber die Grenze genau zu ziehen ist, ist umstritten.

Symptomatik. Im Erwachsenenalter lassen sich in Abhängigkeit davon, welches Sprachzentrum von der Läsion betroffen ist, unterschiedliche Aphasieformen mit spezifischen Symptomkonstellationen voneinander abgrenzen (Wernicke-, Broca-, Leitungs-, amnestische-, transkortikale Aphasie). Da die Sprachzentren bei den meisten Menschen (95 % der Rechtshänder, 70 % der Linkshänder) in der linken Hirnhälfte lokalisiert sind, treten Aphasien vorwiegend nach linkshemisphäriellen Hirnläsionen auf.

Lokalisierte prä- oder perinatale Hirnschädigungen führen, auch wenn die linke Hirnhälfte betroffen ist, nicht zu spezifischen Sprachauffälligkeiten, sondern zu einer Beeinträchtigung der allgemeinen kognitiven Entwicklung (Lehmkuhl et al., 1981). Nach umschriebenen Hirnerkrankungen in den ersten sechs Lebensjahren treten mit dem Alter zunehmend sprachliche Auffälligkeiten in den Vordergrund. Unterschiede hinsichtlich der Art der sprachlichen Auffälligkeiten nach Schädigungen der linken bzw. rechten Hirnhälfte oder der Lokalisation innerhalb einer Seite sind gering. Umschriebene Sprachstörungen ohne eine allgemeine kognitive Beeinträchtigung werden erst ab dem Schulalter beobachtet und für Erwachsene typische Aphasiesyndrome ab dem Alter von 10 bis 12 Jahren (vgl. v. Suchodoletz, 2001).

Keine spezifischen Aphasiesyndrome des Erwachsenenalters

Im Prinzip werden alle Symptome, die bei Erwachsenen mit einer Aphasie auftreten, auch bei kindlichen Aphasien beobachtet, nur nicht in einer syndromspezifischen Kombination. Auch können außer der Lautsprache weitere Kommunikationskanäle, wie Gestik und Mimik, beeinträchtigt sein.

Gefahr des Verstummens

Im Alter von 3 bis 6 Jahren beginnt eine Aphasie bei akuten Erkrankungen wie im Erwachsenenalter mit einer Phase der Sprachreduktion bis zum Mutismus. Der weitere Verlauf ist gekennzeichnet durch Wortfindungsstörungen, Einschränkungen des Wortschatzes, einfache Satzstrukturen bestehend aus wenigen Wörtern und Sprachverständnisstörungen. Im Erwachsenenalter gehen Sprachverständnisstörungen (Wernicke-Aphasie) mit einem Rededrang (Logorrhoe) einher, während im Kindesalter der Sprechantrieb eher verloren geht und die Kinder verstummen.

Die Zeit vom 7. bis zum 10./12. Lebensjahr ist als Übergangsphase anzusehen, in der Krankheitsverläufe auftreten, die sich denen des Erwachsenenalters annähern.

Verlauf. Die Prognose von kindlichen Aphasien gilt als günstig. Ob diese Einschätzung gerechtfertigt ist, ist allerdings fraglich. Prognostisch günstige Sprachauffälligkeiten nach akuten Hirnerkrankungen werden leicht als Aphasie fehlinterpretiert. So neigen Kinder bei traumatischen Erlebnissen, zu denen eine stationäre Intensivtherapie bei akuten Hirnerkrankungen zu rechnen ist, zu mutistischen Reaktionen. Diese sind kaum vom Akutstadium einer Aphasie zu unterscheiden. Wenn sich die Kinder etwas eingewöhnt und Kontakt zu vertrauten Personen erhalten haben, beginnen sie wieder zu sprechen. Die vermeintliche Aphasie scheint sich zurückgebildet zu haben. Auch treten im Rahmen akuter Hirnerkrankungen psychische Durchgangssyndrome auf, die mit einem Verlust kürzlich erworbener und noch nicht ausreichend automatisierter Fähigkeiten einhergehen (Regressionssyndrome). Bei jungen Kindern sind dies vorwiegend sprachliche Fähigkeiten. Hirnorganische Durchgangssyndrome klingen innerhalb weniger Tage und Wochen ab. Auch solche Verläufe können eine günstige Prognose einer Aphasie vortäuschen.

Verstummen oft keine Aphasie

Eine echte Aphasie ist durch einen Funktionsausfall sprachrelevanter Hirnregionen verursacht. Handelt es sich um eine irreparable Schädigung des Hirngewebes, ist auch bei kindlichen Aphasien mit langfristig anhaltenden Sprachauffälligkeiten zu rechnen und eine intensive Sprachtherapie und Rehabilitation sind erforderlich. Häufig ist der Funktionsausfall aber durch ein begleitendes Hirnödem bedingt, das unter der Therapie innerhalb von Tagen und Wochen abklingt. In diesen Fällen ist ein schneller Rückgang der aphasischen Symptomatik zu erwarten.

LRS nach Jahren kein Aphasie-Spätsymptom

Jahre nach einer akuten Aphasie treten bei Schuleintritt gehäuft Störungen beim Erwerb der Schriftsprache auf. Dies wird oft als Spätsymptom der Aphasie gewertet und die schnelle Besserung in der Frühphase als „illusionary recovery" angesehen. Später auftretende Lese-Rechtschreibprobleme sind aber eher Ausdruck eines allgemeinen chronischen hirnorganischen Psychosyndroms, das mit einer Beeinträchtigung der Lernfähigkeit einhergeht. Nach einer akuten Hirnerkrankung verlieren Kinder bereits erworbene Fähigkeiten, doch werden diese relativ bald wieder erworben. Die Lernfähigkeit für Neues hingegen bleibt eingeschränkt. Den Kindern fällt nicht nur der Erwerb der Schriftsprache schwer. Das Erlernen aller neuen Inhalte erfolgt verlangsamt, so dass Lernfortschritte im Vergleich zur Altersgruppe geringer ausfallen und der IQ im Laufe der Jahre absinkt (relative Demenz) (v. Suchodoletz, 2003).

Hauptursache: Schädel-Hirntraumen

Ätiologie. Im Erwachsenenalter ist ein Schlaganfall die häufigste Ursache einer Aphasie. Kindliche Aphasien sind vorwiegend Folge von Schädel-Hirntraumen (etwa 80 %) und Hirnentzündungen (ca. 15 %).

Diagnostik. Bei der Erhebung der Anamnese muss geklärt werden, wie der Spracherwerb vor der Erkrankung verlaufen ist und welches Sprachniveau erreicht wurde.

Für Kinder keine spezifischen Aphasietests verfügbar

Spezifische Tests zur Aphasiediagnostik stehen für das Kindesalter nicht zur Verfügung. Ersatzweise können Tests für Kindern mit Sprachentwicklungsstörungen (s. Kap. 2.1.6) und Aphasietests für das Erwachsenenalter eingesetzt werden (Friede & Kubandt, 2011). Eine standardisierte Auswertung ist allerdings nicht möglich. Zur Aphasiediagnostik hat sich der Token-Test (Orgass, 1982), der in fünf Minuten durchführbar ist, besonders bewährt. Normwerte für aphasische und nicht aphasische Patienten liegen ab dem Alter von 16 Jahren vor. Testgütekriterien wurden für Kinder vom 6. bis 13. Lebensjahr überprüft (Remschmidt et al., 1977).

Zur Abklärung der Grunderkrankung ist eine eingehende neuropädiatrische Untersuchung erforderlich.

Frühzeitige Sprachtherapie

Therapie. Eine Sprachtherapie sollte möglichst frühzeitig und schon in der Akutphase, in der die Behandlung der Grundstörung im Vordergrund steht, einsetzen. Das Vorgehen richtet sich nach der Art der sprachlichen Auffälligkeiten. In der Sprachtherapie ist zu berücksichtigen, dass Kinder mit einer Aphasie über die Sprache hinausgehende Beeinträchtigungen haben, z. B. durch hirnorganische Psychosyndrome mit eingeschränkter Aufmerksamkeitsspanne und Lernfähigkeit. Sind Sprachverständnisstörungen nachweisbar, dann ist mit einem Verstummen der Kinder zu rechnen. In diesen Fällen ist eine intensive Anregung zum Sprechen von besonderer Bedeutung. Wesentliches Ziel der Sprachtherapie ist eine Verbesserung der Kommunikationsfähigkeit. Bei einem erheblichen Sprachverlust sollten auch Kommunikationshilfen, wie Gebärden und Bildtafeln, zum Einsatz kommen (unterstützte Kommunikation).

1.5.4 Landau-Kleffner-Syndrom

Verlust des Sprachverständnisses und Epilepsie

Definition. Das Landau-Kleffner-Syndrom (erworbene Aphasie mit Epilepsie, ICD-10: F80.3) ist eine für das Kindesalter typische Aphasieform. Die Erkrankung ist gekennzeichnet durch einen Verlust rezeptiver und expressiver Sprachfähigkeiten und durch epilepsietypische Veränderungen im Elektroenzephalogramm (EEG). Bei 80 % der Kinder kommen epileptische Anfälle hinzu. Die Intelligenz bleibt weitgehend erhalten.

Beginn im Alter von 3 bis 7 Jahren

Symptomatik. Die Erkrankung beginnt in den meisten Fällen im Kindergarten- bzw. frühen Schulalter (3. bis 7. Lebensjahr) mit Störungen des Sprachverständnisses. Innerhalb von Tagen bis Wochen kann sich eine komplette verbale Agnosie herausbilden und die Kinder werden gegenüber akustischen Reizen gleichgültig. Die Aktivsprache zerfällt und manche Kinder verstummen oder zeigen nur wenige stereotype Äußerungen. Gleichzeitig mit den aphasischen Störungen, in einigen Fällen aber auch bis zu zwei Jahren vor oder nach deren Beginn, kommt es meistens zu epileptischen Anfällen. Die Art der Anfälle ist vielgestaltig. Vorwiegend handelt es sich um nächtliche fokale komplexe Anfälle, Grand-Mal-Anfälle und atypische Absencen mit niedriger Anfallsfrequenz.

Sprachzerfall, Verstummen, Anfälle

Fakultativ treten emotionale und Verhaltensstörungen auf. Die Kinder sind leicht irritierbar, weinen schnell und sind verunsichert. Außerdem bestehen eine motorische Unruhe, eine geringe Aufmerksamkeitsspanne und ein ungesteuertes Verhalten mit aggressiven Durchbrüchen (vgl. v. Suchodoletz, 1992).

Das Syndrom tritt bei Jungen gegenüber Mädchen doppelt so häufig auf.

Schlaf-EEG mit kontinuierlichen epilepsietypischen Potenzialen

Diagnostik. Für ein Landau-Kleffner-Syndrom charakteristisch sind epilepsietypische EEG-Veränderungen (sharp-wave-Paroxysmen multifokal auftretend), die vorwiegend beidseitig über den Schläfenlappen nachweisbar sind und während des Non-REM-Schlafs in kontinuierliche Serien übergehen (bioelektrische Staten). Bei einem Verlust sprachlicher Fähigkeiten im Kindesalter ist deshalb generell die Ableitung eines 24-Stunden-EEG erforderlich. Ansonsten entspricht das diagnostische Vorgehen dem bei anderen Aphasieformen (s. Kap. 1.5.3).

Oft bleibende schwere Kommunikationsstörung

Verlauf. Die Erkrankung setzt vorwiegend akut ein. In den ersten Monaten können Fluktuationen mit Verschlechterungen und vorübergehenden Remissionen eintreten. Im Langzeitverlauf bilden sich die sprachlichen Beeinträchtigungen nur bei etwa jedem vierten Kind zurück. Bei diesen günstigen Verläufen sind keine epilepsietypischen EEG-Auffälligkeiten mehr nachweisbar. Bei über einem Drittel der Kinder bleiben bis ins Erwachsenenalter schwere Kommunikationsstörungen in Form einer verbalen Agnosie und Verstummen bestehen. Die restlichen Kinder zeigen persistierende Sprachdefizite leichteren bis mittleren Grades. Anfälle werden in der Regel nach dem Pubertätsalter nicht mehr beobachtet und auch die psychopathologische Symptomatik bessert sich.

Ursache nicht bekannt

Ätiologie. Die Ätiologie ist unklar. Manche Befunde sprechen für eine entzündliche Genese (fokale Enzephalitis, Autoimmunerkrankung). Die aphasische Symptomatik ist nach Ansicht mancher Autoren Folge einer kontinuierlichen epileptischen Aktivität in sprachrelevanten Hirnregionen während der sensiblen Phase der Sprachentwicklung (Overvliet et al., 2010).

Frühzeitige Sprachtherapie

Therapie. Mit einer Sprachtherapie sollte früh begonnen werden. Bei schweren Krankheitsverläufen wird versucht, andere Kommunikationswege (Schrift- oder Gebärdensprache, Pictogramme) zu eröffnen. Bei vielen Kindern geht die Erkrankung aber nicht nur mit einem Verlust der Lautsprache einher, sondern mit einer generellen Beeinträchtigung der Fähigkeit zur Symbolkodierung. Diesen Kindern gelingt es nicht, alternative Kommunikationssysteme zu erlernen.

Medikamente

Medikamentös erfolgt die Behandlung mit Antiepileptika und entzündungshemmenden Medikamenten (Kortikoide, ACTH). Die Effektivität einer solchen Therapie ist allerdings nicht belegt.

Psychische und soziale Unterstützung

Wesentliche Bestandteile der Betreuung sind eine psychische Stützung des Kindes und seiner Familie und Hilfen bei der sozialen Integration. Diese gestaltet sich bei einem Persistieren der Symptomatik außerordentlich schwierig. Am ehesten gelingt eine Eingliederung in eine Schule für hochgradig Hörgeschädigte.

1.5.5 Elektiver Mutismus

Definition. Der elektive Mutismus (313.23: selektiver Mutismus nach DSM-IV-TR) ist eine funktionelle Sprechstörung, die durch ein Unvermögen, in bestimmten sozialen Situationen zu sprechen, gekennzeichnet ist (mutus = still, stumm). Die sprachliche Kompetenz ist für eine verbale Kommunikation ausreichend entwickelt. In der ICD-10 wird der elektive Mutismus (F94.0) den Störungen sozialer Funktionen mit Beginn in der Kindheit und Jugend (F94) zugeordnet.

Verstummen in bestimmten sozialen Situationen

Symptomatik. Das Kind spricht mit engen Bezugspersonen und Freunden, verstummt aber, sobald andere Personen hinzukommen. Gelegentlich fehlen in fremden Situationen lautliche Äußerungen gänzlich (u. a. beim Lachen, Weinen, Husten, Schmerzen). Oft berichten die Eltern, dass ihr Kind zu Hause eher viel sprechen würde, im Kindergarten bzw. der Schule aber noch nie ein Wort gesagt hätte. Selten sind andere Sprechmuster zu beobachten, wie z. B. eine Sprechverweigerung gegenüber den Eltern und ein Sprechen mit Freunden oder in der Betreuungseinrichtung. Sprechen und Sprechverweigerung sind fest an Personen bzw. Situationen gekoppelt und somit vorhersagbar. Vorübergehende mutistische Reaktionen in neuen Situationen werden bei vielen Kindern beobachtet, ohne dass dies als relevante psychische Störung zu werten ist. Die Diagnose Mutismus ist erst gerechtfertigt, wenn die Sprechverweigerung einige Monate anhält.

Sprechen und Verstummen sind vorhersagbar

Die Sprachfähigkeit und das Sprachverständnis sind nicht nennenswert beeinträchtigt. Auch fehlen körperliche oder psychische Erkrankungen, die ein Verstummen erklären könnten (u. a. hirnorganisches Psychosyndrom mit Antriebsminderung, Psychose). Im Gegensatz zu Kindern mit einem autistischen Verhalten beteiligen sich mutistische Kinder an Gruppenaktivitäten und reagieren auf Aufforderungen. Nonverbale Kommunikationsmittel (Nicken, Kopfschütteln und andere Gebärden; schriftliche Mittelungen) werden von den meisten Kindern in Situationen mit Sprechverweigerung durchaus eingesetzt.

Nonverbale Kommunikation kaum gestört

Häufig zu beobachtenden Zusatzsymptome sind Sprachentwicklungsstörungen, Intelligenzminderungen und emotionale sowie Verhaltensauffälligkeiten. Eine Sprachentwicklungsstörung mit einem ausgeprägten Dysgrammatismus wird bei jedem zweiten und eine Lernbehinderung bei jedem dritten Kind beobachtet. Unter den psychischen Störungen sind soziale Ängste, die bei drei von vier mutistischen Kindern nachweisbar sind, am häufigsten. Vermehrt treten auch andere psychische Störungen auf (u. a. trotzig-oppositionelles Verhalten, übernachhaltige Reaktionen, depressive Symptomatik, Zwangssymptome, Enuresis, Enkopresis, Schlaf- und Essstörungen). Eine dieser psychischen Auffälligkeiten ist bei praktisch jedem mutistischen Kind nachweisbar (vgl. Schoor, 2009).

Häufig weitere Symptome

Verlauf. Die Störung beginnt überwiegend in der frühen Kindheit, insbesondere beim Eintritt in den Kindergarten, seltener bei Schulbeginn. Vorläufersymptome sind eine allgemeine soziale Ängstlichkeit und kurze, flüsternde Antworten mit monotoner Stimme gegenüber weniger bekannten Personen. Die Spontanremissionsrate ist anfangs relativ hoch, nimmt im Schulalter aber deutlich ab. Im Durchschnitt dauert ein Mutismus 5 bis 6 Jahre. Bei den meisten Kindern verliert sich die Symptomatik spätestens in der Pubertät. Eine Sprechscheu und soziale Ängstlichkeit bleiben oft lebenslang bestehen (Remschmidt et al., 2001; Steinhausen et al., 2006).

Durchschnittliche Dauer 5 bis 6 Jahre

Epidemiologie. Die Prävalenz wird mit 1 bis 7 pro 1000 Kinder angegeben. Mädchen sind etwas häufiger als Jungen betroffen (Verhältnis 1,5 bis 2,5 : 1).

Multikausale Ätiologie

Ätiologie. Ein elektiver Mutismus ist multikausal bedingt und Folge des Zusammentreffens mehrerer Risikofaktoren (vgl. Kasten). Ein Leidensgewinn (z. B. Aufmerksamkeit und Zuwendung, enge Bindung an die Mutter, Umgehen von Leistungsanforderungen) kann zu einer Verfestigung der Symptomatik beitragen.

Risikofaktoren für das Auftreten eines elektiven Mutismus

- Phasenspezifische Neigung zu mutistischen Reaktionen (1. Trotzphase)
- Persönlichkeitsbesonderheiten (sozial ängstlich, selbstunsicher, trotzig und übernachhaltig)
- Auslösende Faktoren (z. B. Frustrationserlebnisse in neuen sozialen Situationen)
- Chronischer familiärer Konflikt (z. B. familiäre Disharmonie, psychiatrische Erkrankung eines Elternteils)
- Ungünstiger Erziehungsstil (z. B. Überbehütung; strenger, unnachgiebiger Vater)
- Überforderung in Interaktionen (z. B. durch eine Sprachentwicklungsstörung oder eine schwache Intelligenz)
- Konfliktintoleranz (z. B. infolge einer hirnorganischen Vorschädigung)
- Prädisponierende familiäre Bedingungen (z. B. unzureichende Möglichkeiten zum sozialen Lernen durch eine schweigsame, kontaktarme Familienatmosphäre oder eine isolierte Wohnlage, Sprachauffälligkeiten bei den Eltern, ausgeprägter Dialekt, Migrationshintergrund)

Diagnostik. Die Diagnose setzt voraus, dass das Kind zu Hause oder in einer anderen definierten Situation ohne Hemmungen spricht. Um dies und den Stand der Sprachentwicklung beurteilen zu können, werden die Eltern gebeten, Audio- oder Videoaufzeichnungen von verbalen Interaktionen mitzubringen. Ansonsten entspricht die Diagnostik dem üblichen Vorgehen bei sozialen und emotionalen Störungen.

Verhaltenstherapie wichtiger Therapiebaustein

Therapie. Entsprechend der Vielgestaltigkeit der auslösenden Faktoren ist auch die Therapie multidimensional zu gestalten. Ein wichtiger Bestandteil ist eine Verhaltenstherapie, die als systematische Desensibilisierung, operante Konditionierung und/oder Selbstsicherheitstraining gestaltet werden kann. Bei einer systematischen Desensibilisierung werden die kommunikativen Anforderungen beginnend mit einer Situation, in der das Kind spricht, zunehmend schwieriger gestaltet. Als Ausgangspunkt kann eine Spielsituation mit der Mutter gewählt werden, der sich andere Personen schrittweise nähern und schließlich daran teilnehmen. Oder das Kind beteiligt sich an einem Kasperlepuppenspiel und kann sich anfangs hinter der Bühne verbergen. Bewältigt das Kind die Situation erfolgt zur Verstärkung eine Belohnung. Einen Überblick über verhaltenstherapeutische Programme zur Behandlung eines Mutismus geben Melfsen und Warnke (2007). Bei allgemein ängstlichen Kindern sollte zur emotionalen Stabilisierung eine Spieltherapie in Erwägung gezogen werden. Bei Therapieresistenz kann auch eine medikamentöse Behandlung mit angstlösenden (Benzodiazepine) oder antidepressiven (Fluoxetin) Medikamenten indiziert sein. Komorbide Störungen (u. a. Sprachentwicklungsstörungen) bedürfen ergänzender therapeutischer Interventionen.

Beratung von Eltern und Kindergarten bzw. Schule

Unerlässlich ist eine Einbeziehung der Eltern in die Therapie verbunden mit einer intensiven Beratung. Die Eltern werden angeleitet, wie sie die soziale Kompetenz ihres Kindes stärken, Kommunikationsversuche durch Belohnung unterstützen und symptomverstärkendes Verhalten vermeiden können. Nach Absprache mit den Eltern werden Kindergarten bzw. Schule in die Beratung einbezogen.

1.5.6 Poltern

Redeflussstörung

Definition. Poltern gehört zu den Redeflussstörungen. Der Sprechfluss ist unregelmäßig und durch Sprechausbrüche und unvermittelte Pausen, die nicht der Satzstruktur entsprechen, gekennzeichnet. Durch ein Verschlucken von Silben und Wörtern ist die Verständlichkeit beeinträchtigt. Poltern wird in der ICD-10 als F98.6 unter der Kategorie „Sonstige Verhaltens- und emotionalen Störungen mit Beginn in der Kindheit und Jugend“ (F98) klassifiziert.

Unregelmäßiges Sprechen mit Verschlucken von Silben u. a.

Symptomatik. Leitsymptome sind ein unregelmäßiges, unrhythmisches und stolperndes Sprechen mit einem Verschlucken und Verschmelzen von Silben, Wörtern und Satzteilen bei Sprechausbrüchen. Sätze werden abgebrochen, umstrukturiert und neu begonnen. Wie beim Stottern treten Wiederholungen auf, doch betreffen diese nicht Laute und Silben, sondern ganze Wörter und Satzteile. Wiederholungen werden insbesondere dann beobachtet, wenn das Kind das richtige Wort oder die richtige grammatische Ausdrucksform nicht sofort findet. Im Gegensatz zum Stottern sind Wiederholungen und Pausen nicht mit Verkrampfungen oder Mitbewegungen verbunden. Auch treten keine vegetativen Symptome als Ausdruck von Sprechangst auf. Die Aufforderung, langsam zu sprechen und die Aufmerksamkeit auf den Sprechvorgang zu richten, führt anders als beim Stottern zu einer Verbesserung. Das Kind bemerkt seine Sprechstörung selbst nicht und entwickelt demzufolge auch keinen Leidensdruck (Lemke-Eidams, 2002; Sick, 2004).

Fehlendes Störungsbewusstsein

Schriftsprache vergleichbar gestört

In der Schriftsprache finden sich ähnliche Auffälligkeiten wie in der Lautsprache. Das Schriftbild ist krakelig, unregelmäßig, schwer zu entziffern und voller Verbesserungen. Durch Auslassungen und Gedankensprüngen geht der rote Faden verloren (vgl. Kasten).

Symptomatik beim Poltern

- Unregelmäßiges Sprechen mit Sprechausbrüchen und unerwarteten Pausen
- Auslassen und Verschlucken von Silben und Wörtern
- Ruckartige, schnelle Sprechansätze
- Stolpern bei Konsonantenhäufungen und langen Wörtern
- Wiederholungen von Wörtern und Satzteilen
- Fehlerhafte Satzmuster
- Monotonie der Sprechmelodie
- Heftiges Gestikulieren beim Erzählen
- Schwer lesbares, krakeliges Schriftbild mit vielen Verbesserungen
- Beim Schreiben fehlender roter Faden durch Gedankensprünge und Auslassungen
- Besserung bei bewusstem und langsamem Sprechen bzw. Schreiben
- Fehlendes Störungsbewusstsein und Leidensdruck

Nach der im Vordergrund stehenden Symptomatik kann eine Einteilung in motorisches, rezeptives, paraphrasisches, ideogenes und situationsbedingtes Poltern erfolgen. Da es sich nicht um unterschiedliche Entitäten handelt, hat sich eine solche Unterteilung in der Praxis aber nicht bewährt.

Eine Poltersymptomatik ist oft mit Sprachentwicklungs- und hyperkinetischen Störungen verbunden. Die Kinder sind motorisch ungeschickt und in der Bewegung hektisch und überschießend. Wie beim Sprechen sind auch die Handlungen impulsiv und unüberlegt. Bei fast jedem zweiten Kind mit einem Poltern besteht gleichzeitig eine Stottersymptomatik.

Epidemiologie. Epidemiologische Studien zur Häufigkeit fehlen. Schätzungen gehen von einer Prävalenz von weniger als 1 % aus. Jungen sind gegenüber Mädchen viermal so oft betroffen (Daly & Burnett, 1996).

Unzureichende Vorbereitung des Satzes durch Impulsivität

Pathogenese. Dem Poltern zugrunde liegt eine unzureichende gedankliche Vorbereitung, nicht eine primäre Störung des Sprechvorgangs selbst. Das Kind beginnt überstürzt zu reden, bevor es den Satz ausreichend vorbereitet hat. Mit hoher Sprechgeschwindigkeit wird der noch ungenügend strukturierte Gedanke hervorgebracht. Mitten in der begonnenen Phrase weiß das Kind nicht weiter und unterbricht den Satz an unerwarteter Stelle. Das Kind startet erneut, aber in gleicher Weise unüberlegt und unstrukturiert, so dass es schwierig ist, seinem Gedankengang zu folgen (Bakker, 1996).

Verbesserung bei Aufmerksamkeitszuwendung

Diagnostik. Besonders deutlich wird eine Poltersymptomatik, wenn das Kind in einer entspannten Situation gebeten wird, ein aufregendes Ereignis zu schildern. Wird das Kind aufgefordert, langsam und deutlich zu sprechen, verbessert sich die Verständlichkeit. Überprüft wird zudem das

Lesen und Schreiben mit und ohne Anweisung, dies langsam und überlegt zu tun (Spontanschrift, Diktat, Abschreiben).

Als Screeningverfahren eignet sich die „Daly's Checklist for Possible Cluttering" (Daly & Burnett, 1996; deutsche Version Iven, 1998). Differenzialdiagnostisch muss an extrapyramidale Bewegungsstörungen, infantile Zerebralparesen und Tics gedacht werden.

Erreichen von Therapiemotivation

Therapie. In der Regel muss der erste Schritt der Behandlung darin bestehen, Störungsbewusstsein zu erzeugen. Das Kind wird angeleitet, seine Äußerungen zu beobachten und zu schnelles und unsauberes Sprechen wahrzunehmen. Audio- bzw. Videoaufzeichnungen erweisen sich als hilfreich. Erst wenn dem Kind bewusst wird, wie schwer es von anderen verstanden wird, ist eine Motivation zur Mitarbeit zu erwarten.

Sprachtherapie

In der Sprachtherapie stehen Sprechübungen mit dem Bemühen um ein langsames und deutlich artikuliertes Sprechen im Mittelpunkt. Ein Metronom oder andere Sprechhilfen können unterstützend eingesetzt werden. Das Kind soll lernen, vor Sprechbeginn den Satzentwurf zu strukturieren und an richtiger Stelle Sprechpausen einzulegen. Nach Übungen in der Einzelsituation ist ein Training in der Gruppe empfehlenswert (vgl. Schneider, 2003a).

Selbstinstruktions- und Entspannungstechniken

Ergänzend werden musikalisch-rhythmische Übungen durchgeführt und zur Verminderung von Impulsivität und motorischer Unruhe Selbstinstruktions- und Entspannungstechniken eingesetzt.

Eine wirksame medikamentöse Behandlung ist nicht bekannt. Therapieversuche mit Neuroleptika haben sich nicht bewährt.

Elternberatung

Ein wichtiger Bestandteil der Therapie ist eine Elternberatung und -anleitung. Die Eltern werden angehalten, mit ihrem Kind langsam zu sprechen, exakt zu artikulieren und die Komplexität und Länge ihrer Sätze seinem sprachlichen Entwicklungsniveau anzupassen. In Interaktionen innerhalb der Familie sollten Unterbrechungen des anderen vermieden, kurze Pause vor jeder Antwort eingelegt und klare Regeln eingehalten werden. Bemüht sich das Kind um ein deutliches Sprechen und ein Einhalten von Sprechpausen, sollten die Eltern dies mit Lob verstärken.

Über die Effektivität der Therapie sind keine Aussagen möglich, da aussagefähige Studien fehlen.

1.5.7 Verbale Entwicklungsdyspraxie

Bislang besteht Uneinigkeit darüber, ob die verbale Entwicklungsdyspraxie (ICD-10: R47.8), auch idiopathische kindliche Sprechapraxie genannt, ein eigenständiges Störungsbild ist oder eine umschriebene Artikulationsstörung mit ungewöhnlich ausgeprägter Symptomatik. In der Praxis ist zudem eine Abgrenzung von Dysarthrien und von Extremformen einer expressiven Sprachentwicklungsstörung nicht immer leicht. Die Unsicherheiten bei der diagnostischen Zuordnung sind insbesondere dadurch bedingt, dass kein Konsens über die diagnostischen Kriterien besteht (vgl. ASHA, 2007).

Beeinträchtigung beim Erstellen sprechmotorischer Muster

Definition. Die verbale Entwicklungsdyspraxie ist durch Defizite bei der Planung, Programmierung und Durchführung von Sprechbewegungen gekennzeichnet. Die Sprechmuskulatur wird räumlich und zeitlich fehlerhaft aktiviert. Dies führt zu einer gestörten Lautbildung und zu Auffälligkeiten in der Sprechmelodie, wodurch die Verständlichkeit der Sprache erheblich beeinträchtigt ist.

Probleme bei der Bildung von Lauten und Wörtern

Symptomatik. Den Kindern fällt es schwer, einzelne Laute auszusprechen und Einzellaute zu einer Silbe und einem Wort zu verbinden (Stakkato-Sprechen). Besonders auffällig ist, dass die Laute immer wieder anders gebildet werden. Die Äußerungen des Kindes bestehen aus undeutlich artikulierten Silben und kurzen Wörtern, die kaum zu verstehen sind. Dabei wird jede Silbe ohne nennenswerte Variation betont. Wenn mehrere Wörter aneinander gereiht werden, dann erfolgt dies oft ohne erkennbare grammatische Struktur, wodurch der Verdacht auf eine erhebliche Beeinträchtigung auch des Sprachsystems entsteht (vgl. Kasten).

Leitsymptome der verbalen Entwicklungsdyspraxie

- Lautbildungsstörungen mit Inkonsistenzen bei der Bildung von Lauten
- Gestörte und verlängerte Übergänge von einem Laut zum nächsten
- Auffälligkeiten in der Sprechmelodie
- Deutlich eingeschränkte Verständlichkeit
- Erheblich beeinträchtigte verbale Kommunikationsfähigkeit

Unauffällige nonverbale Kommunikation

Die Beeinträchtigung besteht primär, so dass die Sprachentwicklung von Anfang an verzögert verläuft. Rückblickend berichten Eltern, dass ihre Kinder in der präverbalen Phase nur wenig und variationsarm gelallt hätten.

Das Sprachverständnis ist in der Regel ungestört. Die Kinder versuchen in ausgeprägter Weise, sich durch Gestik und Mimik zu verständigen. Nicht sprachliche Bewegungsmuster, wie Schlucken oder Pusten, sind im Gegensatz zur Dysarthrie allenfalls geringgradig beeinträchtigt.

Verbale Kommunikation hochgradig behindert

Neben Auffälligkeiten beim Sprechen können zahlreiche zusätzliche Symptome auftreten, insbesondere eine allgemeine motorische Ungeschicklichkeit, ein Dysgrammatismus, Defizite in der phonologischen Bewusstheit und im Schulalter eine Lese-Rechtschreibstörung.

Die Symptomatik ist von Kind zu Kind recht unterschiedlich. Obligatorisch auftretende und das Störungsbild eindeutig charakterisierende Symptome sind nicht bekannt. An eine verbale Entwicklungsdyspraxie wird in der Praxis in den meisten Fällen erst dann gedacht, wenn bei einem Kind mit einer unverständlichen Sprache trotz einer intensiven Sprachtherapie kaum Verbesserungen eingetreten sind.

Epidemiologie. Aussagefähige epidemiologische Studien liegen nicht vor. Nach vorläufigen Untersuchungen ist von einer Prävalenz von 1 bis 2 pro 1.000 Kindern auszugehen. Unter Spätsprechern (Late Talkers) beträgt die Häufigkeit 3 bis 4 %.

Primäre Sprechstörung unbekannter Ätiologie

Ursachen. Die Ursachen sind weitgehend ungeklärt. Vergleichbar zu anderen umschriebenen Entwicklungsstörungen wird eine genetische Disposition als zugrundeliegend vermutet. Erste Markergene wurden auf dem Chromosom 7 gefunden. Finden sich eindeutige Erkrankungen, wie frühkindliche Hirnschädigungen oder genetische Syndrome, als Ursache der Sprechstörung, dann ist das Störungsbild als symptomatische kindliche Sprechapraxie einzuordnen.

Training von Sprechbewegungen unter Einbeziehung mehrerer Sinnesbereiche

Therapie und Prognose. In der Sprachtherapie werden Bewegungsmuster zur Bildung einzelner Laute und zur Verbindung der Laute zu Silben und Wörtern trainiert. Das Kind wird angehalten, die Artikulationsbewegungen der Therapeutin genau zu beobachten und diese nachzuahmen. Unterstützend können Spiegel und manuelle Hilfen zum Erreichen der notwendigen Mund- und Zungenstellungen eingesetzt werden. Zur Automatisierung sprechmotorischer Bewegungsmuster sind häufige und intensive Übungen erforderlich. Um eine Durchführung kurzer Trainingseinheiten mehrmals am Tag zu gewährleisten, wird eine Einbeziehung der Eltern in die Therapie angestrebt.

Einzelnen Lauten werden zudem auditive, visuelle oder kinästhetische Zeichen zugeordnet. Dadurch soll eine Verknüpfung sprechmotorischer Bewegungsmuster mit den Lauten unterstützt werden *(multisensorielle Assoziationstherapie)*. Bei der *Assoziationsmethode nach McGinnes* erfolgt eine Verknüpfung mit Schriftzeichen, beim *Phonembestimmten Manualsystem (PMS)* mit Gebärden und bei der *PROMPT-Therapie* (Prompts for Restructuring Oral Muscular Phonetic Targets; deutsche Version: *TAKTIN-Methode*) mit taktilen und kinästhetischen Reizen (Schulte-Mäter, 2003).

Zusätzlich werden rhythmisch-melodische Verfahren zur Hervorhebung prosodischer Sprachmerkmale und zum Anbahnen einer adäquaten Sprechmelodie eingesetzt (u. a. *Melodische Intonationstherapie – MIT*).

Wie effektiv die einzelnen Therapieansätze sind, lässt sich nicht sagen. Nach einer Cochrane-Recherche fehlen bislang aussagefähige Evaluationsstudien (Morgan & Vogel, 2009).

Therapeutisch schwer beeinflussbar

Therapiefortschritte treten in der Regel nur langsam ein und viele Kinder sind in ihrer Kommunikationsfähigkeit erheblich beeinträchtigt. Das Therapieziel kann dann nicht darin bestehen, eine differenzierte Sprachfähigkeit zu erreichen. Häufig muss sich die Therapie darauf beschränken, ein Kernvokabular zu erarbeiten, das aus relativ wenigen Wörtern mit einfacher Lautstruktur besteht. Dabei werden Wörter ausgewählt, die für die Kommunikation, z. B. die Äußerung von Wünschen, besonders wichtig sind. Auch alternative Kommunikationsmittel sollten in Erwägung gezogen werden (gestützte Kommunikation).

1.5.8 Dysarthrien

Lautbildungsstörung durch neurologische Erkrankungen

Definition. Die Dysarthrie (ICD-10: R47.1) ist eine Sprechstörung, die durch eine unzureichende motorische Steuerung der am Sprechen beteiligten Muskulatur oder durch eine Erkrankung der Sprechmuskulatur selbst bedingt ist. Außer der Lautbildung (phonetische Störung) sind Stimmgebung, Sprechrhythmus und Sprechatmung beeinträchtigt. Nach der Lokalisation der neurologischen Läsion kann die Dysarthrie in Unterformen unterteilt werden (vgl. Tab. 12). Andere Einteilungsschemata richten sich nach der Art der Bewegungsstörung (schlaffe, spastische, ataktische Dysarthrie usw.).

Tabelle 12: Einteilung der Dysarthrie in Unterformen nach der Lokalisation der Schädigung

<table>
<tr><th>Subtypen der Dysarthrie</th><th>Lokalisation der Schädigung</th><th colspan="2">Art der Beeinträchtigung</th></tr>
<tr><td>myogene</td><td>Muskulatur</td><td colspan="2">Muskelschwäche</td></tr>
<tr><td>peripherneurogene</td><td>Hirnnerven (V/3, VII, IX, X, XII)</td><td colspan="2">schlaffe Lähmung</td></tr>
<tr><td>bulbäre</td><td>motorische Kerne im Hirnstamm</td><td colspan="2">schlaffe Lähmung</td></tr>
<tr><td>suprabulbäre</td><td>motorische Hirnrinde/ Pyramidenbahn</td><td colspan="2">spastische Lähmung</td></tr>
<tr><td rowspan="3">extrapyramidale</td><td rowspan="2">Basalganglien</td><td>athetotisch</td><td rowspan="2">hypoton-hyper-kinetisch</td></tr>
<tr><td>choreatisch</td></tr>
<tr><td>Hirnstamm (Nucleus niger)</td><td colspan="2">hyperton-hypokinetisch</td></tr>
<tr><td>zerebelläre</td><td>Kleinhirn</td><td colspan="2">Ataxie, Tremor, Asynergie, Arrhythmie</td></tr>
</table>

Symptomatik. Eine Übersicht über häufig vorkommende Symptome gibt der folgende Kasten. Ungenauigkeiten bei der Lautbildung sind Folge der eingeschränkten Kontrolle der Sprechbewegungen. Ist die Steuerung der Stimmlippen betroffen treten Stimmstörungen auf. Atemunregelmäßigkeiten werden durch eine gestörte Steuerung der Atemmuskulatur und durch Luftverluste bei einem unzureichenden Verschluss von Stimmlippen und Artikulationsstellen hervorgerufen. Eine Beeinträchtigung der Sprechmelodie ist Ausdruck der Anstrengung bei der Realisierung von Sprechbewegungen.

Häufige Symptome bei Dysarthrien

- Lautbildungsstörungen
  - ungenaue Bildung von Konsonanten und Vokalen
  - Näseln durch eine Gaumensegellähmung
- Störungen bei der Stimmgebung
  - leise, behauchte Stimmgebung
  - raue, heisere oder gepresste Stimme
  - Instabilität hinsichtlich Lautstärke und Tonhöhe
- Auffälligkeiten der Sprechmelodie
  - Verlangsamung
  - Unterbrechungen
  - Monotonie
- Dysregulationen der Sprechatmung
  - erhöhte Anstrengung
  - erhöhte Atemfrequenz
- Eingeschränkte Verständlichkeit

Die Symptomatik ist nicht einheitlich, sondern unterscheidet sich je nach Subtyp der Dysarthrie und den damit einhergehenden Beeinträchtigungen, wie schlaffer oder spastischer Lähmung, Erhöhung oder Erniedrigung der Muskelspannung und Auftreten oder Fehlen von Koordinationsstörungen sowie einschießenden Bewegungsmustern.

In der Regel sind in Abhängigkeit von der Grunderkrankung zusätzliche Störungen nachweisbar, u. a. Schluckstörungen, mimische Beeinträchtigungen und Bewegungsstörungen in weiteren Körperregionen.

Ätiologie. Eine Dysarthrie ist Folge von Erkrankungen der zentralen oder peripheren motorischen Systeme oder der Sprechmuskulatur selbst. Im Kindesalter sind dies vorwiegend frühkindliche Hirnschädigungen, Schädel-Hirn-Traumen, Entzündungen und degenerative Syndrome.

Diagnostik. Zur genaueren Zuordnung der Sprechauffälligkeiten erfolgt eine subjektive auditive Analyse des Klangmusters. Eine systematische Beurteilung sprachlicher und nicht sprachlicher mundmotorischer Fähigkeiten gelingt mit der *„Frenchay Dysarthrie-Untersuchung"* (Enderby, 2004). Die Verständlichkeit lässt sich mit dem *„Münchner Verständlichkeitsprofil – MVP"* quantitativ erfassen (Online-Test: Ziegler & Zierdt, 2011). Mit apparativen akustischen Verfahren können ergänzend Grund- und Formantfrequenzen, Schallpegelvariationen, spektrale und weitere Parameter beurteilt werden.

Kinderneurologische und phoniatrische Diagnostik

Im Rahmen einer phoniatrischen Untersuchung wird der Sprechapparat in Ruhe und bei willkürlichen und reflektorischen Bewegungen untersucht. Mittels Laryngoskopie wird die Schwingungsfähigkeit der Stimmlippen und mit aerodynamischen Verfahren werden die Luftstromrate und der Luftdruck oberhalb und unterhalb der Stimmlippen beurteilt.

Eine neurologische Untersuchung, ggf. mit Ableitung der elektrischen Muskelaktivität (Elektromyogramm – EMG) und der Anwendung bildgebender Verfahren (Magnetresonanztomographie – MRT), ist zur Abklärung der Grundstörung erforderlich.

Behandlung der Grunderkrankung und Sprachtherapie

Therapie. Eine Dysarthrie ist Folge einer neurologischen Grunderkrankung, deren Behandlung im Vordergrund steht. Eine Sprachtherapie erfolgt zur Verbesserung der Sprechverständlichkeit. Artikulation und nicht sprachliche mundmotorische Bewegungsmuster werden trainiert. Des Weiteren wird versucht, störende Bewegungsabläufe abzubauen. Bei einer ausgeprägten Gaumensegelinsuffizienz kann die Sprechfähigkeit durch eine Gaumensegelprothese verbessert werden. Ist die Verständlichkeit hochgradig eingeschränkt, sollten alternative Kommunikationsformen vermittelt werden (Gesten, Bild- und Worttafeln, Computerhilfen).

1.5.9 Dysglossien

Lautbildungsstörung durch Erkrankung der Sprechorgane

Definition. Unter Dysglossien (ICD-10: R47.8) werden Lautbildungsstörungen zusammengefasst, die Folge anatomischer Veränderungen der Sprechorgane sind. Eine Einteilung in Unterformen erfolgt nach dem Ort der Schädigung in labiale (Lippen), dentale (Zähne), linguale (Zunge), mandibuläre (Unterkiefer), maxilläre (Oberkiefer), palatale (Gaumensegel), nasale (Nase) und pharyngeale (Rachen) Dysglossien.

Symptomatik. Dysglossien führen vorwiegend zu Fehlern bei der Aussprache von Konsonanten durch eine Verlagerung der Artikulationsstelle. Je nach Ort der Schädigung sind unterschiedliche Laute betroffen. Bei einer dentalen Dysglossie ist dies insbesondere der S-Laut und bei einer labialen /b/ und /p/. Eine palatale Dysglossie geht mit einem Näseln einher.

Ätiologie. Die häufigsten Ursachen für Dysglossien im Kindesalter sind Fehlbildungen (u. a. Lippen-Kiefer-Gaumenspalten) und Unfallfolgen. Aber auch jede andere Erkrankung, die zu anatomischen Veränderungen der Sprechorgane führt, kann Ursache einer Dysglossie sein.

Pädaudiologische Abklärung

Diagnostik. Eine pädaudiologische Untersuchung der Sprechorgane ermöglicht in der Regel eine ausreichend sichere diagnostische Zuordnung. Mit Audio- und Videoaufzeichnungen werden auffällige Befunde zur Verlaufskontrolle dokumentiert.

Therapie. Wenn dies möglich ist, erfolgt eine plastische Operation zur Korrektur der anatomischen Veränderungen der Artikulationsorgane. Anschließend wird die korrekte Lautbildung im Rahmen einer Sprachtherapie mit intensiven Sprechübungen trainiert. Nonverbale myofunktionelle Übungen ergänzen die Behandlung.

1.5.10 Stimmstörungen

Definition. Als Stimmstörung (Dysphonie, ICD-10: R49.0) werden Störungen bei der Lautbildung bezeichnet, die durch anatomische Auffälligkeiten oder funktionelle Beeinträchtigungen im Bereich des Kehlkopfes hervorgerufen werden. Charakteristische Auffälligkeiten sind Veränderungen des Stimmklangs, Einschränkungen der stimmlichen Leistungsfähigkeit und Missempfindungen im Kehlkopfbereich. Organische Stimmstörungen werden von funktionellen abgegrenzt.

Lautbildungsstörung durch Kehlkopferkrankungen

Symptomatik. Das häufigste Symptom ist ein heiserer und rauer Stimmklang. Die erreichbare Lautstärke ist eingeschränkt, Tonhöhenumfang und Klangqualität sind vermindert und die maximale Dauer eines kontinuierlichen Stimmgebrauchs ist reduziert. Insbesondere bei funktionellen Stimmstörungen wird die Stimme nach einer mehr oder weniger langen Belastung schwach und schließlich tonlos. Räusperzwang, Kratzen im Hals und Schmerzen beim Sprechen können als weitere Symptome hinzukommen. Eine tonlose, flüsternde Stimmgebung wird als *Aphonie* bezeichnet.

Heiserkeit u. a. Stimmklangänderungen

Ätiologie. Organische Stimmstörungen treten am häufigsten als vorübergehende und harmlose Stimmveränderung bei Infektionen der oberen Luftwege auf. Angeborene Stimmstörungen werden nach frühkindlichen Hirnschädigungen, bei genetischen Syndromen und bei Fehlbildungen der Stimmlippen (Verwachsungen, Segelbildung) beobachtet. Für die Trisomie 21 (Down-Syndrom) ist eine raue, tiefe Stimme charakteristisch. Später auftretende Stimmstörungen können Folge von Verletzungen (u. a. Intubation) oder Kehlkopferkrankungen sein.

Funktionelle Stimmstörungen werden oft durch eine übermäßige Stimmbelastung oder eine hormonelle Umstellung während der Pubertät ausgelöst. Auch hochgradige Hörstörungen können Ursache für einen auffälligen Stimmklang sein.

Eine Sonderform einer funktionellen Stimmstörung ist die psychogene Aphonie, die zu den dissoziativen Bewegungsstörungen (ICD-10: F44.4) gerechnet wird und vorwiegend bei weiblichen Jugendlichen und jungen Erwachsenen auftritt.

Psychogene Aphonie

Epidemiologie. Die Angaben zur Prävalenz von Stimmstörungen im Kindes- und Jugendalter schwanken zwischen 5 % und 25 %. Funktionelle Stimmstörungen durch Überanstrengung überwiegen. Besonders häufig betroffen sind lebhafte, zu aggressivem Verhalten neigende Jungen im Vorschulalter, die sich durch lautes Sprechen und Schreien durchsetzen und in den Vordergrund rücken wollen. Ein zweiter Häufigkeitsgipfel liegt in der Pubertät. Ein ausgeprägter „Stimmbruch" tritt bei etwa 20 % der männlichen Jugendlichen auf.

Häufiges Störungsbild

Pädaudiologische Untersuchung

Diagnostik. Zur Abklärung ist eine Inspektion des Kehlkopfs erforderlich. In Ausnahmefällen muss dies in Narkose geschehen. Einzelne Stimmparameter, wie Stimmumfang, Stimmstärke und Stimmbelastbarkeit, können auf Ratingskalen subjektiv eingeschätzt oder durch Stimmfeldmessungen beurteilt werden.

Abklärung psychosozialer Bedingungen

Nach dem Ausschluss einer organischen Ursache müssen Sprechgewohnheiten, Lebensumstände und Persönlichkeitsbesonderheiten genauer erfragt werden. Hinweisen auf familiäre oder andere Konflikte ist nachzugehen.

Therapie. Bei organischen Stimmstörungen steht eine Behandlung der zugrundeliegenden Erkrankung an erster Stelle. Fehlbildungen, Zysten- oder Knötchenbildungen werden operativ korrigiert. In einer anschließenden Sprachtherapie wird eine adäquate Stimmgebung trainiert.

Multimodale Therapie bei funktionellen Stimmstörungen

Bei funktionellen Stimmstörungen ist eine multimodale Therapie unter Einbeziehung der Eltern erforderlich. In der Sprachtherapie lernt das Kind, Auffälligkeiten im Klang der eigenen Stimme herauszuhören und neue Stimmbildungsmuster werden eingeübt. Die Eltern werden beraten und angeleitet. Des Weiteren wird versucht, die Störung aufrechterhaltende Umweltbedingungen zu beseitigen. Psychotherapeutische Interventionen werden erforderlich, wenn bei der Verursachung emotionale oder Verhaltensstörungen als entscheidende Faktoren anzusehen sind.

Psychotherapie bei psychogener Aphonie

Eine psychogene Aphonie tritt überwiegend akut auf und sollte so schnell wie möglich behandelt werden. Je länger die Aphonie besteht, umso ungünstiger ist die Prognose. Wenn der Stimmverlust unter suggestiven Interventionen und Sprechübungen nicht umgehend zu beseitigen ist, sollte eine Psychotherapie eingeleitet werden. Diese erfolgt entsprechend den bei dissoziativen Störungen üblichen Regeln.

2 Leitlinien

2.1 Leitlinien zur Diagnostik und Verlaufskontrolle

2.1.1 Zielstellungen der Diagnostik

Die Diagnostik von Kindern mit Sprech- oder Sprachstörungen erfordert in Abhängigkeit von der Komplexität des Störungsbildes zum Teil recht umfangreiche Untersuchungen. Die Zielstellung in der Diagnostik beschränkt sich nicht auf eine Beurteilung sprachlicher Fähigkeiten, sondern geht deutlich darüber hinaus (vgl. Kasten).

Zielstellungen der Diagnostik
– Beurteilung der Art und Schwere der Sprech- bzw. Sprachstörung – Klärung der Ätiologie – Erfassen häufiger Begleitsymptome – Zusammenstellen von Informationen zur Erarbeitung eines Therapieplans

Standardisierte Sprachtests zur operationalisierten Diagnostik

Zur Beurteilung der Art und Schwere der Sprech- oder Sprachstörungen geben eine Exploration der Bezugspersonen und eine Beobachtung der Spontansprache des Kindes wichtige Anhaltspunkte. Um entscheiden zu können, ob die sprachlichen Fähigkeiten innerhalb oder außerhalb der normalen Variationsbreite liegen und wie ausgeprägt die sprachlichen Auffälligkeiten im Vergleich zur Altersnorm sind, ist eine Untersuchung mit standardisierten Sprachtests erforderlich.

Zur Klärung der Ätiologie sind familiäre Belastungen mit sprachlichen Auffälligkeiten, allgemeine kognitive Beeinträchtigungen, hirnorganische Erkrankungen, Hörbeeinträchtigungen, Erkrankungen der Sprechorgane und abnorme Umweltbedingungen zu dokumentieren.

Eine gezielte Erfassung von Begleitsymptomen ist erforderlich, da Sprech- und Sprachstörungen häufig mit komorbiden Störungen einhergehen. Insbesondere ist an eine motorische Entwicklungsstörung und im Schulalter an eine Lese-Rechtschreibstörung sowie an emotionale und Verhaltensstörungen zu denken.

Zum Aufstellen eines Therapieplans sind genauere Informationen über die Art der sprachlichen Auffälligkeiten erforderlich. Hierzu werden zusätzlich zu standardisierten Sprachtests, die eine Abgrenzung zwischen Störungen und sprachlichen Auffälligkeiten im Rahmen der normalen Variationsbreite ermöglichen, informelle Sprachtests eingesetzt. Diese geben auf den einzelnen linguistischen Ebenen detaillierte Auskunft über die sprachlichen Fähigkeiten des Kindes und damit Hinweise darauf, welche Schwerpunkte in der Sprachtherapie zu setzen sind. Die Erarbeitung eines Therapieplans erfordert des Weiteren Kenntnisse über die Stärken des Kindes, die zur Kompensation genutzt werden können, und über im Umfeld vorhandenen Ressourcen (vgl. Kasten).

Diagnostische Schritte
- Erhebung einer problemzentrierten Anamnese - Beurteilung der Spontansprache in einer Spiel- und/oder Gesprächssituation - Differenzierte Beurteilung sprachlicher Fähigkeiten mit standardisierten und informellen Sprachtests - Untersuchung auf Komorbiditäten (insbes. LRS, emotionale und Verhaltensauffälligkeiten, motorische Koordinationsstörungen) - Beurteilung der allgemeinen kognitiven Fähigkeiten und Erfassen von Stärken des Kindes - Abklärung möglicher Ursachen (insbes. Hörstörung, Auffälligkeiten im Bereich der Sprechorgane, psychiatrische oder neurologische Erkrankung) - Beurteilung der Umweltbedingungen (bei Migrantenkinder insbes. Intensität des Kontakts zu den Sprachen)

Die Ergebnisse der Diagnostik werden nach dem Multiaxialen Klassifikationsschema (Remschmidt et al., 2006) zusammengefasst:

Klassifikation nach dem Multiaxialen Klassifikationsschema	
Achse I:	Stottern sowie emotionale und Verhaltensstörungen als komorbide Störungen
Achse II:	Sprech- und Sprachentwicklungsstörung
Achse III:	Intelligenzniveau
Achse IV:	Ursächliche oder komorbide organische Erkrankungen
Achse V:	Aktuelle abnorme psychosoziale Bedingungen
Achse VI:	Globalbeurteilung der psychosozialen Anpassung, insbesondere Integration in Gleichaltrigengruppen, Kindergarten bzw. Schule oder Beruf

Tabelle 13 gibt eine Übersicht über die Leitlinien zur Diagnostik und Verlaufskontrolle bei Kindern mit Sprech- und Sprachstörungen.

Tabelle 13: Übersicht über die Leitlinien zur Diagnostik und Verlaufskontrolle

L1	Exploration der Eltern
L2	Exploration des Kindes bzw. Jugendlichen
L3	Beurteilung der Spontansprache und des Sprachverständnisses
L4	Körperliche und neurologische Untersuchung
L5	Einsatz von Sprachtests in Abhängigkeit von der Fragestellung
L6	Abgrenzung zwischen Stottern und physiologischen Sprechunflüssigkeiten
L7	Ergänzende psychologische Diagnostik
L8	Differenzialdiagnostik bei Lautbildungsstörungen
L9	Differenzialdiagnostik bei Sprachstörungen
L10	Verlaufskontrolle bei Sprech- und Sprachentwicklungsstörungen
L11	Behandlungsindikationen bei Sprech- und Sprachentwicklungsstörungen

Tabelle 13: Fortsetzung

L12	Beratung der Bezugspersonen
L13	Therapieplanung
L14	Sprachtherapie bei Lautbildungsstörungen
L15	Sprachtherapie bei Sprachentwicklungsstörungen
L16	Therapie bei Stottern

2.1.2 Exploration der Eltern

Eine ausführliche Exploration der wichtigsten Bezugspersonen ist ein entscheidender Schritt im diagnostischen Prozess und Voraussetzung für die Planung des weiteren Vorgehens (vgl. Explorationsleitfaden in Kap. 4). Bei Kindern mit einem Verdacht auf Sprech- und Sprachentwicklungsstörungen ist es oft erforderlich außer von den Eltern auch Informationen von Erzieherinnen bzw. Lehrerinnen einzuholen. Wichtige Aspekte einer störungsspezifischen Exploration sind in Leitlinie 1 zusammengefasst. Diese Aufstellung ist durch allgemeine anamnestische Angaben, z. B. zum Entwicklungsverlauf in nicht sprachlichen Bereichen und zu Vorerkrankungen, zu ergänzen.

Informationen nicht nur von den Eltern einholen

L1 **Leitlinie 1: Exploration der Eltern**

Sektion 1: Gegenwärtig bestehende Sprech- und Sprachauffälligkeiten

- Sprachliche Leistungen in einzelnen linguistischen Bereichen unter Berücksichtigung der nach dem Alter des Kindes zu erwartenden Fähigkeiten: Lautbildung, Grammatik, Wortschatz, Sprachverständnis, Sprechmelodie, Redefluss, Verständlichkeit der Sprache, Sprachkompetenz beim Erzählen und in Kommunikationssituationen, Sprechantrieb
- Intensität der Benutzung nonverbaler Kommunikationsmittel (Mimik, Gestik)
- Variabilität der Symptomatik in Abhängigkeit von Belastungssituationen und Aufmerksamkeitszuwendung

Sektion 2: Psychische Reaktionen und spezifische Komorbiditäten

- Störungsbewusstsein: Reaktionen beim Auftreten sprachlicher Probleme und bei Aufforderung zum Wiederholen
- Beeinträchtigung des Selbstwertgefühls
- Soziale Ängste oder andere emotionale Störungen, psychosomatische Beschwerden
- Hyperkinetische Störungen oder Störungen des Sozialverhaltens
- Fein- und/oder grobmotorische Ungeschicklichkeit
- Lese-Rechtschreibstörung

Sektion 3: Störungsspezifische Entwicklungsgeschichte
– Meilensteine der Sprachentwicklung: Zeitpunkte des Auftretens des kanonischen Lallens (Bilden von Konsonant-Vokal-Silben), erster sinnbezogener Wörter, von Wortkombinationen u. a. – Art und Zeitpunkt erster sprachlicher Auffälligkeiten – Veränderungen in der Art und Schwere sprachlicher Auffälligkeiten im bisherigen Verlauf – Bisherige Diagnostik, Förderung und Therapie
Sektion 4: Stärken und Schwächen in nicht sprachlichen Entwicklungsbereichen
– Kontaktverhalten und Freundschaften – Spielverhalten und Interessen – Allgemeine kognitive Fähigkeiten – Aufmerksamkeitsverhalten – Merkfähigkeit, insbesondere im verbalen Bereich – Fein- und grobmotorische Geschicklichkeit
Sektion 5: Hinweise auf ätiologische Faktoren
– Sprachauffälligkeiten in der Familie – Hörstörungen – Allgemeine kognitive Fähigkeiten – Autismustypische Kommunikationsstörungen – Fehlbildungen oder sonstige Auffälligkeiten im Bereich der Sprechorgane – Erkrankungen des zentralen oder peripheren Nervensystems
Sektion 6: Familiäre Entwicklungsbedingungen
– Familienzusammensetzung, Bildungsstand und berufliche Situation der Eltern, – Mehrsprachige Erziehung (welche Sprachen, Zeitraum und Intensität des Kontakts zu den einzelnen Sprachen) – Unsaubere, verwaschene oder sonstig auffällige Sprechweise im engeren sprachlichen Umfeld – Chronische Konflikte und bedeutsame Lebensereignisse – Qualität der Eltern-Kind-Interaktionen und der Geschwisterbeziehungen – Thematisierung der Sprachauffälligkeit gegenüber dem Kind und innerhalb der Familie – Auffassungen der Eltern zur Verursachung – Befürchtungen und Bewältigungsstrategien der Eltern – Motivation und Ressourcen der Eltern zur Mitarbeit
Sektion 7: Außerfamiliäre Entwicklungsbedingungen
– Zeitpunkt, Dauer und Art des Besuchs von Kindereinrichtungen – Gruppengröße und Möglichkeiten zur individuellen Betreuung – Integration und Akzeptanz in Kindergruppen – Reaktionen des Umfelds auf die Sprachauffälligkeiten des Kindes

Setting zur Exploration

Zum ersten Untersuchungstermin hat es sich bewährt, die Eltern zusammen mit dem Kind einzuladen. Oft wird nur ein Elternteil kommen können, was in den meisten Fällen als ausreichend anzusehen ist. Die Anwesenheit des Kindes bei der Anamnesenerhebung erleichtert insbesondere bei jüngeren Kindern die Kontaktaufnahme und ermöglicht zudem, Eltern-Kind-Interaktionen zu beobachten. Manche Themen, wie Befürchtungen der Eltern oder Konflikte innerhalb der Familie, werden besser zu einem späteren Zeitpunkt mit den Eltern alleine besprochen. Dazu können die Eltern separat eingeladen werden oder es werden Zeiten genutzt, in denen das Kind in einem anderen Raum logopädisch bzw. psychologisch untersucht wird.

Reihenfolge

Die Exploration beginnt in der Regel mit Fragen nach dem Vorstellungsanlass und den im Vordergrund stehenden Problemen. Nachdem die Eltern das für sie Wichtigste ausführlich berichten konnten, sollten die einzelnen in Leitlinie 1 aufgeführten Bereiche systematisch erfragt werden. Die Reihenfolge kann frei gewählt werden.

Früherkennungsheft und Vorbefunde sollten mitgebracht werden

Bei der Anmeldung zur Untersuchung sollten die Eltern gebeten werden, wichtige Unterlagen zum Erstkontakt mitzubringen. Dazu gehören das Heft über die Früherkennungsuntersuchungen und, soweit vorhanden, Ergebnisse früherer Untersuchungen, wie z. B. Hörbefunde, pädaudiologische Untersuchungsberichte, Befundberichte von Sprach- oder Ergotherapeuten und bei Schulkindern die Zeugnisse. Falls Kindergartenberichte oder Lehrereinschätzungen vorliegen, sollten auch diese bei der Anamneseerhebung vorliegen.

Hilfreiche Materialien

– Explorationsleitfaden für Sprech- und Sprachstörungen (vgl. M01, S. 146).

Sektion 1: Gegenwärtig bestehende Sprech- und Sprachauffälligkeiten

Bei Kindern mit Sprech- und Sprachstörungen sind in der Regel nicht alle linguistischen Bereiche in gleicher Weise betroffen. Die Fähigkeiten müssen deshalb auf den einzelnen Sprachebenen getrennt erfragt werden. Zur Verdeutlichung des jeweiligen Sprachbereichs sollten den Eltern Beispiele, die an das Alter des Kindes angepasst sind, genannt werden.

Lautbildungsfähigkeit

Um einen Eindruck über die Lautbildungsfähigkeit zu erhalten, werden die Eltern gefragt, ob ihr Kind bestimmte Laute auslässt oder durch andere ersetzt und ob es auch bei schwierigeren Lautkombinationen alle Laute bilden kann. Je nach Alter des Kindes können folgende Beispiele genannt werden: „Sagt Ihr Kind ‚Kindergarten‘ oder ‚Tindertarten‘, ‚Brücke‘ oder ‚Bücke‘?“.

Grammatikfähigkeit

Zur Beurteilung der Grammatikfähigkeiten, werden die Eltern danach befragt, ob ihr Kind Wortkombinationen bildet, Wörter im Satz an die richtige Stelle setzt und ob Fragen, Zeitformen der Verben, Beugungen von Substantiven, Artikel und Pluralformen korrekt gebildet werden. Bei jüngeren Kindern wird man nach der Satzlänge (maximale Anzahl der Wörter pro Satz) fragen, bei Kindergartenkindern nach der Bildung von Fragen mit wo, warum, womit und bei Schulkindern nach der Benutzung von Passivformen und Nebensätzen. Zur Erklärung lassen sich folgende Beispiele anführen: „Sagt Ihr Kind ‚Was da läuft' anstelle von ‚Da läuft was' oder ‚ich war gerennt' oder ‚Mama ein Bild gemalt' oder ‚viele Apfels'?".

Semantische Fähigkeiten

Wortschatzdefizite und Wortfindungsstörungen sind zu vermuten, wenn die Eltern berichten, dass ihr Kind häufig ein Wort umschreibt („das Ding, mit dem man malen kann" anstelle von „Pinsel") oder dass es häufiger nach dem richtigen Wort suchen muss.

Sprachverständnis

Werden Eltern danach gefragt, ob ihr Kind alles versteht, dann bejahen dies fast alle Eltern, auch Eltern von Kindern mit ausgeprägten Sprachverständnisstörungen. Probleme beim Sprachverständnis bleiben für Eltern oft verborgen, da Kinder wesentliche Informationen aus dem Kontext und nonverbalen Signalen entnehmen und dadurch auf Aufforderungen trotz fehlenden Sprachverständnisses richtig reagieren. Um Hinweise auf Sprachverständnisstörungen zu erhalten, muss nach Reaktionen in aussagefähigen Situationen gezielt gefragt werden. Im folgenden Kasten sind einige solche Situationen angeführt.

Anamnestische Hinweise auf Sprachverständnisstörungen

- Bei Gesprächen reagiert das Kind schnell abgelenkt und unaufmerksam.
- Das Kind hat wenig Freude am Vorlesen.
- Das Kind versteht Aufforderung oft falsch.
- Das Kind wiederholt auffallend häufig wörtlich, was der andere gesagt hat.
- Das Kind antwortet auffallend häufig mit „ja".
- Die Eltern bemühen sich, möglichst einfach zu sprechen, damit das Kind sie versteht.
- Die Eltern benutzen möglichst immer wieder die gleichen Wörter und Formulierungen, damit es nicht zu Missverständnissen kommt.

Redefluss

Für Redeflussstörungen spricht, wenn Eltern Fragen nach Auffälligkeiten in der Sprechmelodie bejahen. Dann ist genauer nachzufragen, ob die Auffälligkeiten in einer ungleichmäßigen Sprechgeschwindigkeit mit Sprechausbrüchen und unerwarteten Pausen bestehen oder eher in mehrfachen Wiederholungen und Blockierungen. Bei Wiederholungen ist wichtig zu wissen, ob diese einzelne Laute und Silben oder eher ganze Wörter und Satzteile betreffen. Bejahen Eltern das Auftreten von Blockierungen ist nach begleitenden Verkrampfungen, Mitbewegungen und Atemunregelmäßigkeiten zu fragen.

Verständlichkeit der Sprache

Angaben der Eltern zur Verständlichkeit sind nicht immer zuverlässig, da sich enge Bezugspersonen in die Sprache des Kindes einhören und das Kind dann selbst bei ausgeprägten Einschränkungen der Verständlichkeit verstehen. Zutreffendere Informationen lassen sich gewinnen, wenn danach gefragt wird, ob fremde Personen auffallend häufig nachfragen. Wenn dies bejaht wird, ist der Grund genauer zu klären. So kann die Verständlichkeit eingeschränkt sein, weil das Kind zu leise spricht oder bei einer überhasteten Sprechweise viele Silben und Wörter verschluckt, weil es viele Wörter falsch ausspricht oder weil die grammatischen Fehler so gravierend sind, dass der Sinn des Gesagten schwer zu entschlüsseln ist.

Sprachkompetenz

Die Kompetenz beim Erzählen geht daraus hervor, wie gut das Kind in der Lage ist, über seine Erlebnisse zu berichten und ob beim Erzählen einzelne Bausteine folgerichtig aneinander gereiht werden. Die Eltern werden danach gefragt, ob sie Berichte ihres Kindes über Erlebnisse im Kindergarten oder der Schule ohne intensives Nachfragen verstehen und nachvollziehen können.

Kompetenz in Kommunikationssituationen korrespondiert nicht unbedingt mit formalen sprachlichen Fähigkeiten. Manche Kinder können trotz ausgeprägter Lautbildungsstörungen oder eines erheblichen Dysgrammatismus verbale Interaktionen recht problemlos bewältigen. Hinweise auf die kommunikative Kompetenz geben Fragen nach der Fähigkeit des Kindes, sich anderen mitzuteilen, Wünsche verständlich zu äußern und in Gesprächssituationen wechselseitig zu sprechen und zuzuhören.

Sprechantrieb

Der Sprechantrieb wird zum einen global erfragt, d. h., ob das Kind redefreudig oder eher still ist, und zum anderen in Abhängigkeit von der Situation. Wichtig ist zu wissen, wie gerne das Kind zu Hause und in fremder Umgebung, zu vertrauten und zu fremden Personen spricht.

Nonverbale Kommunikation

Nonverbale Kommunikationsmittel werden von sprachauffälligen Kindern zur Kompensation in sehr unterschiedlicher Intensität genutzt. Insbesondere Kinder mit umschriebenen expressiven Sprachstörungen entwickeln ein großes Geschick darin, sich nonverbal verständlich zu machen. Eltern sollten deshalb danach gefragt werden, wie intensiv und ausdrucksstark ihr Kind Gestik und Mimik bei Interaktionen einsetzt.

Variabilität der Sprachauffälligkeiten

Die situative Variabilität der sprachlichen Auffälligkeiten gibt insbesondere bei der Abgrenzung zwischen Stottern und Poltern entscheidende Hinweise. Wichtig ist deshalb zu erfragen, ob sich die Sprachprobleme bei der Aufforderung, korrekt zu sprechen, verbessern oder verschlechtern, wie das Kind in ungezwungenen Situationen gegenüber Situationen mit hohen Anforderungen spricht und ob das Kind die Verständlichkeit der Sprache durch eine bewusste Aufmerksamkeitszuwendung erhöhen kann.

Zusätzliche Informationsquellen

Bei einer gezielten Nachfrage nach konkreten Sprechsituationen sind die Angaben von Eltern zu den sprachlichen Auffälligkeiten ihres Kindes in der Regel recht zuverlässig. Eltern mit hohen Normerwartungen neigen allerdings zu einer Dramatisierung und Eltern mit einer Neigung zur Idealisierung ihres Kindes zum Negieren sprachlicher Auffälligkeiten. Auch fällt es manchen Eltern schwer einzuschätzen, welche sprachlichen Fähigkeiten dem Alter ihres Kindes entsprechen. Hilfreich ist es deshalb, wenn zusätzliche Angaben von Erzieherinnen oder Lehrerinnen vorliegen und wenn ein Vergleich zur Spontansprache des Kindes in der Untersuchungssituation möglich ist. Lassen sich die sprachlichen Fähigkeiten des Kindes wegen ängstlicher oder mutistischer Reaktionen in der Untersuchungssituation nicht beurteilen, dann empfiehlt es sich, die Eltern um Audio- oder Videoaufzeichnungen mit möglichst vielen Äußerungen des Kindes zu bitten.

Sektion 2: Psychische Reaktionen und spezifische Komorbiditäten

Störungsbewusstsein

Schon früh entwickelt sich bei den meisten Kindern mit Sprech- und Sprachstörungen ein Störungsbewusstsein. Bei der Exploration ist zu erfragen, wie das Kind reagiert, wenn es nicht verstanden wird oder wenn es etwas wiederholen soll. Es ist zu dokumentieren, ob das Kind mimisch oder gestisch Hinweise auf ein Störungsbewusstsein zeigt, ob es sich abwendet oder versteckt, aggressiv-trotzig oder regressiv mit Rückzug und Weinen reagiert. Auch ist zu erfassen, wie das Selbstwertgefühl in Situationen ohne sprachliche Anforderungen einzuschätzen ist und wie das Kind mit Frustrationen umgeht.

Sprechangst, aber auch allgemeine soziale Ängstlichkeit und eine Neigung zu depressiven Reaktionen werden bei Kindern mit Sprachstörungen vermehrt angetroffen. Psychosomatische Beschwerden, wie Schlaf- und Appetitsstörungen treten gehäuft auf und deshalb ist danach gezielt zu fragen.

Komorbiditäten

Insbesondere bei Kindern mit Sprachentwicklungsstörungen sind hyperkinetische Störungen und Störungen des Sozialverhaltens häufig zu beobachtende Komorbiditäten. Auch andere Entwicklungsstörungen, wie Lese-Rechtschreibstörungen und motorische Entwicklungsstörungen, treten vermehrt auf und bedürfen deshalb der besonderen Beachtung.

Sektion 3: Störungsspezifische Entwicklungsgeschichte

Meilensteine der Sprachentwicklung

Die Meilensteine der Sprachentwicklung werden von Eltern oft nur ungenau erinnert. Am ehesten können sie zum Zeitpunkt des Auftretens erster Wörter Auskunft geben. Dieser wird aber gelegentlich unrealistisch früh angegeben, da die Eltern kanonisches Lallen mit Silbenwiederholungen „mama“ oder „papa“ als sinnbezogene Wortäußerungen fehldeuten. Zuverlässiger sind die Angaben, wenn die Eltern die einzelnen Entwicklungsschritte ihres Kindes zeitnah aufgeschrieben haben. Auch dem Vorsorgeheft lassen sich entscheidende Schritte der Sprachentwicklung entnehmen.

Wichtig ist es zu wissen, wann erste sprachliche Auffälligkeiten bemerkt wurden und um welche Besonderheiten es sich gehandelt hat. Bei der Bewertung ist allerdings zu berücksichtigen, dass auch primär bestehende Sprachstörungen erst später auffallen können. So ist es nicht ungewöhnlich, dass ein Kind mit Sprachentwicklungsstörungen kein Spätsprecher war und die ersten Schritte der Sprachentwicklung altersgerecht durchlaufen hat. Dies betrifft insbesondere Kinder mit im Vordergrund stehendem Dysgrammatismus und relativ gutem Wortschatz.

Beginn der Sprachauffälligkeiten

Verlauf

Hinsichtlich des Verlaufs ist genauer zu erfragen, ob beim Kind Sprachfortschritte zu beobachten sind, auch wenn diese langsamer als bei anderen Kindern eintreten, oder ob bereits erworbene sprachliche Fähigkeiten verloren gegangen sind. Ersteres spricht für eine Entwicklungsstörung und letzteres für eine Sprachstörung infolge einer hirnorganischen Grunderkrankung. Für manche Sprech- und Sprachstörungen, wie z. B. Stottern, ist ein phasenweiser Wechsel in der Schwere der Symptomatik typisch.

Frühere Untersuchungen und Therapien

Wenn bereits eine Diagnostik erfolgte, sollte Einsicht in vorliegende Befunde genommen werden. Insbesondere ist zu klären, ob eine genaue Hördiagnostik durchgeführt und eine Hörstörung mit ausreichender Sicherheit ausgeschlossen wurde. Hatte das Kind bereits eine spezifische Sprachförderung oder -therapie erhalten, dann sollte Einsicht in die entsprechenden Berichte genommen werden. Es empfiehlt sich, auch nach Erfahrungen der Eltern mit alternativen Behandlungsmethoden, wie Tomatis-Therapie, Edukinestetik oder Bach-Blüten-Therapie, zu fragen. Obwohl davon auszugehen ist, dass mehr als die Hälfte der Kinder mit Sprech- und Sprachstörungen zumindest zusätzlich mit solchen unkonventionellen Methoden behandelt wird, wird dies bei der Exploration üblicherweise kaum thematisiert.

Sektion 4: Stärken und Schwächen in nicht sprachlichen Entwicklungsbereichen

Stärken gezielt erfragen

Günstig ist es, auf Stärken des Kindes nicht nur an dieser Stelle, sondern mehrfach einzugehen. Immer wenn Schwächen ausführlicher zur Sprache gekommen sind, empfiehlt es sich, auch nach Stärken und liebenswürdigen Seiten des Kindes zu fragen. Dies trägt nicht nur dazu bei, dass die Eltern eine entspanntere Sicht auf Auffälligkeiten entwickeln und dass sich das Kind besser angenommen fühlt, sondern gibt auch Hinweise auf Kompensationsmöglichkeiten, die bei der Therapie und Förderung genutzt werden können. Hat das Kind z. B. viel Spaß an Suchbildern oder am Zeichnen, dann bietet sich an, Therapieverfahren zu wählen, in denen visuelle Symbole unterstützend eingesetzt werden.

Spielverhalten

Eine genauere Exploration des Spielverhaltens und der Interessen gibt u. a. Hinweise auf die kognitiven Fähigkeiten des Kindes. Eine Intelligenzminderung kann die Ursache für Sprachstörungen sein und andererseits können bei Kindern mit sehr guten intellektuellen Fähigkeiten metalinguistische Strategien in der Therapie besonders effektiv genutzt werden.

Nicht sprachliche Fähigkeiten

Informationen über die Konzentrations- und Merkfähigkeit sowie die motorische Geschicklichkeit sind für die Therapiegestaltung wichtig. Bei Kindern mit einer geringen Aufmerksamkeitsspanne dürfen Therapieeinheiten nicht zu lange dauern und müssen besonders abwechslungsreich gestaltet werden. Verbale Merkfähigkeitsschwächen sind für Kinder mit Sprachentwicklungsschwächen charakteristisch. Auf die Merkfähigkeit kann in der Exploration eingegangen werden, indem die Eltern danach gefragt werden, wie viele Aufträge sie ihrem Kind gleichzeitig geben können, ohne dass es diese vergisst.

Sektion 5: Hinweise auf ätiologische Faktoren

Familiäre Belastung

In der Ätiologie zahlreicher Sprech- und Sprachstörungen spielen genetische Faktoren eine bedeutsame Rolle. Bei der Exploration sind deshalb Sprachstörungen bei Familienangehörigen sorgfältig zu erfassen und die Art der Sprachauffälligkeiten zu dokumentieren. Da eine Assoziation von Sprachstörungen mit Lese-Rechtschreibstörungen und anderen Lernstörungen besteht, ist auch bei der Erhebung der Familienanamnese nach solchen Störungsbildern zu fragen.

Hörfähigkeit

Bei jedem Kind mit dem Verdacht auf Sprech- oder Sprachstörungen muss bei der Anamneseerhebung ausführlich auf die Hörfähigkeit eingegangen werden. Zum einen ist nach dem Eindruck der Eltern, ob ihr Kind unauffällig hört und auf leise Geräusch adäquat reagiert, zu fragen. Zum anderen muss dokumentiert werden, welche Hörscreenings bzw. ausführlichen Höruntersuchungen bislang durchgeführt wurden. Stellt sich heraus, dass die Hörfähigkeit des Kindes unzureichend untersucht ist, dann sollte zeitnah eine Hördiagnostik veranlasst werden.

Sonstige Erkrankungen

Sprachstörungen können Folge einer Intelligenzminderung oder einer autistischen Störung sein, weshalb bei der Anamneseerhebung nach Hinweisen auf derartige Störungsbilder gefragt werden sollte. Auch hirnorganische und andere Erkrankungen des Nervensystems können Ursache von Sprech- und Sprachstörungen sein. Aus diesem Grund müssen Auffälligkeiten in Schwangerschaft und bei der Geburt, Hirntraumen, Hirnentzündungen, Epilepsie und sonstigen Nervenerkrankungen dokumentiert werden. Die Eltern sind des Weiteren nach Fehlbildungen, Operationen und anderen Erkrankungen im Bereich der Sprechorgane zu fragen.

Sektion 6: Familiäre Entwicklungsbedingungen

Familiäre Ressourcen

Die soziale Anamnese gibt Hinweise darauf, welche Ressourcen für eine Förderung und Therapie zur Verfügung stehen. Es empfiehlt sich nachzufragen, zu welchen Gelegenheiten die Familie im Laufe des Tages zusammenkommt und welchen Stellenwert Gespräche dabei einnehmen. Auch sollte die Bedeutung des Vorlesens und Erzählens innerhalb der Familie eruiert werden.

Mehrsprachigkeit

Eine mehrsprachige Erziehung ist nicht die Ursache für Sprachstörungen, jedoch möglicherweise der Grund dafür, dass das Kind über unzureichende Deutschkenntnisse verfügt. Ausführlich ist der Frage nachzugehen, welches die dominierende Sprache in der Familie ist, mit welcher Sprache die einzelnen Familienmitglieder mit dem Kind sprechen, seit wann und wie intensiv das Kind mit den einzelnen Sprachen Kontakt hatte und zu welchen Gelegenheit das Kind die einzelnen Sprachen außerhalb der Familie hört und spricht.

Sprechverhalten der Eltern

Unkorrekte Sprachvorbilder können den Spracherwerbsprozess beeinflussen und sollten deshalb erfasst werden. Dabei sollten nicht nur Sprachauffälligkeiten bei Familienangehörigen, sondern auch bei sonstigen engen Bezugspersonen erhoben werden. Während der Exploration ist auf das Sprechverhalten der Eltern zu achten und Auffälligkeiten sind zu dokumentieren. Sprechen die Eltern überhastet oder undeutlich oder geben sie dem Kind kaum Gelegenheit, sich selbst zu äußern, dann sind dies wichtige Hinweise für die Gestaltung einer späteren Beratung und einer Anleitung der Eltern zu sprachförderndem Verhalten. Auch sollte beachtet werden, ob in der Familie Dialekt gesprochen wird. Dies ist u. a. bei der Auswertung von Sprachtests zu beachten. Sprachtests sind unter Berücksichtigung der Hochsprache entwickelt und normiert worden.

Familienatmosphäre

Nach chronischen Konflikten und bedeutsamen Lebensereignissen ist zu fragen, da diese insbesondere bei Redeflussstörungen Auslöser oder chronifizierende Faktoren sein können. Der Untersucher sollte bei der Exploration des Weiteren versuchen, einen Eindruck über die Qualität der Eltern-Kind-Interaktionen und der Geschwisterbeziehungen zu gewinnen. Diese Faktoren haben einen erheblichen Einfluss auf Lernerfolge und Bewältigungsstrategien.

Sicht der Eltern und Bewältigungsstrategien

Für spätere Beratungsgespräche ist es wichtig zu wissen, ob innerhalb der Familie und mit dem Kind offen über die Sprachstörung gesprochen wird oder ob dieses Thema eher tabuisiert wird. In der öffentlichen Meinung wird eine unzureichende Förderung bzw. Zuwendung häufig als Ursache für Sprachstörungen angesehen verbunden mit Schuldzuweisungen an die Eltern. Bei der Exploration ist deshalb der Frage nachzugehen, welche Ursachen die Eltern selbst vermuten, ob sie Schuldzuweisungen innerhalb oder außerhalb der Familien erleben und welche Bewältigungsstrategien sie entwickelt haben. Auch ist nach ihren Erwartungen an eine Therapie zu fragen und danach, ob nach ihrer Vorstellung nur das Kind zu behandeln und zu fördern ist oder ob die Familie einbezogen werden sollte. Eine Sprachtherapie ist, wenn längere Anfahrtswege erforderlich sind oder wenn Übungen zu Hause vorgesehen sind, mit einer nicht unerheblichen Belastung der Familie verbunden. Bei der Exploration ist es deshalb erforderlich, einen Eindruck über familiäre Ressourcen und die Motivation der Eltern zur Mitarbeit zu gewinnen.

Sektion 7: Außerfamiliäre Entwicklungsbedingungen

Art und Qualität der Betreuungseinrichtung

Hinsichtlich des Besuchs einer Kindereinrichtung ist nicht nur von Bedeutung, seit wann das Kind in der Einrichtung ist und wie regelmäßig es diese besucht, sondern insbesondere auch die Qualität der Einrichtung. Nachzufragen ist, ob Möglichkeiten zur individuellen Betreuung gegeben sind und ob eine spezifische Sprachförderung angeboten wird, wie dies inzwischen in vielen Einrichtungen der Fall ist. Bei mehrsprachig aufwachsenden Kinder ist wichtig zu wissen, wie viele Kinder mit deutscher Muttersprache in der Gruppe sind und ob Deutsch die vorherrschende Umgangssprache zwischen den Kindern ist.

Da Kinder mit Sprachstörungen häufig in eine Außenseiterposition gedrängt und gehänselt werden, ist bei der Exploration nachzufragen, welche soziale Stellung das Kind in der Gruppe einnimmt, ob es die Einrichtung gerne besucht und dort Freunde hat oder ob es wegen seiner Sprachauffälligkeiten abgelehnt wird und sich in der Position eines Prügelknaben befindet.

2.1.3 Exploration des Kindes bzw. Jugendlichen

Explorationssetting

Je nach Alter ist eine mehr oder weniger differenzierte Exploration des Kindes selbst möglich. Diese kann meistens in Anwesenheit der Eltern erfolgen. Bei älteren Kindern bzw. Jugendlichen ist es günstig, die Exploration des Kindes an den Anfang zu stellen. Ein solches Vorgehen zeigt ihm, wie wichtig es genommen wird und wie viel Wert auf seine Mitarbeit gelegt wird.

Beziehungsaufbau

Vorrangiges Ziel der Exploration des Kindes bzw. Jugendlichen ist es, eine erste Beziehung aufzubauen, etwas über das Störungsbewusstsein und den Leidensdruck zu erfahren und Hinweise auf Erwartungen an die Therapie zu erhalten.

**L2 Leitlinie 2:
Exploration des Kindes bzw. Jugendlichen**

- Was ist aus Sicht des Kindes der Vorstellungsanlass?
- Welche sprachlichen Auffälligkeiten bestehen nach Ansicht des Kindes?
- Erlebt das Kind seine sprachlichen Auffälligkeiten als Beeinträchtigung im Alltag?
- Fühlt sich das Kind wegen sprachlicher Auffälligkeiten abgelehnt und aus Kindergruppen ausgeschlossen?
- Wie beurteilt das Kind bisherige Therapien?
- Besteht eine Therapiemotivation und was erhofft sich das Kind von der Behandlung?

2.1.4 Beurteilung der Spontansprache und des Sprachverständnisses

Die Spontansprache sollte zum einen im Kontakt mit vertrauten Personen und zum anderen in einer gezielten Untersuchungssituation beobachtet und analysiert werden. Zur Anregung zu möglichst vielen Äußerungen eignen sich bei jüngeren Kindern Bilderbuchsituationen. Je nach Alter wird man ein Buch mit mehr oder weniger differenzierten Darstellungen von Situationen aus dem Alltag eines Kindes wählen. Wenn der Untersucher keine eigenen Vorgaben macht, sondern nach den Bilddetails fragt, für die sich das Kind gerade interessiert, wird dieses besonders viel sprechen. Um einen Hinweis auf den aktiven Wortschatz zu erhalten, eignen sich Was-ist-das-Fragen. Komplexere Antworten wird das Kind geben, wenn offene Fragen gestellt werden, auf die nicht nur mit einem Wort bzw. ja oder nein geantwortet werden kann. So kann man fragen: „Was macht das Kind gerade?“, „Was denkst du, warum der Hund so wütend bellt?“. Ältere Kinder werden nach ihren Hobbys oder nach beliebten Fernsehsendungen gefragt und sie werden gebeten, diese genauer zu beschreiben.

Beurteilung des Sprachverständnisses

Zur Beurteilung des passiven Wortschatzes kann das Kind gebeten werden, im Bilderbuch einzelne Gegenstände und Details zu zeigen. Das Sprachverständnis auf Satz- und Textebene lässt sich einschätzen, wenn Aufträge mit zunehmender Komplexität erteilt werden oder Szenen beschrieben werden, die das Kind nachspielen soll. Dabei ist sorgfältig darauf zu achten, dass die richtigen Antworten und Reaktionen nicht aus nonverbalen Signalen oder dem Kontext erraten werden können. Bei jüngeren Kindern ist es nicht immer einfach zu unterscheiden, ob sie eine Antwort verweigern oder ob sie die Aufgabe nicht verstanden haben. Für ein Nichtverstehen spricht, wenn ein Kind auf nonverbale Aufforderungen adäquat reagiert, nicht aber auf verbale.

Beurteilung des Redeflusses

Bei einem Verdacht auf Redeflussstörungen ist es erforderlich, die Spontansprache in Sprechsituationen mit unterschiedlich hohen Sprechanforderungen zu erheben. Ergänzend werden Nachsprechen, Vortragen von

Reimen, Zahlenfolgen, Wochentagen oder andere Reihen und bei Schulkindern das Lesen beurteilt.

Checkliste Bei der Bewertung der Spontansprache und des Sprachverständnisses wird ein Rating hinsichtlich der Fähigkeiten auf den einzelnen linguistischen Ebenen vorgenommen. Als günstig hat es sich erwiesen, hierzu eine Checkliste zu verwenden (vgl. Checkliste in Kap. 4). Audio- bzw. Videoaufzeichnungen erleichtern die Analyse.

L3 **Leitlinie 3: Beurteilung der Spontansprache und des Sprachverständnisses**

- Schaffung einer entspannten Atmosphäre
- Anregung des Kindes zu möglichst vielen Äußerungen: geeignet bei jüngeren Kindern ist ein Bilderbuch mit Szenen aus dem kindlichen Alltag und bei älteren ein Gespräch über Hobbys oder besondere Erlebnisse
- Beobachtung des Sprachverständnisses auf Wort-, Satz- und Textebene
- Rating der sprachlichen Fähigkeiten auf den einzelnen linguistischen Ebenen
- Globaleinschätzung des Ausprägungsgrades sprachlicher Auffälligkeiten

Hilfreiche Materialien

- Checkliste zur Beurteilung der Spontansprache (vgl. M02, S. 151).

2.1.5 Körperliche und neurologische Untersuchung

Körperliche Untersuchung Die allgemeinkörperliche Untersuchung dient der differenzialdiagnostischen Abgrenzung von idiopathischen und sekundären Sprachstörungen. Bei der Untersuchung wird insbesondere auf Fehlbildungen und sonstige körperliche Erkrankungen im Bereich der Sprechorgane geachtet. Eine kinderneurologischen Untersuchung kann Hinweise auf Residualsymptome nach frühkindlichen Hirnschädigungen, insbesondere infantile Zerebralparesen, geben und auf Hirnerkrankungen, die mit zentralen Sprachstörungen einhergehen, sowie auf degenerative und andere Erkrankungen von Hirnstamm und Hirnnerven hinweisen.

L4 **Leitlinie 4: Körperliche und neurologische Untersuchung**

- Allgemeinkörperliche Untersuchung
- Neurologische Untersuchung
- Beurteilung der Motorik unter Einschluss der Oralmotorik, ggf. Einsatz eines Motoriktests
- Untersuchung der Hörfähigkeit, ggf. pädaudiologische Diagnostik
- Ggf. apparative Diagnostik (EEG, bildgebende Verfahren)

Eine Beurteilung motorischer Fähigkeiten ist erforderlich, da einige Sprechstörungen Folge motorischer Beeinträchtigungen sind und Sprachentwicklungsstörungen häufig mit fein- und grobmotorischen Koordinationsstörungen einhergehen. Finden sich anamnestisch oder im Rahmen der allgemeinkörperlichen bzw. kinderneurologischen Untersuchung Hinweise auf motorische Auffälligkeiten, ist mit einem Motoriktest die Art und Schwere der Defizite genauer abzuklären. Im Kleinkindalter können Entwicklungstests, die motorische Skalen enthalten, eingesetzt werden, wie z. B. die *„Münchener Funktionelle Entwicklungsdiagnostik (MFED)"* (Hellbrügge, 1994), der *„Entwicklungstest für Kinder von 6 Monaten bis 6 Jahren (ET 6-6)"* (Petermann et al., 2008) und die *„Scales of Infant and Toddler Development II (Bayley II)"* (Reuner et al., 2008). Für das Kindergarten- und Schulalter stehen zahlreiche Motoriktests zur Verfügung, wie z. B. die *„Motometrische Rostock-Oseretzky-Skala (ROS)"* (Kurth, 1985), der *„Frostigs Test der Motorischen Entwicklung (FTM)"* (Bratfisch, 1985) und der *„Motoriktest für vier- bis sechsjährige Kinder (MOT 4-6)"* (Zimmer & Volkamer, 1984). In den Leitlinien „Umschriebene Entwicklungsstörung motorischer Funktionen (UEMF)" der Arbeitsgemeinschaft der Wissenschaftlichen Medizinischen Fachgesellschaften (AWMF) wird die *„Movement Assessment Battery for Children – 2 (M-ABC-2)"* (deutsche Version von Petermann, 2009) als Motoriktest empfohlen, da die M-ABC-2 hinsichtlich Testgütekriterien am besten untersucht ist (Deutsch-Schweizerische Versorgungsleitlinie, 2011).

Beurteilung motorischer Fähigkeiten

Entwicklungs- und Motoriktests

Zur Beurteilung der oralmotorischen Koordinationsfähigkeit können der *„Mundmotoriktest"* (Draf, 1975), der Subtest *„Mundmotorik"* aus der *„Psycholinguistischen Diagnostik bei Sprachentwicklungsstörungen – PLD-SES"* (Kauschke & Siegmüller, 2009), der *„Zungenmotilitätstest"* (Chilla & Kozielski, 1977) oder die *„Materialien zur Diagnose und Therapie der Mundmotorik – MMPM"* (Frank & Grziwotz-Buck, 1996) eingesetzt werden. Bei diesen Tests werden die Kinder aufgefordert, bestimmte Mundbewegungen durchzuführen (z. B. „Kannst du die Zunge zum Kinn strecken?"). Die Auswertung erfolgt vorwiegend qualitativ unter Beachtung von Bewegungsgenauigkeit und Tempo sowie von Mitbewegungen.

Beurteilung der Sprechmotorik

Beim *MMPM* beispielsweise sind auf einem Poster 18 Katzen abgebildet, die unterschiedliche Mundbewegungen (z. B. Putzen von Ober- und Unterlippe) ausführen. In eine Geschichte eingekleidet wird das Kind aufgefordert, die auf den einzelnen Abbildungen dargestellten Bewegungen nachzuahmen. Die Bewertung erfolgt in den Kategorien: problemloses Nachahmen, leichtere Schwierigkeiten, nicht durchführbar. Außerdem werden anatomische Besonderheiten im Mundbereich, Atmung und Schlucken protokolliert. Wie die anderen Mundmotoriktests ist der MMPM weder normiert noch auf Testgütekriterien hin überprüft.

Zur differenzierten Abklärung der Hörfähigkeit sollte eine pädaudiologische Diagnostik veranlasst werden. In der Untersuchungssituation kann

Hördiagnostik

eine grobe Einschätzung des Hörvermögens vorgenommen werden, indem das Kind aufgefordert wird, geflüsterte Wörter oder Zahlen nachzusprechen. Der Untersucher sollte hinter dem Kind stehen, damit ein Ablesen vom Mund nicht möglich ist. Er verschließt zudem mit dem Finger einen Gehörgang des Kindes, um die Hörfähigkeit für jedes Ohr getrennt beurteilen zu können. Wenn ein entsprechendes Gerät zur Verfügung steht, kann bei jüngeren Kindern ein objektives Hörscreening durch die Ableitung *Transitorischer Otoakustischer Emissionen – TOAE* oder von Hirnstammpotenialen *(Brainstem Electric Response Audiometry – BERA)* erfolgen.

Neurologische Zusatzuntersuchungen

Finden sich bei der Anamnesenerhebung oder der klinischen Untersuchung Hinweise auf eine hirnorganische Erkrankung, sollte eine ausführliche kinderneurologische Untersuchung erfolgen. In diesem Rahmen werden weitere diagnostische Schritte unternommen, wie z.B. die Ableitung eines Elektroenzephalogramms (EEG) und der Einsatz bildgebender Verfahren (Magnetresonanztomographie – MRT).

2.1.6 Störungsspezifische Diagnostik mit Sprachtests

Sprachtests für die klinische Praxis und die Pädagogik

Sprachtests können zur genaueren Einschätzung von Lautbildung, Wortschatz und Grammatik sowohl hinsichtlich Produktion als auch Verständnis und auch zur Beurteilung von Redeflussstörungen eingesetzt werden. Praxistaugliche psychometrische Instrumente zur Einschätzung prosodischer oder kommunikativer Fähigkeiten stehen bislang nur eingeschränkt zur Verfügung (Möller & Ritterfeld, 2010). Neben Sprachtests für die klinische Praxis wurden in den letzten Jahren zahlreiche Verfahren zur Sprachstandserhebung in Kindereinrichtungen entwickelt (Übersicht bei Bunse, 2008 und Jampert et al., 2007). Diese sind zur Anwendung durch Pädagogen gedacht und haben zum Ziel, Kinder mit einem Sprachförderbedarf zu erkennen. Wie zuverlässig die einzelnen Verfahren Kinder mit Sprachauffälligkeiten erfassen, ist unzureichend untersucht (Fried, 2004).

2.1.6.1 Anforderungen an Sprachtests zur operationalisierten Diagnostik

Testgütekriterien für die Sprachstandsbestimmung und die diagnostische Zuverlässigkeit

Normierte Sprachtests bzw. Sprachscreenings werden zum einen eingesetzt, um den Sprachentwicklungsstand eines Kindes auf den einzelnen linguistischen Ebenen zu beurteilen, und zum anderen, um Störungen der Sprachentwicklung zu erkennen. Ob ein Sprachtest in der Lage ist, den Sprachentwicklungsstand eines Kindes ausreichend genau zu bestimmen, geht aus klassischen Testgütekriterien hervor. Diese werden vorwiegend mit Korrelationsanalysen bestimmt. Aus diesen Kennziffern ist nicht zu entnehmen, wie treffsicher Sprachstörungen erkannt werden. Dazu müssen zusätzlich diagnostische Gütekriterien erhoben werden. Obwohl Sprachtests häufig zur Erfassung von Sprachstörungen eingesetzt werden, wurden deren diagnostische Gütekriterien bislang aber kaum ermittelt (vgl. IQWiG, 2009).

Gütekriterien für die Zuverlässigkeit eines Tests bei der Sprachstandsbestimmung. Die wichtigsten Gütekriterien für die Zuverlässigkeit eines Tests bei der Sprachstandsbestimmung sind Validität, Reliabilität und Objektivität. Für einen Einsatz in der Praxis ist zudem entscheidend, ob aussagefähige Normwerte vorliegen.

Die Validität (Gültigkeit) gibt Hinweise darauf, ob der Test tatsächlich diejenige Eigenschaft misst, die zu messen er vorgibt. Ein Sprachtest sollte sprachliche Fähigkeiten widerspiegeln und die Ergebnisse dürfen nicht durch Intelligenz, Konzentrationsfähigkeit oder andere psychische Eigenschaften wesentlich beeinflusst sein. Am häufigsten wird die Validität eines Sprachtests durch einen Vergleich mit Ergebnissen in anderen Sprachtests oder von Spontansprachanalysen bestimmt (Kriteriumsvalidität). Voraussetzung für eine zutreffende Aussage ist, dass die Validität des gewählten Außenkriteriums belegt ist. Bislang gibt es aber keine Methode, die sprachliche Fähigkeiten absolut zuverlässig erfasst. Dadurch sind Aussagen zur Validität von Sprachtests stets mit Unsicherheiten verbunden.

Validität

Die Reliabilität (Genauigkeit) gibt Auskunft über den Grad der Genauigkeit, mit der ein Merkmal gemessen wird. Grundsätzlich ist jede Messmethode mit einem Messfehler behaftet. Ergebnisse in einem Sprachtest werden z. B. durch die augenblickliche Verfassung des Kindes (Sprechfreude, Mitarbeit usw.) beeinflusst. Die Retest-Reliabilität wird dadurch bestimmt, dass der Sprachtest bei den gleichen Kindern zweimal in einem Abstand von einigen Tagen oder Wochen eingesetzt wird. Wenn der Abstand nicht zu klein (Erinnerungs- und Lerneffekte) und nicht zu groß (Entwicklungsfortschritte) ist, sollten die Ergebnisse zu beiden Zeitpunkten weitgehend übereinstimmen. Angaben zur Retest-Reliabilität liegen nur für wenige Sprachtests vor.

Reliabilität

Retest-Reliabilität

Hinweise auf die Genauigkeit eines Tests gibt auch die interne Konsistenz. Interne Konsistenz liegt vor, wenn die einzelnen Items oder Itemgruppen hoch miteinander und mit dem Gesamttestergebnis korrelieren. Dies deutet darauf hin, dass sie die gleiche Eigenschaft (z. B. grammatische Kompetenz) beurteilen und nicht verschiedene Dimensionen. Um die interne Konsistenz zu bestimmen, wird die mittlere Korrelation der einzelnen Items untereinander errechnet (Cronbachs-Alpha). Eine andere Variante besteht darin, die Übereinstimmung der Ergebnisse nach einer Teilung des Tests in zwei Hälften zu ermitteln (Testhalbierungs-Reliabilität, Split-half-Reliabilität). Erfasst ein Sprachtest nur eine einzige linguistische Ebene z. B. den aktiven Wortschatz, dann werden in der Regel akzeptable Werte für die innere Konsistenz erreicht. Die Korrelationen zwischen Subtests, die unterschiedliche Sprachbereiche (z. B. Mehrzahl-

Interne Konsistenz

Testhalbierungs-Reliabilität

bildung versus Bildung von Steigerungsformen) beurteilen, sind allenfalls mittelhoch, gleichbedeutend mit einer unzureichenden internen Konsistenz. Die Bildung eines Mittelwertes aus mehreren Subtestergebnissen zur Bestimmung des globalen Sprachentwicklungsstands ist deshalb problematisch.

Objektivität

Die Objektivität eines Tests ist ein Maß für den Grad der Unabhängigkeit der Ergebnisse vom Untersucher und unterschiedlichen Untersuchungsbedingungen. Sprachtestergebnisse können durch die Art der Durchführung wesentlich beeinflusst werden. So ist es nicht gleichgültig, ob z. B. beim Pseudowörter-Nachsprechen die Pseudowörter vorgesprochen oder von CD vorgespielt werden oder ob dem Kind bei einer falschen Antwort weitere Hilfen gegeben werden oder nicht *(Durchführungsobjektivität)*. Die Durchführung eines Tests muss deshalb im Handbuch genau beschrieben sein und diese Anweisungen müssen bei der Testung exakt eingehalten werden. Bei manchen Sprachtests ist eine Entscheidung bei der Bewertung nicht immer eindeutig *(Auswertobjektivität)*. Ob z. B. beim Nachsprechen von Pseudowörtern ein Kind korrekt „Kalifeng" oder eher „Kalifenn" gesagt hat, ist oft schwer zu entscheiden und das Ergebnis damit vom Untersucher abhängig. *Interpretationsobjektivität* liegt vor, wenn im Manual eindeutige Entscheidungskriterien zur Bewertung des Ergebnisses vorgegeben werden (z. B. Grenzwerte zur Differenzierung zwischen gestört und ungestört). Fehlen diese oder werden nur qualitative Merkmale genannt, dann ist der Spielraum für Interpretationen hoch und die Objektivität gering.

Normierung

Eine Normierung ermöglicht die Einordnung individueller Werte in den Rahmen der Variationsbreite von Gleichaltrigen. Zuverlässige Normwerte stehen bislang bei den wenigsten Sprachtests zur Verfügung. Die Normierungsstichprobe war häufig zu klein (Mindestgröße pro Altergruppe n = 100), nicht repräsentativ und die Altersspanne innerhalb der Altersgruppen zu groß. Auch liegt bei einigen Tests der Erhebungszeitpunkt der Normwerte länger als zehn Jahre zurück, so dass die Normwerte als veraltet anzusehen sind. Die relativ hohe Fehlerquote beim Einsatz von Sprachtests geht zu einem erheblichen Teil auf solche Unzulänglichkeiten bei der Normierung zurück.

Außenkriterium

Diagnostische Gütekriterien für die Erfassung von Sprech- und Sprachstörungen. Diagnostische Gütekriterien hinsichtlich der Erfassung von Sprech- und Sprachstörungen geben Auskunft über die diagnostische Zuverlässigkeit eines Sprachtests. Zur Bestimmung der Treffsicherheit bei der Klassifikation in sprachgestört versus ungestört wird die Übereinstimmung der Klassifikation anhand des Sprachtest mit einer Klassifikation durch eine andere Methode (Referenzwert, Außenkriterium, Goldstandard) beurteilt. Als Außenkriterium eignen sich die klinische Diagnose, ein Expertenrating der Spontansprache und andere Sprachtests.

Die wichtigsten Kriterien zur Beurteilung der diagnostischen Zuverlässigkeit sind Sensitivität und Spezifität. Die Sensitivität (SN) eines Sprachtests entspricht dem prozentualen Anteil der sprachgestörten Kinder, die auch vom Sprachtest als sprachgestört klassifiziert werden (richtig positiv). Die Spezifität (SP) gibt den korrespondierenden Wert für die sprachunauffälligen Kinder an (richtig negativ). Die Zuverlässigkeit eines Sprachtests gilt bei einer Spezifität und Sensitivität von über 90 % als gut, zwischen 80 bis 89 % als akzeptabel und unter 80 % als unzureichend (Plante & Vance, 1994). Weitere diagnostische Gütekriterien sind der positive Vorhersagewert (pVW) (Prozentanteil der sprachgestörten Kinder im Sprachtest, der auch tatsächlich sprachgestört ist) und der negative Vorhersagewert (nVW) (Prozentanteil der sprachunauffälligen Kinder im Sprachtest, der tatsächlich sprachunauffällig ist). Der RATZ-Index (Relativer Anstieg der Trefferquote gegenüber der Zufallstrefferquote) fasst diese Parameter in einem einzigen Wert zusammen und erleichtert so den Vergleich der Zuverlässigkeit verschiedener Tests (Marx et al., 2000).

Sensitivität

Spezifität

Positiver/ negativer Vorhersagewert

RATZ-Index

Die diagnostischen Gütekriterien sind im Gegensatz zu den allgemeinen Gütekriterien keine für einen Test feststehenden Größen. Sie sind zum einen von der Population abhängig, in der die Kennwerte ermittelt werden, und zum anderen von den Kriterien, nach welchen die Kinder in „unauffällig“ bzw. „sprachgestört“ eingeteilt werden (Falldefinition). Um für die klinische Praxis gültige Werte zu erhalten, ist eine Untersuchung in einer bevölkerungsbezogenen Stichprobe notwendig. Die Verteilung der sprachlichen Fähigkeiten in der Stichprobe muss derjenigen entsprechen, die in der Population vorliegt, in welcher der Sprachtest eingesetzt werden soll. Werden die Parameter nicht in bevölkerungsbezogenen Stichproben bestimmt, wie dies nicht selten geschieht, dann ergeben sich verzerrte Werte (vgl. IQWiG, 2009). Bei der Bestimmung der diagnostischen Zuverlässigkeit von Sprachtests besteht ein weiteres Problem darin, dass es für die Diagnose „Sprachentwicklungsstörung“ bislang keine allseits akzeptierte Falldefinition gibt. Als Grenzwert zwischen gestört und ungestört (Cut-Off-Wert) werden Prozentränge zwischen 5 und 30 benutzt (Law et al., 2000). Je höher für die Falldefinition der Prozentrang gesetzt wird, umso stärker verschieben sich die Kennwerte zugunsten der Sensitivität und zu Ungunsten der Spezifität. Bei einer Bewertung von Sensitivität und Spezifität eines Tests ist deshalb immer die Zahl der als sprachauffällig klassifizierten Kinder (Störungsrate) zu berücksichtigen.

Diagnostische Gütekriterien sind u. a. von der Falldefinition abhängig

Für Sprachtests wurden bislang kaum diagnostische Gütekriterien hinsichtlich der Erfassung von Sprech- und Sprachstörungen bestimmt. Nach einer sorgfältigen Recherche kommt das Institut für Qualität und Wirtschaftlichkeit im Gesundheitswesen (IQWiG) zu dem Schluss, dass mit Sprachtests eine operationalisierte Diagnostik, die den Anforderungen einer evidenzbasierten Diagnostik genügt, derzeit nicht möglich ist (IQWiG, 2009). Die Diagnose Sprech- oder Sprachstörung kann somit nicht allein aufgrund eines auffälligen Sprachtestbefunds gestellt werden.

Diagnostische Gütekriterien für Sprachtests kaum untersucht

2.1.6.2 Testdiagnostik bei Lautbildungsstörungen

Überprüfung der Bildung von Lauten als An-, Mit- und Endlaut

Die Fähigkeit, Laute und Lautverbindungen korrekt zu bilden, hängt ab von der Stellung des Lautes im Wort, der Schwierigkeit des Worts und der Komplexität der grammatischen Struktur, in die das Wort eingebunden ist. Um die Abhängigkeit der Lautbildungsfähigkeit vom Kontext, in dem der Laut steht, zumindest teilweise zu berücksichtigen, wird in Lautbildungstests die Fähigkeit zur Aussprache von Konsonanten im An-, Mit- und Endlaut sowie in Konsonantenverbindungen im Anlaut überprüft. Die Tests bestehen in der Regel aus einer Liste mit Wörtern, die das Kind nachsprechen soll, oder einem Satz von Bildern, die zu benennen sind.

Unzureichende Normierung

Lautbildungstests sind bislang unzureichend normiert und kaum hinsichtlich ihrer Gütekriterien überprüft. Die Entscheidung, ob die Zahl der beim Kind zu beobachtenden Lautbildungsfehler noch als altersentsprechend anzusehen ist oder nicht, hängt insbesondere bei jüngeren Kindern von den Auffassungen und der Erfahrung des Untersuchers ab. Auch liegen keine Daten zur Objektivität und Reliabilität vor, so dass die Zuverlässigkeit der Ergebnisse ungeklärt ist.

Artikulatorisch orientierte Lautbildungstests

Mit *artikulatorisch orientierten Lautbildungstests* wird erfasst, ob der Ziellaut an der entsprechenden Stelle eines Worts richtig gebildet wird. Durchführung und Auswertung sind relativ einfach, so dass derartige Tests nach entsprechender Anleitung auch von Personen ohne spezielle linguistische Ausbildung eingesetzt werden können (vgl. Kasten). Die bereits 1938 von Möhring publizierte Lauttreppe ist bis heute in Gebrauch und als Untertest (Kurzversion) in der *„Basisdiagnostik für umschriebene Entwicklungsstörungen im Vorschulalter – BUEVA“* (Esser & Wyschkon, 2002) enthalten.

Artikulatorisch orientierte Lautbildungstests

- Lauttreppe (Möhring, 1938)
- Lautbildungstest für Vorschulkinder – LBT/DLBT 4-7 (Fried, 1980a)
- Bremer Artikulationstest – BAT (Niemeyer, 1976a)
- Lautprüfbogen – LPB (Frank & Grziwotz, 1985)
- Standard-Prüfbogen – S-PB (Metzker, 1981)

Phonologisch orientierte Lautbildungstests

Bei *phonologisch orientierten Lautbildungstests* wird die Antwort des Kindes transkribiert und anschließend nach phonetischen und phonologischen Gesichtspunkten analysiert. Wenn ein Laut durch einen anderen ersetzt wird, wird u. a. entschieden, ob es sich um eine Assimilation, eine Vor- oder Rückverlagerung des Artikulationsorts, eine Plosivierung oder eine Sonorierung handelt. Die Analyse dient durch eine Abgrenzung von physiologischen und pathologischen phonologischen Prozessen der genaueren diagnostischen Zuordnung und der Aufstellung eines detaillierten Therapieplans. Als physiologische phonologische Prozesse werden Lautbildungsfehler bezeichnet, die im Verlauf des normalen Lauterwerbs vorkommen. Dabei handelt es sich um Vereinfachungen, wie zum Beispiel Auslassen unbetonter Silben, Angleichung eines Lautes an einen darauf folgenden (Assimilationen), Auslassen von Konsonanten am Anfang oder am Ende eines Worts und Reduzierungen von Konsonantenverbindungen auf einen oder zwei Laute. Pathologische phonologische Prozesse werden hingegen beim normalen Lauterwerb nicht beobachtet. Die Anwendung phonologisch orientierter Lautbildungstests setzt linguistische Kenntnisse voraus und ist deshalb versierten Sprachtherapeuten vorbehalten (vgl. Kasten).

Phonologisch orientierte Lautbildungstests

- Psycholinguistische Analyse kindlicher Sprechstörungen – PLAKSS (Fox, 2005)
- Psycholinguistische Diagnostik bei Sprachentwicklungsstörungen – PLD-SES (Kauschke & Siegmüller, 2009)
- Screening-Verfahren bei Aussprachestörungen – SVA und Analyseverfahren zu Aussprachestörungen bei Kindern – AVAK (Hacker & Wilgermein, 1999)
- Sprachsystematische Prüfverfahren – SSP (Dickmann et al., 1994)
- Logo-Ausspracheprüfung (Wagner, 1994)
- Aachener Dyslalie Diagnostik – ADD (Stiller, 1994)
- Pyrmonter Analyse phonologischer Prozesse – PAPP (Babbe, 1993)

Lautunterscheidungstests

Wie auf allen linguistischen Ebenen müssen auch auf der Lautebene neben den produktiven die rezeptiven Fähigkeiten erfasst werden. Dies erfolgt mit Lautunterscheidungstests (vgl. Kasten). Den Kindern werden Minimalpaare, d. h. Wörter, die sich lediglich in einem einzigen Laut unterscheiden (z. B. Tasse – Kasse) vorgesprochen oder von CD vorgespielt. Die Kinder werden aufgefordert, auf einer Bildkarte mit bis zu vier Bildern auf das entsprechende Bild zu zeigen. Wie in den Lautbildungstests werden alle wesentlichen Konsonanten im An-, Mit- und Endlaut sowie wichtige Konsonantenverbindungen im Anlaut überprüft.

Lautunterscheidungstests

- Psycholinguistische Diagnostik bei Sprachentwicklungsstörungen – PLD-SES; Subtest „Phonemdifferenzierung" (Kauschke & Siegmüller, 2009)
- Bildwortserie zur Lautagnosieprüfung und zur Schulung des phonematischen Gehörs – BWS-LAP (Schäfer, 1992)
- Lautunterscheidungstest für Vorschulkinder – LUT (Fried, 1980b)
- Bremer Lautdiskriminationstest – BLDT (Niemeyer, 1976b)

2.1.6.3 Testdiagnostik bei Sprachentwicklungsstörungen

Sprachuntertests in Entwicklungstests

Skalen zur Sprachentwicklung, zum Teil aufgeschlüsselt in Sprachproduktion und Sprachverständnis, sind in der Regel in allgemeinen Entwicklungstests (z. B. „Münchener Funktionelle Entwicklungsdiagnostik

(MFED)“ von Hellbrügge, 1994); „Entwicklungstest für Kinder von 6 Monaten bis 6 Jahren (ET 6-6)“ von Petermann et al., 2008) enthalten. Diese Tests zur Feststellung des kognitiven Entwicklungsstands beinhalten für jede Altersstufe allerdings nur wenige Items zur Sprachbeurteilung. Eine differenzierte Einschätzung sprachlicher Fähigkeiten und eine ausreichend sichere Erfassung von Kindern mit Sprachentwicklungsstörungen gelingen mit allgemeinen Entwicklungstests nicht. Hierzu ist der Einsatz spezifischer Sprachtests erforderlich. Je nach Zielstellung werden unterschiedliche Testverfahren gewählt (Leitlinie 5).

L5 **Leitlinie 5: Einsatz von Sprachtests in Abhängigkeit von der Fragestellung**

- *Normierte Sprachtests* werden zur operationalisierten Einschätzung des Sprachentwicklungsstands und zur Diagnostik von Sprachstörungen eingesetzt.
- *Informelle Sprachtests* dienen der Identifizierung sprachlicher Auffälligkeiten in einzelnen linguistischen Bereichen und zur Therapieplanung.
- *Spontansprachanalysen* ermöglichen eine Sprachbeurteilung in alltagsnahen Kommunikationssituationen.
- *Sprachscreenings* sind zur Früherkennung und als erster Schritt bei der Erfassung sprachgestörter Kinder geeignet.

Normierte Sprachtests

Für ältere Kinder und Jugendliche keine normierten Sprachtests

Normierte Sprachtests stehen insbesondere für das Kindergarten- und Vorschulalter zur Verfügung. Einige Tests sind auch noch für Kinder im Grundschulalter geeignet. Ab dem mittleren Schulalter ist eine psychometrische Erfassung sprachlicher Fähigkeiten nur noch eingeschränkt möglich (vgl. Tab. 14). Mit Sprachtests werden unterschiedliche grammatische Fähigkeiten hinsichtlich Sprachproduktion und Sprachverständnis erfasst. Die Qualität der Normierung und der Umfang der Standardisierung (Überprüfung der Testgütekriterien) unterscheiden sich zwischen den Tests erheblich. Die diagnostische Zuverlässigkeit, d. h. Sensitivität und Spezifität bei der Erfassung von Kindern mit Sprachstörungen, wurde bislang nur für die Version für 3-Jährige des SETK 3-5 ermittelt.

Tabelle 14: Normierte Sprachtests

Verfahren	Autoren	Altersbereich
Sprachentwicklungstest für zweijährige Kinder – SETK 2	Grimm, 2000	2;2–2;11 Jahre
Sprachentwicklungstest für drei- bis fünfjährige Kinder – SETK 3-5:	Grimm, 2001; Grimm, 2003	3;0–5;11 Jahre

Tabelle 14: Fortsetzung

Verfahren	Autoren	Altersbereich
Heidelberger Sprachentwicklungstest – HSET	Grimm & Schöler, 2001	3;0–9;11 Jahre
New Reynell Developmental Language Scales – NRDLS	Edwards et al., 2011	3;0–7;6 Jahre
Kindersprachtest für das Vorschulalter – KISTE	Häuser et al., 1994	3;3–6;11 Jahre
Teddy-Test (in Variation als Untertest in KISTE enthalten)	Friedrich, 1998	3;0–6;11 Jahre
Psycholinguistischer Entwicklungstest – PET	Angermaier, 1977	3;0–9;11 Jahre
Sprachstandserhebungstest für Kinder im Alter zwischen 5 und 10 Jahren – SET 5-10	Petermann et al., 2010	5;0–10;11 Jahre
Potsdam-Illinois Test für Psycholinguistische Fähigkeiten – P-ITPA	Esser et al., 2010	4;0–11;5 Jahre bzw. bis zur 5. Klasse
Testbatterie Grammatische Kompetenz – TGK	Tewes & Thurner, 1976	10–12 Jahre bzw. 4.–5. Klasse
Allgemeiner Deutscher Sprachtest – ADST	Steinert, 1978, 2011	3.–10. Klasse

Einige normierte Tests beurteilen sprachliche Fähigkeiten in umschriebenen linguistischen Bereichen (vgl. Tab. 15).

Tabelle 15: Normierte Sprachtests für umschriebene sprachliche Fähigkeiten

Verfahren	Autoren	Altersbereich
Test zur Überprüfung des Grammatikverständnisses – TROG-D	Fox, 2006	3;0–10;11 Jahre
Aktiver Wortschatztest für 3- bis 5-jährige Kinder (Revision) – AWST-R	Kiese-Himmel, 2006	3;0–5;5 Jahre
Wortschatz- und Wortfindungstest für 6- bis 10-Jährige – WWT 6-10	Glück, 2011	5;6–10;11 Jahre
Peabody Picture Vocabulary Test – PPVT (zur Beurteilung des passiven Wortschatzes)	Dunn & Dunn, 2004	ab 13 Jahren
Einschätzungsbogen zur Erfassung kindlicher Kommunikationsfähigkeiten	Spreen-Rauscher, 2003	Kindesalter

Grenze zwischen Normvariante und Störung ist fließend

Beim Einsatz normierter Sprachtests zur Diagnostik von Sprachstörungen sind einige Einschränkungen zu berücksichtigen (vgl. Kasten). Zum einen ist zu bedenken, dass die Grenze zwischen normaler Variationsbreite sprachlicher Fähigkeiten und Sprachstörungen fließend ist. Von einer Sprachstörung wird üblicherweise ausgegangen, wenn das Testergebnis einen Grenzwert (Cut-off) unterschreitet. Bislang gibt es aber keine allgemein akzeptierte Festlegung, welcher Grenzwert zu benutzen ist. In der Praxis werden vorwiegend Cut-off-Werte zwischen 1 und 1½ Standardabweichungen unter dem Mittelwert (entsprechend Prozentrang 7–16) herangezogen. In der Forschungsliteratur finden sich Falldefinitionen mit Cut-off-Werten zwischen Prozentrang 2 und 30.

Einschränkungen bei der operationalisierten Diagnostik von Sprachstörungen mit Sprachtests

- Die wenigsten Sprachtests sind hinsichtlich ihrer Zuverlässigkeit bei der Erfassung von Kindern mit Sprachstörungen überprüft.
- Die Fehlerquote von Sprachtests bei der Erkennung sprachgestörter Kinder ist relativ hoch (relativ viele falsch positive und falsch negative Ergebnisse).
- Nicht bei allen normierten Sprachtests ist angegeben, bei welchen Testwerten von einer Sprachstörung auszugehen ist (z. B. SETK 3-5).
- Wie viele Kinder als sprachgestört eingestuft werden, ist davon abhängig, wo die Grenze zwischen unauffällig und auffällig gezogen wird. In der Praxis häufig benutzte Cut-Off-Werte sind Prozentrang 7 (–1½SD), 10 und 16 (–1 SD).
- Werden Kinder als sprachgestört klassifiziert, bei denen der Cut-off-Wert in mindestens einem der Untertests unterschritten wird, ist die Zahl der als gestört eingestuften Kinder von der Anzahl der ausgewerteten Untertests abhängig.

Die Diagnose „Sprachstörung“ kann somit nicht alleine aufgrund eines auffälligen Sprachtestbefunds gestellt werden.

Falldefinitionen aufgrund von Sprachtestergebnissen sind problematisch

Ein weiteres Problem beim Einsatz normierter Sprachtests besteht darin, dass bei Kindern mit Sprachstörungen in der Regel nur einzelne Sprachdimensionen betroffen sind. Sprachtests bestehen deshalb aus zahlreichen Untertests, welche die einzelnen Sprachbereiche getrennt erfassen. Wie viele Kinder als sprachgestört klassifiziert werden, hängt davon ab, ob ein auffälliger Wert in einem einzigen Untertest oder ein auffälliger Gesamtwert als diagnostisches Kriterium gewählt wird. Einen Gesamtwert als Maß für den allgemeinen Sprachentwicklungsstand zu bilden, ist oft wenig sinnvoll, da sich Defizite in Einzelbereichen in einem Gesamtwert unzureichend widerspiegeln. Wird ein auffälliger Wert in einem einzigen Untertest zur Falldefinition herangezogen, dann ist die Zahl der als sprachgestört eingestuften Kinder davon abhängig, aus wie vielen Untertests der Sprachtest besteht. Wird z. B. beim SETK 3-5 nur ein einziger Untertest eingesetzt, dann haben 7 % aller Kinder einen Wert von 1½ Standardabweichungen (SD) unter dem Durchschnitt und werden als sprachgestört klassifiziert. Werden alle vier Untertests (SETK 3-5 für Dreijährige) ausgewertet, dann liegt bei 22 % aller Kinder mindestens ein Wert unter dem Cut-off von –1½SD und wird ein Gesamtwert berechnet (Mittelwert der vier Untertests), dann haben 6 % der Kinder einen Wert unterhalb –1 ½ SD und werden als sprachauffällig eingeordnet (Tippelt et al., 2011).

Informelle Sprachtests

Informelle Sprachtests zur Beurteilung einzelner Sprachdimensionen

In der sprachtherapeutischen Praxis werden zur Diagnostik vorwiegend informelle Sprachtests herangezogen, die weder auf ihre Zuverlässigkeit überprüft noch ausreichend normiert sind. Bei der Durchführung eines Tests zur Beurteilung sprachproduktiver Fähigkeiten werden die Kinder mit Bildern, Spielmaterialien oder strukturierten Kommunikationssituationen angeregt, bestimmte sprachliche Zielstrukturen zu bilden. Durch einen Vergleich mit der Normsprache der Erwachsenen wird ermittelt, welche linguistischen Ausdrucksformen vom Kind gekonnt bzw. noch nicht gekonnt werden. Da altersbezogene Normwerte fehlen, ist es insbesondere bei jüngeren Kindern schwierig, Sprachstörungen von sprachlichen Fähigkeiten im Rahmen der normalen Variationsbreite abzugrenzen. An informellen Sprachtests steht eine große Anzahl zur Verfügung. In Tabelle 16 sind einige umfassendere Sprachtests und in Tabelle 17 informelle Sprachtests für einzelne Sprachdimensionen aufgeführt.

Tabelle 16: Beispiele für informelle Sprachtests

Verfahren	Autoren	Altersbereich
Patholinguistische Diagnostik bei Sprachentwicklungsstörungen – PLD	Kauschke & Siegmüller, 2009	2–6 Jahre
Inventar diagnostischer Informationen bei Sprachentwicklungsauffälligkeiten – IDIS	Schöler, 1999	Vorschulalter
Psycholinguistischer Sprachverständnis- und Sprachentwicklungstest – PSST	Wettstein, 1995	4–9 Jahre
Dysgrammatiker Prüfmaterial – DP	Frank & Grziwotz, 1978	Vorschulalter

Tabelle 17: Beispiele für informelle Sprachtests für umschriebene sprachliche Fähigkeiten

Verfahren	Autoren	Altersbereich
Informelles Verfahren zur Überprüfung von Sprachverständnisstörungen – IVÜS	Endres & Baur, 2000	5–7 Jahre
Marburger Sprachverständnistest für Kinder – MSVK	Elben & Lohaus 2000	5–7 Jahre
Das Pragmatische Profil	Dohmen et al., 2009	ca. 3–10 Jahre

Spontansprachanalysen

Spontansprachanalysen beurteilen alltagsnahe Sprache

Spontansprachanalysen werden insbesondere in der Sprachheilpädagogik und der linguistischen Forschung eingesetzt. Die Spontansprache des Kindes wird in einer möglichst ungezwungenen Kommunikationssituation mit Audiokassette oder Video aufgezeichnet und anschließend transkribiert und analysiert. Zur Beurteilung der sprachlichen Fähigkeiten sollen mindestens 100 auswertbare Äußerungen vorliegen. Spontansprachanalysen haben den Vorteil, dass die Sprache des Kindes in einer alltagsnahen Situation beurteilt wird. Als Nachteil ist anzusehen, dass eine Standardisierung und Normierung kaum möglich ist und dass das Sprachverständnis nicht erfasst wird. Auch können nur linguistische Strukturen beurteilt werden, die das Kind in der Untersuchungssituation benutzt. Wenn z. B. in der aufgenommenen Spontansprachsequenz keine Passivformen vorkommen, bedeutet dies nicht, dass das Kind diese noch nicht beherrscht. Im deutschsprachigen Raum werden insbesondere ESGRAF und COPROF eingesetzt (vgl. Tab. 18).

Tabelle 18: Verfahren zur Spontansprachanalyse

Verfahren	Autoren	Altersbereich
Evozierte Sprachdiagnostik grammatischer Fähigkeiten (Revision) – ESGRAF-R	Motsch, 2009	Vorschulalter und Schulalter
Computerunterstützte Profilanalyse – COPROF	Clahsen & Hansen, 1991	Vorschulalter

Sprachscreenings

Sprachscreenings sind ökonomisch

Sprachscreenings sind in der ambulanten Praxis sowie bei Vorsorge- und Einschulungsuntersuchungen zur Früherkennung von Risikokindern und zur Erfassung von Kindern mit einem Verdacht auf eine Sprachstörung geeignet. Durchführung und Auswertung dauern nur wenige Minuten. Sprachscreenings können nach einer entsprechenden Anleitung auch von Mitarbeitern einer Praxis ohne fundierte linguistische Vorkenntnisse eingesetzt werden. In den ersten Lebensjahren haben sich Elternfragebögen als Screeninginstrumente bewährt. Ab dem Kindergartenalter werden Sprachkurztests eingesetzt.

Erfassung von Verdachtsfällen, keine Diagnosestellung

Ein Sprachscreening hat zum Ziel, Kinder mit einem erhöhten Risiko für Sprachstörungen zu erfassen. Bei Kindern mit einem auffälligen Screeningbefund ist zur genaueren Abklärung eine weitere Sprachdiagnostik erforderlich. Dabei ist zu klären, ob tatsächlich eine Sprachstörung vorliegt und um welche Art von Sprachstörung es sich handelt.

Mit einem Screening sollten möglichst alle gestörten Kinder erkannt werden (hohe Sensitivität). Dies ist nur zu erreichen, wenn eine etwas niedrigere Spezifität in Kauf genommen wird, d. h., dass zu viele Kinder als Risikokinder eingestuft werden (falsch positiver Befund). Bisherige Sprachscreenings wurden kaum hinsichtlich Sensitivität und Spezifität untersucht. Daten zur diagnostischen Treffsicherheit liegen für den SSV (Version für Dreijährige), den SBE-2-KT und den SBE-3-KT und eingeschränkt für den ELFRA-2 vor.

2.1.6.4 Sprachscreenings zur Früherkennung und für die ambulante Praxis

Zielstellung Früherkennung in den ersten Lebensjahren

Kinder mit Sprachentwicklungsstörungen sollten möglichst frühzeitig erkannt werden, da entscheidende Schritte der Sprachentwicklung in den ersten Lebensjahren bewältigt werden und die besten Behandlungserfolge durch eine Frühförderung in der sensiblen Phase der Sprachentwicklung zu erwarten sind.

Im Säuglingsalter Beurteilung von Vorläuferfertigkeiten

Früherkennung von Sprachentwicklungsstörungen bis zum Ende des 1. Lebensjahres (Zeitraum der U1-U6). Bereits im ersten Lebensjahr werden wichtige Vorläuferfertigkeiten für die Entwicklung von Sprache erworben. Zu den Vorläuferfertigkeiten zählen Schreien, Lallen und die auditive Differenzierungsfähigkeit. In zahlreichen Studien wurde versucht, später sprachgestörte Kinder durch Schrei- und Lallanalysen sowie durch eine Bestimmung der auditiven Differenzierungsfähigkeit bereits im Säuglingsalter zu erfassen. Es wurden signifikante Beziehungen der Vorläuferfertigkeiten zu späteren Sprachleistungen gefunden. Wegen einer erheblichen interindividuellen Variabilität präverbaler Fähigkeiten gelingt im Säuglingsalter bislang aber keine Früherkennung sprachgestörter Kinder.

Um den 1. Geburtstag Erfassung präverbaler und erster verbaler Fähigkeiten

Am Ende des ersten Lebensjahres kommunizieren Kinder nicht mehr nur mit Lallen, Gestik und Mimik, sondern verstehen und benutzen erste sinnbezogene Wörter. Zur Erfassung präverbaler und erster verbaler Fähigkeiten wurden für diese Altersstufe mehrere Elternfragebögen entwickelt (vgl. Tab. 19). Ein „Entwicklungscheck: Wie gut spricht Ihr Kind?“ von Hannelore Grimm ist auch im Internet abrufbar (Grimm, 2009). Eltern einjähriger Kinder können 16 Fragen online beantworten. Sie erhalten eine sofortige Rückmeldung über die sprachlichen Fähigkeiten ihres Kindes mit Empfehlungen für das weitere Vorgehen. Einen vergleichbaren Internettest gibt es für Zweijährige.

Früherkennung bis Mitte des 2. Lebensjahres nicht möglich

Eine Überprüfung der prognostischen Validität von Elternfragebögen für einjährige Kinder hat ergeben, dass die Fragebogenergebnisse signifikant mit späteren Sprachfähigkeiten korrelieren. Die Trefferquote bezüglich der Erfassung von Kindern mit Sprachauffälligkeiten ein Jahr später liegt aber nur geringfügig über der Zufallstrefferquote (Betz-Morhard & v. Suchodoletz, 2011; Sachse et al., 2007a). Durch eine Beurteilung der sprach-

Tabelle 19: Elternfragebögen zum Sprachscreening am Ende des 1. Lebensjahres

Verfahren	Autoren	Altersbereich
Elternfragebogen 1 – Sprache, Gesten, Feinmotorik – ELFRA-1 (Zahl der Items: 274)	Grimm & Doil, 2006	12. Lebensmonat
Entwicklungscheck: Wie gut spricht Ihr Kind? (Zahl der Items: 16)	Grimm, 2009	12. Lebensmonat
CSBS-DP Säuglinge/Kleinkind Checkliste: Communication and Symbolic Behavior Scales – Developmental Profile (Zahl der Items: 25)	Wetherby & Prizant, 2002; deutsche Version von Schelten-Cornish, 2006	6.–18. Lebensmonat

lichen Fähigkeiten einjähriger Kinder wird somit keine Früherkennung sprachgestörter Kinder erreicht (vgl. Kasten). Ein spezifisches Sprachscreening kann deshalb in dieser frühen Altersstufe nicht empfohlen werden. Es würde eher zu einer Verunsicherung der Eltern als zu einer sinnvollen Frühförderung führen.

Bewertung von Sprachscreenings am Ende des 1. Lebensjahres

- Am Ende des ersten Lebensjahres können kommunikative und sprachliche Fähigkeiten eines Kindes mit Elternfragebögen erfasst werden.
- Die Ergebnisse von Elternfragebögen korrelieren niedrig bis mittelhoch mit Sprachleistungen ein Jahr später.
- Eine Früherkennung von Kindern mit Sprachentwicklungsstörungen gelingt in dieser frühen Altersstufe nicht.

Beurteilung der Sprachproduktion mit Elternfragebögen

Früherkennung von Sprachentwicklungsstörungen am Ende des 2. Lebensjahres (Zeitraum der U7). Elternfragebögen für ein Sprachscreening am Ende des zweiten Lebensjahres bestehen aus einer Wortschatzliste und aus Fragen zu grammatischen Fähigkeiten. Die Eltern werden gebeten, in der Wortliste alle diejenigen Wörter anzukreuzen, die das Kind schon spricht. Bei den Grammatikfragen sollen die Eltern angeben, welche grammatischen Formen das Kind einsetzt. Dazu werden Beispielsätze angeführt, wie „Benutzt Ihr Kind das Fragewort ‚wie', z. B. wie geht das Spiel?". Oder es werden Sätze mit mehreren Varianten vorgegeben und die Eltern sollen ankreuzen, welche Variante das Kind vorwiegend einsetzt, z. B. „Da Katze" und „Da ist eine Katze". Beurteilt werden sprachproduktive Fähigkeiten, nicht das Sprachverständnis. Das Sprachverständnis kann in dieser Altersstufe mit Elternfragebögen nicht mehr reliabel erhoben werden.

Die im deutschsprachigen Raum zur Verfügung stehenden Elternfragebögen (vgl. Tab. 20) unterscheiden sich hinsichtlich ihrer Länge und der Alterspanne, für die Normwerte vorliegen. Für ein generelles Sprachscreening sind Kurztests besonders geeignet. Sie sind bei sorgfältiger Itemauswahl genauso aussagefähig wie längere Sprachfragebögen (v. Suchodoletz & Held, 2009).

Tabelle 20: Elternfragebögen zum Sprachscreening am Ende des 2. Lebensjahres

Verfahren	Autoren	Altersbereich
Elternfragebogen für zweijährige Kinder: Sprache und Kommunikation – ELFRA-2: Lang- und Kurzversion	Grimm & Doil, 2006	24. Lebensmonat
Elternfragebogen für die Erfassung der frühen Sprachentwicklung für (österreichisches) Deutsch – A-CDI-2	Vollmann et al., 2000	16.–30. Lebensmonat
Elternfragebogen zur Wortschatzentwicklung im frühen Kindesalter: ELAN – Eltern Antworten	Bockmann & Kiese-Himmel, 2006	16.–26. Lebensmonat
Fragebogen zur frühkindlichen Sprachentwicklung – FRAKIS (Standardform) und FRAKIS-K (Kurzform)	Szagun et al., 2009	18.–30. Lebensmonat
Sprachbeurteilung durch Eltern: Kurztest für die U7 – SBE-2-KT	v. Suchodoletz & Sachse, 2008; v. Suchodoletz, 2012	21.–24. Lebensmonat

Mit Elternfragebögen wird der momentane Sprachstand zuverlässig beurteilt

Überprüfungen der Aussagefähigkeit von Elternfragebögen für Zweijährige haben belegt, dass mit diesen Instrumenten der augenblickliche Sprachentwicklungsstand eines Kindes recht genau beurteilt werden kann und dass Spätsprecher (Late Talkers) mit hoher Wahrscheinlichkeit erfasst werden (Heilmann et al., 2005; Pan et al., 2004; Rescorla & Alley, 2001; Sachse & v. Suchodoletz, 2008). Die Zuverlässigkeit einer Vorhersage späterer Sprachleistungen ist jedoch deutlich geringer. Korrelationen zum Sprachstand ein Jahr später sind nur mittelhoch (Bockmann, 2008; Grimm & Doil, 2006) und nur etwas mehr als die Hälfte der Late Talkers hat mit drei Jahren Sprachauffälligkeiten (Buschmann et al., 2009a; Sachse & v. Suchodoletz, 2009). Der positive Vorhersagewert eines Sprachscreenings mit zwei Jahren in Bezug auf Sprachstörungen mit drei Jahren beträgt etwa 50 bis 60% (Feldman et al., 2005; Ullrich & v. Suchodoletz, 2011a).

Früherkennung von Sprachstörungen am Ende des 2. Jahres gelingt nur eingeschränkt

Mit einem Sprachscreening am Ende des zweiten Lebensjahres lassen sich somit Kinder mit einer Sprachentwicklungsverzögerung recht zuverlässig erkennen. Hinsichtlich der Früherkennung später sprachentwicklungsgestörter Kinder ist die Zahl falsch positiver und falsch negativer Befunde aber relativ hoch (vgl. Kasten). Etwa jeder zweite bis dritte Late Talker holt den Sprachentwicklungsrückstand innerhalb eines Jahres ohne Intervention auf (Late Bloomer). Umgekehrt ist fast jedes zweite, später sprachauffällige Kind kein Spätsprecher und wird deshalb bei einem Sprachscreening am Ende des zweiten Lebensjahres übersehen (Ullrich & v. Suchodoletz, 2011b).

Bewertung von Sprachscreenings am Ende des 2. Lebensjahres

- Mit einem Elternfragebogen lassen sich Spätsprecher (Late Talkers) zuverlässig erfassen.
- Bei sorgfältiger Itemauswahl sind Kurztests genauso aussagefähig wie Langtests.
- Bei einer Bewertung der Elternfragebögen nach ihren psychometrischen Gütekriterien ergibt sich für deren Einsatz als Sprachscreening am Ende des zweiten Lebensjahres eine Empfehlung in folgender Reihenfolge: SBE-2-KT; ELAN; Kurzversion ELFRA-2; ELFRA-2; FRAKIS-K; FRAKIS (Rosenfeld & Kiese-Himmel, 2011).
- Etwa die Hälfte der Late Talkers holt den Sprachrückstand innerhalb eines Jahres auf (Spätentwickler, Late Bloomers).
- Etwa die Hälfte der später sprachgestörten Kinder sind keine Late Talkers, weshalb im Alter von zwei Jahren nur jedes zweite Kind mit späteren Sprachentwicklungsstörungen erfasst wird. Im Alter von drei Jahren ist ein erneutes generelles Sprachscreening erforderlich.

Früherkennung von Sprachentwicklungsstörungen am Ende des 3. und Anfang des 4. Lebensjahres (Zeitraum der U7a). Für ein Sprachscreening am Ende des dritten und Anfang des vierten Lebensjahres stehen im deutschsprachigen Raum zwei Instrumente zur Verfügung, die Kurzfassung eines Sprachentwicklungstests und ein Elternfragebogen (vgl. Tab. 21).

Tabelle 21: Sprachscreenings für Kinder am Ende des 3. und Anfang des 4. Lebensjahres

Verfahren	Autoren	Altersbereich
Sprachscreening für das Vorschulalter – SSV; Version für Dreijährige	Grimm, 2003	36.–47. Lebensmonat
Sprachbeurteilung durch Eltern: Kurztest für die U7a – SBE-3-KT	v. Suchodoletz et al., 2009; v. Suchodoletz, 2012	32.–40. Lebensmonat

Bei einem Sprachscreening mit dem SSV wird jedes zweite sprachauffällige Kind übersehen (Sensitivität 49 %). Für ein generelles Sprachscreening im Alter von drei Jahren kann der SSV deshalb nicht empfohlen werden (Tippelt et al., 2011).

Elternfragebogen zuverlässiger als Sprachkurztest

Mit dem Elternfragen SBE-3-KT werden sprachauffällige Kinder mit großer Zuverlässigkeit erkannt. Am aussagefähigsten ist die Grammatikskala. Allerdings werden zu viele Kinder als sprachgestört klassifiziert. Nur jedes zweite Kind mit einem auffälligen Screeningbefund erfüllt die diagnostischen Kriterien der ICD-10 für eine Sprachstörung. Bei den anderen Kindern sind die sprachlichen Auffälligkeiten weniger ausgeprägt.

Deren sprachliche Fähigkeiten liegen noch im unteren Bereich der normalen Variationsbreite (Tippelt et al., 2011; vgl. Kasten).

Bewertung von Sprachscreenings am Ende des 3. und Anfang des 4. Lebensjahres

- Der SSV ist bei Dreijährigen als generelles Sprachscreening ungeeignet, da zu viele sprachgestörte Kinder nicht erfasst werden.
- Mit dem Elternfragebogen SBE-3-KT gelingt eine recht zuverlässige Früherkennung sprachauffälliger Kinder.
- Bei einem auffälligen SBE-3-KT-Befund ist eine weitere Diagnostik erforderlich
  - zur genaueren Analyse sprachlicher Auffälligkeiten und
  - zur Abgrenzung unterschiedlicher Formen von Sprachstörungen und von Sprachauffälligkeiten bei unzureichender Förderung.

Sprachscreenings für das Kindergarten- und Vorschulalter (Zeitraum der U8–U9). Für das Kindergarten- und Vorschulalter wurden mehrere Sprachscreenings entwickelt, um noch vor der Einschulung im Rahmen von Routineuntersuchungen sprachgestörte Kinder zu erfassen (vgl. Tab. 22). Die Screenings sind als Sprachkurztest gestaltet. Elternfragebögen gibt es für diese Altersstufe nicht.

Tabelle 22: Sprachscreenings für das Kindergarten- und Vorschulalter

Verfahren	Autoren
Screening-Verfahren zur Erfassung von Sprachentwicklungsverzögerungen bei Kindern im Alter von 3 ½ bis 4 Jahren bei der U8 – SEV	Heinemann & Höpfner, 1999
Sprachscreening für das Vorschulalter – SSV; Version für Vier- und Fünfjährige	Grimm, 2003
Heidelberger Auditives Screening in der Einschulungsuntersuchung – HASE	Schöler & Brunner, 2008
Entwicklungstest Sprache für Kinder von 4–8 Jahren – ETS 4-8	Angermaier, 2007

Kein überprüftes Sprachscreening im Vorschul- und Schulalter

Keines dieser Screenings wurde hinsichtlich Sensitivität und Spezifität überprüft. Somit liegen keine Daten zur diagnostischen Treffsicherheit vor und Aussagen zur Effektivität eines solchen Screenings sind derzeit nicht möglich (vgl. Kasten).

Bewertung von Sprachscreenings für das Kindergarten- und Vorschulalter

- Sprachscreenings sind ab dem Kindergartenalter als Sprachkurztests konzipiert und verlangen die Mitarbeit des Kindes. Standardisierte Elternfragebögen stehen nicht zur Verfügung.
- Gut normiert sind HASE und der ETS 4-8.
- Die diagnostische Zuverlässigkeit bei der Erfassung sprachgestörter Kinder ist bislang für keines dieser Screenings überprüft.

Für das Schulalter gibt es derzeit keine spezifischen Sprachscreenings. In dieser Altersstufe empfiehlt es sich, einzelne Untertests aus altersentsprechenden Sprachtests einzusetzen.

Der folgende Kasten gibt eine Übersicht über Sprachscreenings vom Säuglings- bis zum mittleren Schulalter zu den Zeitpunkten der Früherkennungsuntersuchungen.

Empfehlungen für ein Sprachscreening in der ambulanten Praxis und bei den Früherkennungsuntersuchungen U1 bis U11

- Bis zum 10. Lebensmonat (U1 bis U5) – kein spezifisches Sprachscreening: Praxistaugliche Verfahren stehen nicht zur Verfügung.
- 10. bis 12. Lebensmonat (U6) – kein spezifisches Sprachscreening: Die Vorhersagekraft von Sprachtests und Elternfragebögen ist unzureichend.
- 21. bis 24. Lebensmonat (U7) – Elternfragebögen: Mit dem Kurztest SBE-2-KT werden Late Talkers zuverlässig erfasst. Mit einem langen Fragebogen (ELAN, ELFRA-2, FRAKIS) kann die Sprachproduktion auch im oberen Leistungsbereich beurteilt werden.
- 30. Lebensmonat (Zeitpunkt einer Nachuntersuchung von Late Talkers): Als Kurztest ist der FRAKIS-K und als Langtest der FRAKIS geeignet.
- 33. bis 36. Lebensmonat (U7a) – Elternfragebogen: Mit dem SBE-3-KT lassen sich Kinder mit Sprachauffälligkeiten mit hoher Zuverlässigkeit erkennen.

Die diagnostische Zuverlässigkeit der Screenings für die folgenden Altersstufen ist *nicht* untersucht:

- 43. bis 48. Lebensmonat (U8): SSV
- 60. bis 64. Lebensmonat (U9): SSV, HASE und ETS 4-8
- 7. bis 8. Lebensjahr (U10) und 9. bis 10. Lebensjahr (U11): bis zum Alter von 9 Jahren die Untertests IS und VS des HSET, bis zu 10 Jahren Untertests des SET 5-10 und bis zur 5. Klasse Untertests des P-IPTA

Hilfreiche Materialien

- Sprachbeurteilung durch Eltern: Kurztest für die U7 – SBE-2-KT (vgl. M03, S. 152).
- Sprachbeurteilung durch Eltern: Kurztest für die U7a – SBE-3-KT (vgl. M04, S. 154).

2.1.6.5 Sprachdiagnostik bei mehrsprachig aufwachsenden Kindern

Schwierige Abgrenzung von Sprachstörung und mangelnden Deutschkenntnissen

Bei mehrsprachig aufwachsenden Kindern muss im Rahmen der Diagnostik geklärt werden, ob Sprachauffälligkeiten Folge einer Sprech- bzw. Sprachentwicklungsstörung sind oder eher Ausdruck eines unzureichenden Kontakts zur deutschen Sprache. Mit einem deutschsprachigen Test ist eine Unterscheidung nicht möglich, da ein solcher Sprachtest keine Hinweise auf die Ursachen mangelhafter Deutschkenntnisse liefert. Von einer Sprech- bzw. Sprachstörung ist nur auszugehen, wenn das Kind auch in der Muttersprache Sprachdefizite aufweist.

Wichtige Hinweise auf die Sprachfähigkeiten eines Kindes in der Muttersprache gibt die Anamnese. Die Eltern sollten detailliert befragt werden, wie intensiv der Kontakt des Kindes zur Muttersprache ist und ob die Eltern oder andere Bezugspersonen Sprachauffälligkeiten bemerkt haben. Sprechen und verstehen die Eltern nur schlecht Deutsch, können zweisprachige Anamnesebögen verwendet werden, die im Internet für arabisch, englisch, französisch, griechisch, italienisch, polnisch, russisch, serbokroatisch, spanisch und türkisch abrufbar sind (Jedik, 2011). Wenn die Möglichkeit besteht, dann sollte eine Beurteilung der Spontansprache des Kindes entweder direkt oder über eine Videoaufzeichnung einer Eltern-Kind-Interaktion durch einen Untersucher, der die Muttersprache des Kindes beherrscht, erfolgen.

Mehrsprachige Anamnesebögen im Internet

Standardisierte und normierte Sprachtests für die Muttersprache stehen in der Regel nicht zur Verfügung. Für einige Sprachdimensionen gibt es jedoch für diejenigen Erstsprachen, die bei uns besonders häufig vorkommen, informelle oder teilstandardisierte Verfahren (vgl. Tab. 23).

Informelle und teilstandardisierte Tests

Tabelle 23: Informelle Sprachtests für mehrsprachig aufwachsende Kinder

Verfahren	Autoren	Alter/Sprache
Bögen zur Überprüfung der Lautbildungsfähigkeit	Jenny, 2008	in 18 Sprachen
Türkisch-Artikulations-Test (TAT)	Nas, 2010	türkisch
Sprachbeurteilung durch Eltern: Kurztest für die U7 – SBE-2-KT (Früherkennung von Sprachentwicklungsverzögerungen)	v. Suchodoletz & Sachse, 2008	21.–24. Lebensmonat 25 Sprachen
LOGwords (Beurteilung des Sprachverständnisses)	LOGMEDIA, 2011	5 Jahre bis Jugendalter 16 Sprachen
Screening der Erstsprachfähigkeit bei Migrantenkindern – SCREEMIK 2 (Beurteilung von Lautbildung und Sprachverständnis)	Wagner, 2008	4–5 Jahre russisch und türkisch
Linguistische Sprachstandserhebung – Deutsch als Zweitsprache (LiSe-DaZ) (Beurteilung von Wortschatz und Grammatikproduktion und -verständnis im Deutschen; Normierung in Bezug auf die Intensität des Kontakts zur deutschen Sprache)	Schulz & Tracy, 2011	3–7 Jahre für Kinder mit Deutsch als Zweitsprache

Zur Beurteilung der Lautbildungsfähigkeit durch Untersucher, welche die Muttersprache der Kinder nicht beherrschen, wurden fremdsprachige Befundbögen entwickelt, aus denen durch eine phonetische Kodierung

Beurteilung der Lautbildungsfähigkeit

des fremdsprachigen Worts die korrekte Aussprache hervorgeht. Entsprechende Bögen in bislang 18 Sprachen wurden von Jenny (2008) publiziert. Ausgehend von der Wortliste der Werscherberger Lautprüf- und Übungsmappe wurden entsprechende Bilder und Wortlisten erstellt, mit denen das Lautinventar für Deutsch und die entsprechende Muttersprache überprüft werden kann. Die Lautbildungsfähigkeit von Kindern mit türkischer Muttersprache kann mit dem Türkisch-Artikulations-Test (TAT) (Nas, 2010) beurteilt werden.

Beurteilung der phonologischen Merkfähigkeit

Die phonologische Merkfähigkeit kann mit Aufgaben zum Nachsprechen von Pseudowörtern auch bei nicht deutsch sprechenden Kindern eingeschätzt werden. Defizite in der phonologischen Merkfähigkeit sind Marker für Sprachentwicklungsstörungen. Bei der Überprüfung der diagnostischen Treffsicherheit von acht Subtests aus Sprachentwicklungstests erwies sich das Nachsprechen von Pseudowörtern als am zuverlässigsten. Geeignet sind u. a. der Mottier-Test, ein Untertest des Zürcher Lesetests (Kiese-Himmel, 2009; Linder, 2000), der Untertest PGN aus dem SETK 3-5 (Grimm, 2001) und der NK aus HASE (Schöler & Brunner, 2008). Bei der Anwendung muss darauf geachtet werden, dass nur Pseudowörter benutzt werden, deren Laute in der Muttersprache des Kindes vorkommen. Laute, die nicht zum Lautinventar der Muttersprache gehören, können von den Kindern nur schwer erkannt und gebildet werden, so dass falsch positive Ergebnisse die Folge wären.

2.1.6.6 Störungsspezifische Diagnostik bei Stottern

Stottern bei mehr als 3 bis 5 Stotterereignissen pro 100 Silben

Aus der Anamnese und der Beurteilung der Spontansprache in Situationen mit unterschiedlichen Sprechanforderungen kann die Diagnose „Stottern" in den meisten Fällen auch ohne ein spezifisches Diagnoseinstrument gestellt werden. Von einer klinisch relevanten Redeflussstörung wird üblicherweise ausgegangen, wenn mehr als drei bis fünf Stotterereignisse pro 100 Silben auftreten.

Schwierig ist eine diagnostische Zuordnung zu Beginn der Symptomatik. Stottern beginnt oft schleichend und anfangs ist es nicht leicht, Stottern von physiologischen Sprechunflüssigkeiten abzugrenzen. In Leitlinie 6 sind Symptome, die zur differenzialdiagnostischen Zuordnung herangezogen werden können, aufgeführt. Als psychometrisches Verfahren eignet sich das „Stuttering Prediction Instrument for Young Children" (Riley, 1994, dt. Version von Sandrieser & Schneider, 2008). Eltern können auch selbst im Internet überprüfen, ob der Verdacht auf Stottern berechtigt und eine genauere Abklärung erforderlich ist. Die „Screening Liste Stottern – SLS" besteht aus sechs Fragen mit mehreren Antwortmöglichkeiten. Die Eltern erhalten eine sofortige Rückmeldung über das Ergebnis mit entsprechenden Empfehlungen zum weiteren Vorgehen (Schneider, 2003b).

L6 Leitlinie 6: Abgrenzung zwischen Stottern und physiologischen Sprechunflüssigkeiten

Für ein beginnendes Stottern sprechen folgende Symptome:
- Blockierungen mit sichtbaren Anstrengungen
- Dehnungen mit Tonhöhen- und Lautstärkenanstieg von mehr als einer Sekunde Dauer und häufiger als 1 Mal pro 100 Wörter
- Zwei und mehr Wiederholungen pro 100 Wörter, die Laute und Silben, aber kaum längere Wörter oder Satzteile betreffen
- Pausen innerhalb eines Worts oder vor Sprechbeginn ungewöhnlich lang
- Mitbewegungen oder Atemunregelmäßigkeiten während der Sprechunflüssigkeiten
- Störungsbewusstsein, erkennbar am Abbruch des Blickkontakts und des Sprechens, Vermeiden bestimmter Wörter oder Sprechsituationen
- Dauer der Sprechunflüssigkeiten von mehr als sechs Monaten
- Familiäre Belastung mit Stottern
- Erhebliche Befürchtungen der Eltern vor einem chronischen Stottern

Chronisches Stottern bei einer Dauer länger als 1 Jahr

Eine Zuordnung zu beginnendem versus chronischem Stottern erfolgt unter Berücksichtigung der Dauer des Bestehens der Symptomatik (kürzer versus länger als ein Jahr). Ein Einsatz spezifischer Methoden wird erforderlich, wenn die Schwere der Störung und der einzelnen Symptome genauer bestimmt und Therapieeffekte objektiviert werden sollen. Dazu können unterschiedliche Zugangswege gewählt werden (Übersicht bei Sandrieser & Schneider, 2008).

Quantifizierung von Stotterereignissen in unterschiedlichen Sprechsituationen

Eine genauere Analyse von Art, Häufigkeit und Dauer der einzelnen Symptome ermöglichen Audio- bzw. Videoaufzeichnungen. Ein mehrfaches Anhören und Anschauen erlauben die Erfassung auch diskreterer Symptome und eine zuverlässigere Entscheidung, ob eine Redeflussunterbrechung der Definition für ein Stotterereignis entspricht oder nicht. Geeignete Parameter zur Bewertung der Schwere der Symptomatik sind u. a. der prozentuale Anteil gestotterter Silben bzw. Wörter, der zeitliche Anteil von Stotterereignissen an der Gesamtsprechzeit *(Percentage of Discontinuous Speech Time – PDST)*, die durchschnittliche Dauer aller oder der drei längsten Sprechunflüssigkeiten, die Anzahl von Wiederholungen und die Sprechgeschwindigkeit. Da die Ausprägung der Stottersymptomatik situationsabhängig ist, hängt die Reliabilität der Ergebnisse entscheidend davon ab, wie repräsentativ die analysierte Spontansprachprobe ist. Durch eine Analyse von Spontansprachproben in unterschiedlichen Sprechsituationen lässt sich die Zuverlässigkeit des Ratings erhöhen. Eine gute Berücksichtigung der intraindividuellen Variabilität der Symptomatik ermöglicht auch der Einsatz standardisierter Fragebögen. Andere Diagnoseinstrumente erlauben eine differenziertere Beurteilung der psychischen Reaktionen auf das Stottern (vgl. Tab. 24).

Tabelle 24: Diagnostische Instrumente zur Beurteilung eines Stotterns

	Verfahren	Kurzbeschreibung
Methoden zur Beurteilung der Stotter-symptomatik	Screening List for Stuttering – SLS von Riley (1989), dt. von Schneider (2003; Sandrieser & Schneider, 2008)	Kurzer, normierter Elternfrage-bogen zu Stotterereignissen und den Reaktionen des Kindes und des Umfelds
	Stuttering Severity Instrument – SSI-3 von Riley (1994), dt. von Schneider (2001; Sandrieser & Schneider, 2008)	Rating einer Erzähl- und ggf. Leseprobe hinsichtlich Häufigkeit und Dauer der Stotterereignisse und motorischer Begleitsymptome (ab dem 4. Lebensjahr)
	Qualitative Beschreibung von Stotterverhalten – QBS von Schneider (2002; Sandrieser & Schneider, 2008)	Rating einzelner Symptome hinsichtlich Häufigkeit und Aus-prägung auf einer siebenstufi-gen Skala
	FluencyMeter (Glück, 2003)	Computergestützte Quantifizie-rung von Stottersymptomen
	Aachener Analyse unflüssigen Sprechens – AAUS (Schneider & Zückner, 2008)	Kodier- und Auswertsystem zur qualitativen und quantitativen Analyse von Stotterereignissen und Begleitsymptomen
	Zeitintervallmessung von Stot-tern (Natke, 2005)	Software zur Unterteilung von Sprechproben in Abschnitte von einigen Sekunden zur randomi-sierten Klassifikation in gestot-tert ja/nein
Methoden zur Beurteilung psychischer Reaktionen auf das Stottern	Reaktion auf kommunikative Stressoren – RKS von Schnei-der (2001; Sandrieser & Schneider, 2008)	Beurteilung der Situationsab-hängigkeit der Stottersympto-matik durch Erhöhung des Sprechdrucks (Zeitdruck, Unter-brechung, Rechtfertigungs-fragen)
	Reaktionen auf das Stottern des Untersuchers – RSU von Schneider (2002; Sandrieser & Schneider, 2008)	RSU 1: ab 2. Lebensjahr, Beobachtung der verbalen und nonverbalen Reaktionen des Kindes durch Untersucher und Eltern RSU 2: ab Schulalter, Befra-gung des Kindes und der Eltern zu vom Untersucher demon-strierten Stottersymptomen
	Perception of Stuttering Inven-tory – PSI-V von Woolf (dt. Frischmuth; in Renner, 2005)	Rating des Ausmaßes des Ver-meidungsverhaltens

2.1.7 Ergänzende psychologische Diagnostik

Beurteilung allgemeiner kognitiver Fähigkeiten mit nonverbalen Tests

Eine genauere Überprüfung der allgemeinen kognitiven Fähigkeiten ist bei Kindern mit Sprechstörungen (umschriebene Artikulationsstörung, Redeflussstörung) nur erforderlich, wenn sich aus der Schilderung der Eltern oder den Berichten der Erzieherinnen bzw. Lehrerinnen Hinweise auf Leistungsprobleme ergeben. Sind hingegen Sprachstörungen (Dysgrammatismus, Wortschatzmängel) nachweisbar, dann sollte in jedem Fall eine Entwicklungs- bzw. Intelligenzdiagnostik erfolgen. Bei der Auswahl des Testverfahrens ist zu beachten, dass das Ergebnis weitgehend unabhängig von sprachlichen Fähigkeiten und der phonologischen Merkfähigkeit, die bei Kindern mit Sprachentwicklungsstörungen in der Regel beeinträchtigt sind, sein sollte. Geeignet sind nonverbale Entwicklungs- bzw. Intelligenztests (u. a. CFT 1, CFT 20-R, CPM, SON-R 2½-7 bzw. 5½-17) und nonverbale Skalen umfassender Verfahren zur Überprüfung kognitiver Fähigkeiten (u. a. K-ABC, HAWIK-IV).

L7 Leitlinie 7: Ergänzende psychologische Diagnostik

- Zumindest orientierende Entwicklungs- bzw. Intelligenzdiagnostik
- Beurteilung von Konzentrationsfähigkeit und phonologischer Merkfähigkeit
- Bei Schulkindern Überprüfung der Lese- und Rechtschreibfähigkeiten
- Verhaltensfragebogen zur Erfassung externalisierender und internalisierender Störungen

Lese- und Rechtschreibtests

Bei Kindern mit einer Sprachentwicklungsstörung ist im Schulalter häufig eine Lese-Rechtschreibstörung zu beobachten. Wenn bei diesen Kindern über Schulprobleme berichtet wird, dann sollten die Lese- und Rechtschreibleistungen mit standardisierten Testverfahren genauer abgeklärt werden.

Beurteilung von Konzentrations- und Merkfähigkeit

Bei Sprachentwicklungsstörungen ist eine Komorbidität mit hyperkinetischen Störung nicht ungewöhnlich. Ergeben sich bei einem sprachgestörten Kind Hinweise auf Aufmerksamkeitsstörungen ist diesen mit psychometrischen Verfahren nachzugehen. Eine Beurteilung der phonologische Merkfähigkeit kann über das Nachsprechen von Wörtern, Pseudowörtern oder Zahlen erfolgen. Standardisierte und normierte Verfahren sind als Untertests in einigen Sprach- und Intelligenztests enthalten (u. a. Pseudowörter nachsprechen im SETK 3-5 und HASE, Zahlen nachsprechen im K-ABC).

Verhaltensfragebögen

Emotionale und Verhaltensprobleme treten primär und sekundär bei etwa jedem zweiten Kind mit Sprech- oder Sprachstörungen auf. Zur Erfassung externalisierender und internalisierender Störungen eignen sich standardisierte Eltern- bzw. Erzieher- und Lehrerfragebögen (u. a. SDQ, CBCL, TRF).

2.1.8 Differenzialdiagnostik

Differenzialdiagnostik bei Lautbildungsstörungen. Bei der Differenzialdiagnostik von Lautbildungsstörungen ist zu berücksichtigen, ob Laute einzeln gesprochen fehlerhaft gebildet werden (phonetische Störung) oder ob Lautbildungsfehler nur in bestimmten Wortzusammenhängen auftreten (phonologische Störung). Des Weiteren ist von Bedeutung, ob die Lautbildungsstörung die einzige Auffälligkeit ist oder ob weitere Symptome nachweisbar sind. In Leitlinie 8 wird ein Überblick über die Differenzialdiagnostik bei Lautbildungsstörungen gegeben.

L8 Leitlinie 8: Differenzialdiagnostik bei Lautbildungsstörungen

Zusätzliche Störungen	Verdachtsdiagnose
Phonetische Störung	
Ausgeprägte Beeinträchtigung der Verständlichkeit, keine weiteren Symptome	Verbale Entwicklungsdyspraxie
Neuromuskuläre Störungen im Hirnnervenbereich	Dysarthrie
Anatomische Auffälligkeiten der Sprechorgane	Dysglossie
Allgemeine Veränderung des Stimmklangs	Stimmstörung
Phonologische Störung	
Keine weiteren Symptome	Umschriebene Artikulationsstörung
Dysgrammatismus, Wortschatzdefizite	Sprachentwicklungsstörung
Intelligenzminderung	Sekundäre Entwicklungsstörung des Sprechens
Hörstörung	Audiogene Lautbildungsstörung

Differenzialdiagnostik bei Sprachstörungen. Die wichtigsten Charakteristika von Sprachstörungen sind ein Dysgrammatismus und Wortschatzmängel. Bei der Abgrenzung unterschiedlicher Störungsbilder ist zu beachten, ob die Sprachstörung umschrieben auftritt oder ob weitere, nicht sprachliche Störungen nachweisbar sind. Von wesentlicher Bedeutung ist zudem, ob die Sprachstörung primär besteht oder ob der Verlauf durch einen Sprachverlust nach anfangs unauffälligem Spracherwerb gekennzeichnet ist. In Leitlinie 9 ist die Differenzialdiagnostik von Sprachstörungen zusammengefasst.

L9 Leitlinie 9: Differenzialdiagnostik bei Sprachstörungen

Besonderheiten bzw. zusätzliche nicht sprachliche Störungen	Verdachtsdiagnose
Keine nicht sprachlichen Störungen	Umschriebene Sprachentwicklungsstörung
Intelligenzminderung	Sekundäre Sprachentwicklungsstörung
Hörstörung	Audiogene Sprachentwicklungsstörung
Verlust sprachlicher Fähigkeiten	Aphasie
Verlust sprachlicher Fähigkeiten und Epilepsie ohne definierte Hirnerkrankung	Landau-Kleffner-Syndrom

Differenzialdiagnostik bei Redeflussstörungen. Redeflussstörungen, die mit Wiederholungen und Verkrampfungen der Sprechmuskulatur einhergehen, können auch bei Ticstörungen, Erkrankungen extrapyramidaler Hirnstrukturen (u. a. Chorea minor, Choreoathetose) und bei Zwangsstörungen auftreten. Eine differenzialdiagnostische Abgrenzung dieser Störungsbilder fällt in der Regel leicht, da sich die Art der Redeflussunterbrechungen von typischen Stotterereignissen unterscheidet. Schwieriger kann eine Abgrenzung vom Poltern sein, da sich die Symptome ähneln und beide Störungsbilder gleichzeitig auftreten können. Für Stottern bzw. Poltern typische Merkmale sind in Tabelle 25 aufgeführt.

Tabelle 25: Differenzialdiagnostik zwischen Stottern und Poltern

Merkmale	Stottern	Poltern
Störungsbewusstsein	vorhanden	fehlt
Leidensdruck	vorhanden	fehlt
Therapiemotivation	vorhanden	fehlt
Aufmerksamkeitslenkung auf das Sprechen bewirkt	Verschlechterung	Besserung
Vor Fremden wird	schlechter gesprochen	besser gesprochen
Bei ungezwungener Rede wird die Sprache	besser	schlechter
Wiederholungen bewirken	Verschlechterung	Verbesserung
In der Therapie	Ablenkung vom Sprechen	Aufmerksamkeitszuwendung aufs Sprechen

2.1.9 Verlaufskontrolle

Verlaufskontrolle nach jeder Behandlungsphase

Im Mittelpunkt der Behandlung von Kindern mit Sprech- und Sprachentwicklungsstörungen steht eine Sprachtherapie. Deren Verordnung erfolgt nach den Heilmittelrichtlinien in Therapiephasen, die je nach Schwere des Störungsbilds aus 10 bis 30 Behandlungseinheiten bestehen. Nach jeder Therapiephase ist zur Festlegung des weiteren Vorgehens eine Verlaufskontrolle erforderlich.

Konkretes Therapieziel erreicht?

Im Rahmen der Verlaufskontrolle ist zu entscheiden, ob das konkrete Behandlungsziel erreicht wurde und ob die Therapie fortzusetzen oder zu beenden ist. Wird als Behandlungsziel der Erwerb einer bestimmten linguistischen Zielstruktur festgelegt, dann wird das Erreichen des Ziels mit einem entsprechenden Sprachtest überprüft. Beispielsweise lassen sich bei Lautbildungsstörungen Therapiefortschritte mit der Lauttreppe von Möhring gut veranschaulichen. Wenn zwischen Spontansprache und Einzelwortsprechen deutliche Diskrepanzen bestehen, empfiehlt es sich, zur Verlaufkontrolle den *„Prozentsatz korrekt gebildeter Konsonanten"* (Percentage Consonant Correct – PCC) (Eisenwort et al., 1997; Shriberg & Kwiatkowski, 1982) in einer Spontansprachprobe zu bestimmen. Zur Überprüfung grammatischer Fähigkeiten eignen sich Untertests aus Sprachtests, wie z. B. der Untertest „Adjektivableitungen – AD" aus dem Heidelberger Sprachentwicklungstest zur Beurteilung der Fähigkeit zur Bildung von Steigerungsformen.

Wenn die Überprüfung ergibt, dass das Therapieziel nicht erreicht wurde, dann müssen die Ursachen geklärt werden (vgl. Kasten).

Mögliche Ursachen für unzureichende Lernfortschritte bei einer Sprachtherapie

- Unrealistische Therapieziele bei komplexen oder schweren Störungsbildern
- Ausgeprägte komorbide Störungen, z. B. ADHS
- Mangelhafte Mitarbeit und Motivation des Kindes und der Familie
- Inadäquate Behandlungsmethode
- Unzureichende Kooperation zwischen Therapeut und Kind bzw. Familie

Je nach Ursache für einen ausbleibenden Therapieerfolg ist eine Anpassung des Behandlungsplans erforderlich (vgl. Kasten).

Mögliche Konsequenzen bei unzureichendem Therapieerfolg

- Änderung des Behandlungsziels
- Behandlungspause
- Stärkere Berücksichtigung der Bedürfnisse des Kindes und der Familie
- Zusätzliche oder vorrangige Behandlung komorbider Störungen
- Änderung der Therapiemethode
- Therapeutenwechsel

Eine Behandlungspause kann sich dann als günstig erweisen, wenn sich die Motivation des Kindes zur Mitarbeit deutlich vermindert hat. Während der Pause sind durchaus weitere Verbesserungen möglich, insbesondere durch eine Übernahme des in der Therapie Gelernten in die Alltagssprache (Arthold & Hautvast, 2006).

Bedürfnisse der Familie berücksichtigen

Oft sind es nicht die sprachlichen Auffälligkeiten, die das Kind und die Familie am meisten belasten, sondern komorbide Störungen und die Reaktionen des Umfelds. Bei Verlaufsuntersuchungen sollte deshalb stets nach der Sicht des Kindes bzw. Jugendlichen und der Familie auf Behandlungserfolge und derzeit bestehende Beeinträchtigungen gefragt werden. Insbesondere sollte auf Leidensdruck, psychoreaktive Störungen und Bewältigungsstrategien eingegangen werden. Erwartungen an die Therapie sind zwischen Therapeuten und Betroffenen oft unterschiedlich. Zur Erfassung der Erwartungen und Bedürfnisse der Eltern eignet sich der „Bedürfnis-Fragebogen für Eltern entwicklungsauffälliger Kinder" von Meusel (2007), eine Adaptation des „Family Needs survey" von Bailey et al. (1992).

L10 **Leitlinie 10: Verlaufskontrolle bei Sprech- und Sprachentwicklungsstörungen**

- Überprüfung des Erreichens des Therapieziels nach jeder Behandlungsphase von 10 bis 30 Sprachtherapieeinheiten
- Berücksichtigung des Verlaufs komorbider Störungen
- Beurteilung von Leidensdruck, psychoreaktiven Störungen und Bewältigungsstrategien
- Erfragen der Sicht des Kindes bzw. Jugendlichen und der Familie und deren Erwartungen an die Therapie (ggf. unter Benutzung des Bedürfnis-Fragebogens)

2.1.10 Behandlungsindikationen

Eine Behandlungsindikation ist immer dann gegeben, wenn durch die Sprech- oder Sprachstörung die Kommunikationsmöglichkeiten des Kindes bzw. Jugendlichen deutlich beeinträchtigt sind oder die soziale Integration und eine altersentsprechende Teilhabe am gesellschaftlichen Leben gefährdet sind.

L11 **Leitlinie 11: Behandlungsindikationen bei Sprech- und Sprachentwicklungsstörungen**

- Eine Behandlungsindikation ist gegeben, wenn Sprech- oder Sprachauffälligkeiten über die altersübliche Variationsbreite sprachlicher Fähigkeiten hinausgehen und diese bei mehrsprachigem Aufwachsen nicht durch einen unzureichenden Kontakt zur deutschen Sprache bedingt sind.
- Eine Behandlung sollte immer dann erfolgen, wenn die Störung die Kommunikationsfähigkeit des Kindes bzw. Jugendlichen und/oder dessen soziale Integration beeinträchtigt.

- Je ausgeprägter und komplexer das Störungsbild ist, umso früher sollte mit einer Therapie begonnen werden.
- Ab welchem Alter eine Sprachtherapie einsetzen sollte, ist umstritten. Nach bisherigen Erfahrungen empfiehlt sich ein Therapiebeginn
  - bei Lautbildungsstörungen ab dem Alter von vier bis fünf Jahren,
  - bei Sprachstörungen ab dem Alter von drei bis vier Jahren und
  - bei Sprachentwicklungsverzögerungen ab dem Alter von zwei bis zweieinhalb Jahren als strukturierte Anleitung der Eltern zu sprachförderndem Verhalten, insbesondere beim Vorliegen von Risikofaktoren (niedriger Bildungsstand der Mutter, zusätzliche Wortverständnisstörung, Laut- bzw. Schriftsprachstörungen bei Verwandten 1. Grades).

Sprachtherapie vs. Sprachförderung

Voraussetzung für eine Sprachtherapie ist das Vorliegen einer Sprech- oder Sprachstörung. Nicht bei jedem Kind mit Lautbildungsauffälligkeiten, einer dysgrammatischen Sprache oder eingeschränktem Sprachverständnis liegt eine Störung vor. Derartige Auffälligkeiten sind bei jungen Kindern alterstypisch und können bei mehrsprachig aufwachsenden Kindern Folge eines unzureichenden Kontakts zur deutschen Sprache sein. Ist Letzteres der Fall, dann bedürfen die Kinder einer pädagogischen Sprachförderung aber keiner Therapie.

Schwierig ist bei jungen Kindern die Abgrenzung von Sprachunzulänglichkeiten im Rahmen der normalen Variationsbreite und Sprachstörungen. Bislang gibt es keine Einigung darüber, ab welchem Alter eine Sprachstörung ausreichend sicher abgegrenzt werden kann und in welchem Alter mit einer Sprachtherapie begonnen werden sollte. Generell gilt, dass je ausgeprägter und komplexer die Störung ist, umso früher kann die Diagnose gestellt und umso früher sollte eine Therapie eingeleitet werden.

2.2 Leitlinien zur Therapie

Ziel ist Verbesserung der Teilhabe

Bei der Behandlung sprech- und sprachgestörter Kinder geht es nicht allein darum, die Sprachfähigkeiten der Kinder zu verbessern, sondern insbesondere um eine Unterstützung der sozialen Integration und eine Verbesserung der Teilhabe am Leben (WHO, 2005). Eine Behandlung darf

Bausteine einer multimodalen Betreuung

Behandlung des Kindes
- Verbesserung der Kommunikationsfähigkeit (Sprachtherapie)
- Therapie von Begleitsymptomen
  - motorische Koordinationsschwächen (Mototherapie)
  - Aufmerksamkeitsstörung (Ergotherapie)
  - emotionale oder Verhaltensstörungen (Psychotherapie)

Optimierung des Umfelds
- Beratung und Anleitung der Eltern
- Unterstützung der Integration in Kindergruppen

sich deshalb nicht auf sprachtherapeutische Maßnahmen beschränken, sondern muss umfassender angelegt sein unter Beachtung der Gesamtpersönlichkeit und der sozialen Umweltbedingungen. Neben einer Sprachtherapie und einer Behandlung von Begleitstörungen sind Maßnahmen zur Optimierung der häuslichen und sonstigen sozialen Lebensbedingungen erforderlich (vgl. Kasten).

2.2.1 Beratung der Eltern

Psychoedukation und Empowerment

Die Einbeziehung der Eltern in den Betreuungsprozess ist eine wesentliche Voraussetzung für eine erfolgreiche Behandlung des Kindes. Wichtige Zielstellungen von Beratungsgesprächen sind die Vermittlung von Informationen über das Störungsbild (Psychoedukation) und die Befähigung der Eltern zu einem adäquaten Umgang mit den sprachlichen und sonstigen Besonderheiten des Kindes (Empowerment).

In den Beratungsgesprächen wird ausführlich besprochen, welche Stärken und Schwächen beim Kind bei den Untersuchungen aufgefallen sind, welche Ursachen für die sprachlichen Auffälligkeiten vermutet werden, welches Verhalten des Umfelds sich sprachfördernd bzw. sprachhemmend auswirkt, und wie begleitende psychische Auffälligkeiten und andere komorbide Störungen bei der Betreuung Berücksichtigung finden sollten.

Erwartungen der Eltern an die Therapie

Die Beratung sollte auch eine Unterstützung der Eltern im eigenen Bewältigungsprozess beinhalten. Wie eine Elternbefragung gezeigt hat, beschränken sich die Erwartungen der Eltern an die Therapie nicht auf eine Verbesserung der sprachlichen Kompetenzen ihres Kindes, sondern Eltern erhoffen sich darüber hinaus eine umfangreiche Unterstützung bei der Förderung und bei der Bewältigung der durch die Entwicklungsauffälligkeiten bedingten zusätzlichen Belastungen im Alltag (Meusel, 2007).

L12 **Leitlinie 12: Beratung der Bezugspersonen**

- Informationen über
  - das Störungsbild
  - Stärken und Schwächen des Kindes
  - Ursachen der Sprachauffälligkeiten
  - Therapie- und Integrationsmöglichkeiten
- Möglichkeiten zur Unterstützung von Sprechfreude und Sprachfähigkeit in der häuslichen Umgebung
- Umgang mit komorbiden Auffälligkeiten
- Umgang mit abwertenden Reaktionen im Umfeld

2.2.1.1 Vermittlung von Informationen

Informationen über das Störungsbild beruhen auf den Ergebnissen der Diagnostik, nach deren Abschluss die Untersuchungsbefunde detailliert mit den Eltern besprochen werden. Dabei ist es unvermeidlich, ausführlich auf Schwächen des Kindes einzugehen. In der Regel empfiehlt es sich deshalb, dieses Elterngespräch in Abwesenheit des Kindes zu führen. Eine altersadäquate Besprechung der Untersuchungsergebnisse mit dem Kind ist ab dem Schulalter möglich, sollte aber auf einen anderen Termin verschoben werden.

Berücksichtigung der Variabilität sprachlicher Fähigkeiten

Bei der Besprechung des Sprachentwicklungsstands wird darauf eingegangen, über welche sprachlichen Fertigkeiten das Kind bereits verfügt und welche spezifischen Sprachfähigkeiten noch nicht erworben wurden. Bei einer Bewertung sollte nicht die Normsprache als Bezugssystem herangezogen werden, sondern das Sprachniveau, das nach dem Alter des Kindes zu erwarten wäre. Dabei ist insbesondere bei jüngeren Kindern die hohe Variationsbreite der normalen Sprachentwicklung zu berücksichtigen. Auffälligkeiten in der Sprachproduktion sind den Eltern in der Regel bewusst. Unbemerkt bleiben häufig Sprachverständnisstörungen, weshalb auf diese besonders ausführlich eingegangen werden muss.

Beachtung nicht sprachlicher Fähigkeiten

Neben den sprachlichen Auffälligkeiten werden im Informationsgespräch die Ergebnisse der Untersuchung der allgemeinen kognitiven Fähigkeiten eingehend besprochen. Sprachentwicklungsstörungen geben zu der Befürchtung Anlass, dass sie Ausdruck einer allgemeinen geistigen Retardierung sind. Aus diesem Grund sollte im Rahmen des diagnostischen Prozesses ein Entwicklungs- bzw. Intelligenztest durchgeführt werden. Dessen Ergebnis muss den Eltern ausführlich erläutert werden, um Über- und Unterforderungen aber auch unberechtigten Befürchtungen vorzubeugen.

Auf Stärken und Ressourcen hinweisen

Im Rahmen der Diagnostik werden nicht nur die Schwächen deutlich, sondern auch Stärken und Ressourcen. Den Eltern ist z. B. nicht immer bewusst, mit welchem Geschick ihr Kind Kommunikationshemmnisse mit nonverbalen Mitteln kompensiert. Wenn Eltern anhand von konkreten Beispielen auf die nonverbalen Interaktionsangebote ihres Kindes aufmerksam gemacht werden, fällt es ihnen leichter, diese aufzugreifen und den Kommunikationsprozess flüssiger zu gestalten.

Störungskonzept der Eltern erfragen

Im Beratungsgespräch sollte nach dem Störungskonzept der Eltern gefragt werden. Nicht selten haben Eltern festgefügte Vorstellung zur Erklärung der Sprachstörung. Diese beruhen oft auf der weit verbreiteten Auffassung, dass Sprachstörungen Folge einer unzureichenden Förderung und von Erziehungsfehlern seien. Ein Hinweis auf die vorrangige Bedeutung genetischer Faktoren kann zu einer Entlastung entscheidend beitragen. Gleichzeitig sollte den Eltern erläutert werden, dass genetisch bedingt nicht heißt, dass am Störungsbild nichts verändert werden kann.

Eine hohe erbliche Komponente bedeutet, dass dem Kind der Erwerb von Sprachregeln ungewöhnlich schwerfällt und für Sprachfortschritte intensivere und längere Übungen erforderlich sind als bei anderen Kindern.

Eltern mehrsprachig aufwachsender Kinder sind darauf hinzuweisen, dass Sprachentwicklungsstörungen nicht Folge einer mehrsprachigen Erziehung sind. Auch gibt es keine Hinweise darauf, dass sich bei sprachgestörten Kindern ein mehrsprachiges Aufwachsen nachteilig auf den Verlauf auswirkt. Eltern müssen somit nicht zu einer einsprachigen Erziehung aufgefordert werden (Medina & Rentmeester, 2009)

Mehrsprachige Erziehung kann beibehalten werden

Informationen zu Therapieoptionen sollten sich nicht auf eine Erläuterung des Vorgehens bei einer klassischen Sprachtherapie beschränken. Immer häufiger recherchieren Eltern im Internet. Sie finden dort neben Therapieprogrammen, bei denen sprachliche Fähigkeiten eingeübt werden, auch Angebote mit einem Training von Basisfunktionen und Behandlungsverfahren, die von alternativen Konzepten ausgehen. Damit Eltern die verschiedenen Optionen einordnen können, sollten auch unkonventionelle Therapiemöglichkeiten angesprochen werden. In diesem Zusammenhang sollten die Eltern auch darüber informiert werden, welche Kosten von der Krankenkasse oder anderen Kostenträgern übernommen werden und welche durch sie selbst zu tragen sind. Wichtig ist für Eltern außerdem, Genaueres über regional vorhandene Möglichkeiten zur integrativen Betreuung und zur Betreuung in Sprachheilkindergärten bzw. -schulen zu erfahren.

Unterschiedliche Behandlungsoptionen besprechen

2.2.1.2 Beratung zu einem sprachfördernden Umgang mit dem Kind

Die meisten verbalen Interaktionen finden zu Hause statt. Wenn die Eltern zu einem sprachförderndem Verhalten befähigt werden, ist eine intensivere Unterstützung des Sprech- und Sprachprozesses möglich, als dies alleine durch ein oder zwei Stunden pro Woche in einer Sprachtherapie zu erreichen ist. Damit Empfehlungen zur Sprachförderung zu Hause auch angewendet werden, sollten sie möglichst konkret und auf alltägliche Handlungen bezogen sein.

Sprachförderndes Verhalten ist dadurch gekennzeichnet, dass einerseits der sprachliche Input vermehrt und qualitativ verbessert wird und andererseits die Kinder selbst zum Sprechen angeregt werden. Ziel der Beratung ist nicht, die Eltern zu befähigen, unterrichtsähnlich Sprache zu vermitteln. Erreicht werden soll, dass zu Hause viel mit dem Kind gesprochen wird und dies in einer Weise erfolgt, dass sprachliche Interaktionen den Fähigkeiten des Kindes entsprechen, dass das Kind sprachlich weder über- noch unterfordert wird. Die sprachlichen Anforderungen sollten geringfügig über dem Sprachniveau des Kindes liegen, so dass der nächste Entwicklungsschritt angeregt wird. Auf die Fähigkeiten des Kindes ab-

Sprachanforderungen etwas über dem Niveau des Kindes

gestimmt bedeutet nicht, dass die Eltern Wortneuschöpfungen und kleinkindhafte Sprachregeln des Kindes aufgreifen und in eine „Babysprache" verfallen sollen.

Auf die Interessen des Kindes achten

Eine Intensivierung des Inputs bei adäquater Sprachkomplexität trägt zu einer Unterstützung des Sprachverständnisses und zur Entschlüsselung von Sprachregeln bei. Beispiele für Möglichkeiten zur Förderung des Sprachverständnisses im Alltag sind im folgenden Kasten zusammengestellt. Ein Kind wird von einem vermehrten Sprachangebot aber nur dann profitieren, wenn es sich für das Gesagte interessiert und seine Aufmerksamkeit darauf richtet. Eltern sollten also nicht pausenlos auf das Kind einreden, sondern das, was das Kind gerade beachtet, sprachlich begleiten.

Hinweise zur Unterstützung des Sprachverständnisses

- Erleichterung der Entschlüsselung von Sprache durch
  - Vermeidung von Störgeräuschen (Ausschalten von Radio und Fernseher),
  - Ansprechen des Kindes von vorne, damit dieses die Mundbewegungen beobachten kann,
  - langsames und deutliches Sprechen,
  - Betonung der wichtigen Wörter,
  - kurze Pausen nach jeder Information,
  - ausreichend einfache Formulierungen,
  - vermehrte Nutzung von Mimik und Gestik.
- Erhöhung der Menge des Sprachangebots durch
  - Begleitung der eigenen Tätigkeiten und die des Kindes mit Sprache,
  - regelmäßiges Vorlesen und Erzählen von Geschichten,
  - Verbalisierung eigener Gefühle und die des Kindes, damit das Kind lernt, auch Emotionales adäquat zu äußern.

Fernsehsendungen tragen kaum zu einer Förderung des Sprachverständnisses bei. Fernsehdialoge sind nicht auf das Sprachniveau des Kindes abgestimmt und in der Regel zu schnell. Nur wenn Fernsehsendungen bei gemeinsamem Ansehen zu einem Gespräch und einer aktiven Auseinandersetzung mit dem Geschehen anregen, können sie die Sprachentwicklung unterstützen. Für das Sprachverständnis förderlicher als Fernsehsendungen sind Hörspielkassetten, wenn sie nach den Interessen des Kindes und dessen Sprachniveau ausgesucht werden (Ritterfeld et al., 2006). Manche Kinder hören ihre Lieblingskassetten unzählige Male und können den Inhalt bald auswendig.

Alltagssituationen zur Sprachanregung nutzen

Verbesserungen sprachproduktiver Fähigkeiten sind zu erwarten, wenn das Kind selbst viel spricht und nicht nur Sprache hört. Die Eltern sollten deshalb versuchen, möglichst viele Alltagssituationen zu sprachlichen Interaktionen zu nutzen und dabei ihr Kind zu eigenen Äußerungen zu ermutigen (vgl. Kasten). Besonders geeignet sind offene Fragen, die nicht nur mit „ja" oder „nein" beantwortet werden können (z. B. Warum-, Was-, Wie-Fragen). Vorlesen kann dazu genutzt werden, mit dem Kind über die Geschichte zu sprechen und diese weiter zu führen (dialogisches Vorlesen).

Hinweise zur Unterstützung sprachproduktiver Fähigkeiten

- Nutzung der Essens-, Spiel- und sonstiger Alltagssituationen zu verbalen Interaktionen
- Offene Frage stellen
- Dem Kind ausreichend Zeit zum Antworten geben
- Das Kind nicht unterbrechen und bei Pausen nicht den Satz selbst fortsetzen
- Antworten und Äußerungen des Kindes zur Fortsetzung des Dialogs aufgreifen
- Vorlesen mit Gesprächen über die Geschichte verbinden (dialogisches Vorlesen)
- Reim- und Sprachspiele einsetzen

Kinder mit Sprech- und Sprachstörungen entwickeln nicht selten Hemmungen bei Sprachanforderungen. Sie vermeiden sprachliche Interaktionen und weichen in nonverbale Kommunikationsstrategien aus. Ein wichtiges Anliegen in Elterngesprächen ist eine Beratung, wie Kommunikationsbarrieren vermieden und Sprechfreude angeregt werden kann (vgl. Tab. 26).

Tabelle 26: Hinweise zur Erhöhung der Sprechfreude

Fördert die Kommunikation	Hemmt die Kommunikation
Interesse signalisieren	Ungeduld und unzureichendes Zuhören
Beachtung des Inhalts	Beachtung der Sprachform
Positive Rückmeldung	Kritische Bemerkungen und Verbesserungen
Aufgreifen der Äußerungen in korrekter Form	Aufforderung zum richtigen Wiederholen
Wiederholung in vereinfachter und leicht veränderter Form, wenn das Kind nicht richtig verstanden hat	Ausführliche zusätzliche Erläuterungen, wenn das Kind nicht richtig verstanden hat
Sagen, was verstanden wurde, wenn die Eltern nicht richtig verstanden haben	Aufforderung zur Wiederholung, wenn die Eltern nicht richtig verstanden haben

Adäquate Reaktionen auf Stottern vermitteln

In Beratungsgesprächen mit Eltern von Kindern mit einem Stottern ist besonders wichtig darauf hinzuweisen, dass sie sich möglichst geduldig und unbefangen verhalten, dem Kind die erforderliche Zeit zum Sprechen geben, den Blickkontakt aufrechterhalten und sich nicht durch Unterbrechungen oder Hilfen in die Erzählung des Kindes einmischen. Die Eltern müssen lernen, ihre Aufmerksamkeit ausschließlich auf den Inhalt zu richten und Redeflussunterbrechungen möglichst zu überhören. Die Kinder aufzufordern, noch einmal von vorne anzufangen und nicht so aufgeregt zu sein, sind keine Hilfen. Bei unzureichenden Therapieerfolgen müssen die Eltern befähigt werden, das Stottern ihrer Kinder zu akzeptieren (vgl. Kasten).

Zusätzliche Hinweise für Eltern von Kindern mit einem Stottern

- Vermeiden von Sprechsituationen mit hohem sozialen Druck
- Zurücknehmen allgemeiner Forderungen und Einschränkungen
- Anregung des Kindes zum Erzählen in Phasen flüssigen Sprechens
- Vermeiden perfektionistischer Erwartungen
- Anstreben einer sachlich-distanzierten Einstellung zum Symptom
- Bei Therapieresistenz Befähigung der Eltern zur Akzeptanz einer Restsymptomatik
- Hinweise auf Angebote von Selbsthilfegruppen

Stottern wird in Familien oft tabuisiert. Wenn ein Kind seine Sprechunflüssigkeiten selbst bemerkt und beginnt, darunter zu leiden, dann sollten die Eltern ermutigt werden, offen die Sprechprobleme anzusprechen. Ziel ist eine Entdramatisierung der Symptomatik und eine Stärkung des Selbstwertgefühls. So kann z. B. der Hinweis, dass die meisten Menschen bei Aufregung oder Müdigkeit Sprechunflüssigkeiten zeigen, hilfreich sein.

2.2.1.3 Weitere Beratungsschwerpunkte

Kinder mit Sprech- und Sprachstörungen werden in Kindergruppen oft gehänselt und in eine Außenseiterposition gedrängt. Wenn die Eltern stigmatisierende Reaktionen des Umfelds bemerken, sollten sie beraten werden, wie sie mit ihrem Kind offen darüber sprechen und dieses bei der Bewältigung unterstützen können.

Bewältigungsstrategien besprechen

Eine Sprech- oder Sprachstörung führt aber nicht nur zu einer psychischen Belastung des Kindes, sondern auch der Eltern (Limm & v. Suchodoletz, 1998) und zu Vorwürfen und Schuldzuweisungen durch das Umfeld (v. Suchodoletz & Macharey, 2006). Die Eltern bedürfen einer ausreichenden emotionalen Unterstützung und müssen befähigt werden, mit negativen Reaktionen des Umfelds umzugehen. Eltern sollten ermutigt werden, sich aktiv mit herabsetzenden Reaktionen auseinander zu setzen statt mit Kontaktabbruch und sozialem Rückzug zu reagieren. Bewältigungsprozesse sollten nicht einmalig, sondern während der gesamten Betreuungszeit immer wieder angesprochen werden.

Therapie komorbider Störungen

Umschriebene Entwicklungsstörungen sind in der Regel nicht so umschrieben, wie die Bezeichnung vermuten lässt. Häufig sind weitere Entwicklungsauffälligkeiten zu beobachten, wie motorische Koordinationsschwächen, psychische Störungen und bei Schulkindern Lese-Rechtschreibstörungen. Auf eine Beratung und Therapie solcher komorbiden Störungen wird in diesem Buch nicht näher eingegangen, da diese Störungsbilder in anderen Bänden dieser Reihe ausführlich dargestellt sind.

Bei Jugendlichen muss frühzeitig an eine adäquate Berufsberatung gedacht werden.

2.2.2 Therapieplanung

L13 Leitlinie 13: Therapieplanung

- Festlegung der Reihenfolge notwendiger Therapien: Bei ausgeprägten komorbiden psychischen Störungen empfiehlt sich eine Behandlung parallel zur Sprachtherapie. Eine Ergo- und Mototherapie erfolgt besser alternierend mit der Sprachtherapie.
- Festlegung konkreter Ziele der Sprachtherapie
- Festlegung der Intensität der Therapie
- Absprachen über die Einbeziehung der Eltern unter Berücksichtigung der familiären Ressourcen
- Absprachen über die Zusammenarbeit mit Erziehern und Lehrern

Therapieplan gemeinsam mit den Eltern erstellen

Eine erfolgreiche Behandlung von Kindern mit Sprech- und Sprachstörungen setzt die Kooperationsbereitschaft der Familie voraus. Der Therapieplan sollte deshalb zusammen mit den Eltern erstellt werden. Wenn neben Sprachauffälligkeiten weitere behandlungsbedürftige Störungen vorliegen, empfiehlt es sich, eine Hierarchie hinsichtlich der Dringlichkeit der Behandlung zu erstellen und dementsprechend die Reihenfolge der Interventionen zu planen. Wird eine Sprachtherapie begonnen, dann sollten nicht gleichzeitig eine Ergo- oder Mototherapie durchgeführt werden. Ansonsten besteht die Gefahr der Überforderung des Kindes und der Familie. Ausgeprägte psychische Störungen hingegen müssen oft gleichzeitig oder vor Beginn der Sprachtherapie behandelt werden, da diese eine Sprachtherapie erheblich erschweren oder völlig unmöglich machen können. Hat ein Kind mehrere Sprachprobleme, wie z.B. eine Sprachentwicklungs- und eine Redeflussstörung, dann empfiehlt es sich, die einzelnen Symptome nacheinander und nicht gleichzeitig zu behandeln.

Konkrete Therapieziele benennen

Für die Sprachtherapie sollten konkrete Ziele benannt werden. Diese sollten überprüfbar und realistisch sein. Als Therapieziel wird üblicherweise eine Verbesserung derjenigen Sprachauffälligkeiten ausgewählt, die dem nächsten Schritt im Spracherwerbsprozess entsprechen. Derartige Therapieziele sind am ehesten zu erreichen. Zu erwägen ist aber auch, ob eine vorrangige Behandlung desjenigen Symptoms erfolgt, das die Kommunikationsfähigkeit des Kindes am meisten beeinträchtigt und somit für die Alltagsbewältigung am bedeutsamsten ist.

Therapiesetting

Eine Sprachtherapie erfolgt in der Regel ambulant mit ein bis zwei Therapiestunden pro Woche. Je komplexer und ausgeprägter das Störungsbild ist, umso intensiver sollte die Intervention gestaltet werden. Eine ambulante Behandlung kann als kontinuierliche Sprachtherapie oder als Intervallbehandlung mit Phasen einer intensiven Therapie abgelöst durch Behandlungspausen gestaltet werden. Bei einer schweren Beeinträchtigung der verbalen Kommunikationsfähigkeit, ungünstigen familiären Bedingungen oder fehlenden ambulanten Angeboten in erreichbarer Entfernung sollte auch eine teilstationäre oder stationäre Behandlung in Erwägung gezogen werden.

Ressourcen der Familie berücksichtigen

Die Notwendigkeit einer Einbeziehung der Eltern in die Sprachtherapie wird allseits akzeptiert. Regelmäßige Elterngespräche finden in der Praxis aber relativ selten statt und eine gezielte Anleitung erfolgt nur in Ausnahmefällen. Wie eine Umfrage bei Sprachtherapeuten ergab, fühlen sich diese zur Elternarbeit oft nicht ausreichend kompetent und beschränken sich deshalb auf eine Förderung des Kindes (Ritterfeld & Dehnhardt, 1998). Eltern empfinden dies aber meistens als Mangel und wünschen sich eine stärkere Beteiligung und eine Anleitung, wie sie ihr Kind zu Hause besser fördern können (Ritterfeld, 1999). Eine Einbeziehung des Elternhauses ist umso dringlicher je jünger das Kind ist. Bei zwei- und dreijährigen Kindern kann eine Anleitung der Eltern auch ganz im Vordergrund stehen und eine unmittelbare Behandlung des Kindes ersetzen. Die Beteiligung der Eltern muss sich anderseits aber auch nach den Ressourcen in der Familie richten. Anforderungen dürfen die Eltern weder hinsichtlich der zeitlichen Beanspruchung noch hinsichtlich der Kompliziertheit bei der Realisierung der Empfehlungen überfordern. Bei einer Befragung gaben 23 % der Mütter an, dass sie eine Einbeziehung in die Behandlung als erhebliche Belastung erlebt haben (Limm & v. Suchodoletz, 1999).

Unterstützung der Integration in Kindergruppen

Beim Erstellen des Therapieplans sollte mit den Eltern auch besprochen werden, ob die besuchte Kindereinrichtung den Bedürfnissen des Kindes gerecht wird oder ob ein Wechsel in eine Integrationsgruppe oder einen Spracheilkindergarten bzw. -schule sinnvoll erscheint. Insbesondere bei Kindern mit Sprachverständnisstörungen ist eine Kontaktaufnahme zur Einrichtung und Beratung der Erzieherinnen bzw. Lehrerinnen notwendig, damit diese inadäquate Reaktionen des Kindes richtig einordnen und Anforderungen an dessen sprachliches Vermögen angepasst werden. Dazu muss eine schriftliche Einwilligung der Eltern eingeholt werden.

2.2.3 Sprachtherapie

Voraussetzung für eine erfolgreiche Sprachtherapie ist der Aufbau einer therapeutischen Beziehung zum Kind und eines vertrauensvollen Verhältnisses zu den Eltern.

Gestaltung der therapeutischen Beziehung

Die Beziehung der Sprachtherapeutin zum Kind sollte durch emotionale Wärme und Akzeptanz gekennzeichnet sein. Damit sich das Kind angenommen und sicher fühlt, sollte die Therapeutin dem Kind gegenüber einfühlsam und offen auftreten. Motivierte Mitarbeit sollte unmittelbar positive rückgemeldet, aber auch Verstimmungen und Irritationen ehrlich angesprochen werden. Die Therapeutin muss für das Kind berechenbar und zuverlässig sein. Vereinbarungen über den Ablauf der Therapiestunden, über Belohnungen bei bemühter Mitarbeit und über den Umgang miteinander müssen eingehalten und notwendige Veränderungen abgesprochen und begründet werden. Aber auch vom Kind sollte das Einhalten der gemeinsam getroffenen Regeln eingefordert werden.

Aufbau eines partnerschaftlichen Verhältnisses zu den Eltern

Die Entwicklung eines vertrauensvollen Verhältnisses zu den Eltern gelingt nur, wenn deren Bemühen um das Wohl des Kindes anerkannt wird und ihre Erwartungen an die Therapie und ihre Sorgen wahrgenommen werden. Schuldzuweisungen müssen vermieden und Schuldgefühle abgebaut werden. Förderlich für die Beziehung wirkt sich aus, wenn die Therapeutin ihre eigene positive Haltung gegenüber dem Kind verdeutlicht, indem sie die Stärken des Kindes und seine liebenswerten Seiten hervorhebt. Ihre eigenen Beobachtungen sollte sie mit den Alltagserfahrungen der Eltern verknüpfen, um so die Akzeptanz ihrer Anregungen und Empfehlungen zu erhöhen. Über die Dauer kann ein partnerschaftliches Verhältnis nur aufrechterhalten werden, wenn der therapeutische Prozess für die Eltern transparent gestaltet wird. Auf Fragen der Eltern nach der Therapiegestaltung und Lernfortschritten sollte ausführlich und geduldig eingegangen werden, auch wenn sich die Themen wiederholen und die Fragen in früheren Gesprächen eigentlich schon beantwortet wurden. Die Therapeutin sollte stets Interesse an den Auffassungen der Eltern signalisieren und Anregungen, Veränderungswünsche und Kritik zulassen.

2.2.3.1 Sprachtherapie bei Lautbildungsstörungen

L14 Leitlinie 14: Sprachtherapie bei Lautbildungsstörungen

- Wird ein Laut vom Kind immer falsch gebildet (z. B. Sigmatismus), wird eine *phonetisch orientierte Therapie (Artikulationstherapie)* durchgeführt. Bei dieser Behandlungsform werden Wahrnehmung und Bildung einzelner Laute und Lautverbindungen geübt.
- Wird ein Laut nur in bestimmten Wörtern oder an bestimmten Stellen der Wörter falsch gebildet oder ersetzt, ist eine *phonologisch orientierte Therapie* zu empfehlen. Bei den Übungen zur Lautwahrnehmung und -bildung werden die Laute, die vertauscht werden (z. B. „k" durch „t"), nicht getrennt behandelt, sondern als Kontrast einander gegenübergestellt.
- Bei der Festlegung des Therapieziels richtet sich die Reihenfolge der Behandlung der einzelnen Lautfehlbildungen in der Regel danach, welcher Schritt im Lauterwerb in der normalen Entwicklung als nächstes zu erwarten wäre.

Bei der Behandlung von Lautbildungsstörungen wird zwischen phonetisch und phonologisch orientierten Therapieformen unterschieden (vgl. Tab. 27). In *phonetisch orientierten Therapien* wird vordergründig die Wahrnehmung und die Bildung von bislang ungenügend beherrschten Einzellauten und Lautverbindungen trainiert. Sie werden insbesondere dann empfohlen, wenn ein Kind einen oder mehrere Laute konsequent falsch bildet (z. B. Sigmatismus bzw. Lispeln). *Phonologisch orientierte Therapieverfahren* werden eingesetzt, wenn ein Kind einen Laut nur in bestimmten Wörtern oder an bestimmten Stellen eines Worts falsch ausspricht. Bei phonologisch orientierten Ansätzen liegt der Fokus nicht auf der Wahrnehmung und Bildung eines einzelnen Lauts, sondern der Unterscheidung von Lauten, die vom Kind ausgetauscht werden (z.B. „k" versus „t"). Es werden nicht Einzellaute geübt, sondern Lautpaare im Kontrast zueinander. Wenn ein Kind Laute immer wieder unterschiedlich ausspricht, kann die Behandlung mit dem Üben des einheitlichen Aussprechens einiger weniger Wörter beginnen (*Kern-Vokabular-Therapie;* Fox, 2007).

Tabelle 27: Häufig eingesetzte Verfahren zur Behandlung von Lautbildungsstörungen

Phonetisch orientierte Therapieverfahren	Artikulationstherapie nach van Riper und Irwin (2003)
	Artikulationstherapie nach Franke (1987)
Phonologisch orientierte Therapieverfahren	Minimalpaar-Therapie (Hacker & Wilgermein, 2007)
	Metaphon (Howell & Dean, 1994; deutsche Version von Jahn, 2007)
	Psycholinguistisch orientierte Phonologie Therapie – P.O.P.T. (Fox, 2007)

Üblicherweise wird die Reihenfolge bei der Behandlung der einzelnen Lautbildungsstörungen nach der Zone der nächsten Entwicklung festgelegt. Eine andere Möglichkeit besteht darin, diejenigen Lautbildungsstörungen zuerst zu therapieren, die bei einer versuchsweisen Behandlung am leichtesten zu beeinflussen sind, oder diejenigen, die die Verständlichkeit am stärksten einschränken.

2.2.3.2 Sprachtherapie bei Sprachentwicklungsstörungen

L15 Leitlinie 15: Sprachtherapie bei Sprachentwicklungsstörungen

- Eine Sprachtherapie hat zum Ziel, Fähigkeiten bei der Sprachproduktion und/oder dem Sprachverständnis zu verbessern, Sprechfreude zu fördern und die kommunikativen Fähigkeiten des Kindes zu unterstützen.
- Im Mittelpunkt der Sprachtherapie sollte eine unmittelbare Förderung sprachlicher Fähigkeiten stehen, nicht aber eine Förderung von Basisfertigkeiten oder sonstiger nicht sprachlicher Funktionen.
- Vor jeder Therapiephase sollten konkrete Ziele festgelegt werden, die realistisch und überprüfbar sind.
- Jede Sprachregel muss einzeln erarbeitet werden. Ein wesentlicher Transfereffekt auf andere Regeln findet nicht statt.
- Die Behandlung sollte sich auf das Erreichen des Therapieziels konzentrieren.
- Lernfortschritte sollten für Kinder und Eltern deutlich gemacht werden.
- Wichtig ist eine kontinuierliche Beratung und Einbeziehung der Eltern.

Zur Behandlung von Kindern mit Sprachentwicklungsstörungen wurden zahlreiche sprachtherapeutische Verfahren publiziert. Hauptrichtungen sind strukturiert-übende und naturalistische Therapiekonzepte. In der Praxis werden die Methoden aber nur selten in reiner Form eingesetzt. Der sprachtherapeutische Alltag in Deutschland ist nicht wie im angloamerikanischen Raum durch die Anwendung standardisierter Verfahren gekennzeichnet, sondern durch eine individuelle Vielfalt in der Therapiegestaltung. Überwiegend wählen Sprachtherapeuten aufgrund ihrer Erfahrung und aus theoretischen Grundüberzeugungen einzelne Bausteine aus verschiedenen Verfahren aus und passen ihr Vorgehen individuell an die Besonderheiten des Kindes an.

Fehler erkennen, Imitation, Elizitation, Automatisierung, Verbalisierung

Strukturiert-übende Therapieansätze. Strukturiert-übende Therapieansätze (Produktionsorientierte Satzmusterübungen, Pattern practice, out of context imitation treatment) sind lerntheoretisch orientiert. Die Aufmerksamkeit des Kindes wird gezielt auf die zu erwerbende linguistische Struktur gelenkt. Fehler werden den Kindern bewusst gemacht, und sie werden angeleitet, diese bei sich zu erkennen und zu korrigieren. In den Therapiesitzungen werden den Kindern die Zielstrukturen in zahlreichen Varianten angeboten. Mittels Imitations- und Elizitationstechniken werden sie angehalten, bestimmte Sprachstrukturen immer wieder selbst zu bilden. Ziel ist es, das Kind zum aktiven Sprachgebrauch anzuregen, Routinen einzuschleifen und wichtige Sprachstrukturen zu automatisieren. Zur Elizitation (Hervorlocken) werden Bilder, Dialoge und Spielsituationen benutzt. Der richtige Einsatz von Präpositionen lässt sich zum Beispiel mit einer Serie von Bildern trainieren, die eine Katze vor, neben, auf und unter dem Tisch zeigen. Sprachregeln werden verbalisiert und die Kinder werden angeregt, diese bewusst einzusetzen (vgl. Kasten).

Bausteine in strukturiert-übenden Therapieverfahren

- Anbieten der Zielstrukturen in zahlreichen Varianten
- Imitation
- Elizitation
- Einschleifen von Sprachroutinen
- Nutzung metalinguistischer Strategien
- Unterstützung durch Gesten, Farben, Formen oder Schrift
- Einsatz von Hilfsmitteln
- Häusliche Übungen

Bei strukturiert-übenden Therapieansätzen finden heilpädagogische Grundsätze konsequent Anwendung (vgl. Kasten). Bei einigen Therapieprogrammen werden auch verhaltenstherapeutische Techniken gezielt eingesetzt (u. a. Belohnungssysteme zur operanten Konditionierung, Lernen am Modell). Gestik, visuelle Symbole, Formen und Schrift werden genutzt, um Merkmale von Lauten oder Satzstrukturen zu verdeutlichen. Auch können Spiegel und Computer als zusätzliche Hilfsmittel eingesetzt werden. Die Eltern werden angeleitet, die in der Therapie im Mittelpunkt stehenden Zielstrukturen auch zu Hause vermehrt zu benutzen.

Heilpädagogische Prinzipien in strukturiert-übenden Therapieansätzen

- Abstimmung auf den individuellen Leistungsstand
- Berücksichtigung der Interessen des Kindes
- Herbeiführen eines gemeinsamen Aufmerksamkeitsfokus
- Aktive Beteiligung des Kindes
- Unterteilung in kleine Schritte
- Gute Strukturierung und systematischer Aufbau (vom Leichten zum Schweren)
- Einbeziehen mehrerer Sinnesmodalitäten (hören, sehen, fühlen)
- Häufiges Üben in kleinen Einheiten
- Schaffen von Erfolgserlebnissen
- Unmittelbare Rückmeldungen
- Häufiges Wiederholen

Intuitives Sprachlernen in alltagsnahen Interaktionen

Naturalistische Therapieansätze. Naturalistische Therapieansätze (within context conversational treatment) gestalten Therapiestunden möglichst alltagsnah. Wie beim natürlichen Erstspracherwerb soll das Kind in einer alltagsähnlichen Kommunikationssituation aus dem Input intuitiv Sprachregeln ableiten, diese erproben und korrigieren, falls sich seine Vermutungen über die neue Sprachregel als falsch oder ungenau erweisen. Nur ein aktives Erarbeiten des Regelwissens durch das Kind selbst führe zu einer Internalisierung des Regelsystems als Voraussetzung dafür, dass dieses außerhalb der Therapiestunde angewendet wird. Die Therapeutin sieht ihre Aufgabe darin, die im Kind vorhandenen Spracherwerbsmöglichkeiten zu aktivieren, und nicht darin, ihm Regelwissen systematisch zu vermitteln. Therapiestunden werden interessant und sprachanregend gestaltet, so dass eine möglichst intensive sprachliche Kommunikation zustande kommt. In der Interaktion bietet die Therapeutin zielsprachliche Strukturen in vielfachen Variationen und dem Sprachentwicklungsstand des Kindes entsprechend an, ohne dass der therapeutische Charakter deutlich wird. Vergleichbar mit dem Mutterischen werden neu zu erlernende sprachliche Strukturen in einfache Sätze eingebaut, aus denen Sprachregeln relativ leicht zu entnehmen sind. Auch werden Modellierungstechniken eingesetzt, indem Äußerungen des Kindes aufgegriffen, korrigiert, verändert und mit der sprachlichen Zielstruktur angereichert werden.

Unterschiede sprachtherapeutischer Methoden. Der Gegensatz zwischen strukturiert-übendem und naturalistischem Vorgehen ist nur ein Merkmal, in dem sich die Therapierichtungen unterscheiden. Weitere Kriterien sind der Ansatzpunkt, die Breite des Methodeninventars, die Zielsetzung, das Setting und der gewählte Zugangsweg. Einige Methoden konzentrieren sich auf das Anbieten von Sprache (Input-Therapie, Input-Management) und andere auf eine Anregung des Kindes zum aktiven Sprechen (Output-Therapie) (vgl. Kasten). Diese Merkmale lassen zahlreiche Kombinationsmöglichkeiten zu, was zur gegenwärtigen Vielfalt der Therapiemethoden geführt hat.

Unterscheidungsmerkmale bei sprachtherapeutischen Methoden

- *Vorgehen:* strukturiert-übend versus naturalistisch
- *Ansatzpunkt:* Input- versus Output-Therapie
- *Methodeninventar:* rein sprachliche Anregung versus Einbeziehung anderer Sinnesbereiche und von Hilfsmitteln
- *Therapiegestaltung:* Therapeuten versus Kind geleitet
- *Zielstellung:* allgemeine Sprachförderung versus Erwerb bestimmter Sprachstrukturen
- *Linguistische Zielstrukturen:* Phonologie (Lautbildung, Lautdifferenzierung) versus Wortschatz (aktiv, passiv) versus Grammatik (Grammatikproduktion, Sprachverständnis)
- *Zielorientierung:* Erwachsenensprache versus Zwischenschritt beim Spracherwerb (entwicklungsproximal)
- *Setting:* Einzel- versus Kleingruppentherapie
- *Zielperson:* Kind zentriert versus Elternanleitung

Konkrete Zielstruktur in der Therapie

In der Regel wird die Behandlung auf die Vermittlung einer konkreten Zielstruktur ausgerichtet. In zahlreichen Varianten wird diese in kurzen, klar strukturierten und sprachlich einfach durchschaubaren Sätzen angeboten und es wird ein Bezug zur Bedeutung hergestellt. Das Kind wird durch Fragen und Therapiematerialien angeregt, die Zielstruktur selbst immer wieder zu benutzen. Um das Besondere der Zielstruktur hervorzuheben, werden andere Sprachmuster als Kontrast gegenübergestellt. Zum Beispiel ist in der Patholinguistische Therapie nach Siegmüller und Kauschke (2006) die Verb-Zweitstellungs-Regel die wichtigste linguistische Zielstruktur.

Allgemeine Sprachanregung

In manchen Therapieverfahren wird auf umschriebene Lernziele verzichtet und eine unspezifische Sprachanregung sowie ein allgemeines Kommunikationstraining als bedeutsamer angesehen. Blickkontakt, Aufmerksamkeitslenkung auf einen gemeinsamen Fokus (joint attention) und Gesprächsführungstechniken (turn-taking) werden anstelle von linguistischem Regelwissen vermittelt (z. B. *„Theraplay“* Franke, 1994; *„Sprachtherapie nach Zollinger“*, 2000).

Entwicklungsproximale Ansätze

In Therapieverfahren, die von einem entwicklungsproximalen Ansatz ausgehen, wird als nächster Lernschritt der Erwerb desjenigen Sprachmusters angestrebt, das nach dem Entwicklungsstand des Kindes als nächstes zu erwarten wäre. Dabei kann es sich um alterstypische Zwischenschritte handeln, die nach den Maßstäben der Erwachsenensprache als grammatikalisch falsch anzusehen sind (u. a. „Entwicklungsproximale Sprachtherapie“ nach Dannenbauer, 1994, „Handlungsorientierter Therapieansatz – HOT“ nach Weigl und Reddemann-Tschaikner, 2009).

Elterntrainings

Ausgehend von der Überlegung, dass im häuslichen Milieu sprachliche Interaktionen viel häufiger vorkommen und die Gesamtzeit der Kommunikation viel länger ist als die Zeiten einer Sprachtherapie, werden anstelle oder zusätzlich zu einer direkten Behandlung des Kindes die Eltern zu sprachförderndem Verhalten angeleitet (z. B. Heidelberger Elterntraining;

Buschmann, 2009). Ein solches Vorgehen bietet sich insbesondere bei jüngeren Kindern an, bei denen eine individuelle Sprachtherapie nur in relativ kurzen Einheiten und in spielerischer Form möglich ist.

2.2.3.3 Sprachtherapie bei mehrsprachig aufwachsenden Kindern

Falls eine Sprachtherapeutin die Behandlung übernehmen kann, die die Muttersprache des Kindes beherrscht, dann sollten in der Therapie beide Sprachen berücksichtigt werden. Da dies in der Regel aber nicht der Fall ist, erfolgt auch bei mehrsprachig aufwachsenden Kindern die Behandlung überwiegend in deutscher Sprache. Der Lernzuwachs ist durchaus vergleichbar mit dem monolingual deutsch aufwachsender Kinder. Wenn zudem in der Therapie eine Sprachregel erworben wird, die auch in der Muttersprache gilt, dann treten positive Transfereffekte auch auf die Erstsprache ein (Motsch & Schmidt, 2010).

Wecken von Sprechfreude

Ein besonders wichtiges Ziel in der Therapie mehrsprachig aufwachsender Kinder ist das Wecken von Sprechfreude und die Anregung zu lebhaften verbalen Interaktionen. Wie bei einsprachigen Kindern sollte eine intensive Elternberatung und -anleitung erfolgen. Auch bei Eltern, die kaum deutsch sprechen, geling eine Anleitung zu sprachförderndem Verhalten, wie Erfahrungen mit dem Heidelberger Elterntraining gezeigt haben.

Einbeziehung der Muttersprache

Auch bei einer Therapie, die in deutscher Sprache durchgeführt wird, sollte die Mehrsprachigkeit des Kindes beachtet und gefördert werden. Dies kann dadurch geschehen, dass die Therapeutin ihre Wertschätzung gegenüber der Erstsprache zeigt, indem sie z. B. einige Wörter in dieser Sprache lernt und das Kind in der Muttersprache begrüßt. Dem Kind kann auch erlaubt werden, Antworten zuerst in der Muttersprache und dann in Deutsch zu geben. In der Therapie eines Kindes mit einem Stottern können zum Vorlesen Bücher in der Erstsprache eingesetzt werden.

Unterstützung der Sprachentrennung

Eine Sprachentrennung kann unterstützt werden, indem dem Kind im ersten Schritt eine Sprachenmischung bewusst gemacht wird. Die Therapeutin kann z. B. mit Handpuppen, denen jeweils eine Sprache zugeordnet wird, dem Kind signalisieren, welche Sprache es gerade benutzt. In einem zweiten Schritt kann das Kind selbst die gerade eingesetzte Sprache anzeigen. Wenn das Kind im Erkennen der Sprache ausreichende Sicherheit gewonnen hat, kann es aufgefordert werden, auf ein Signal hin die Sprache zu wechseln oder längere Zeit konsequent in einer Sprache zu sprechen.

2.2.3.4 Therapie bei Stottern

In den meisten Fällen entwickelt sich ein Stottern im 3. bis 5. Lebensjahr. Solange die Redeflussunterbrechungen als physiologische Sprechunflüssigkeiten einzuordnen sind, steht eine Elternberatung im Vordergrund.

Elternberatung bei physiologischen Unflüssigkeiten

Die Eltern sind über Entstehungsmechanismen und Häufigkeit physiologischer Sprechunflüssigkeiten aufzuklären. Sie sollten versuchen, durch ihr eigenes Sprachvorbild (klare Artikulation, nicht zu hohe Sprechgeschwindigkeit, Anpassung an das Sprachniveau des Kindes) und durch eine Anregung zum entspannten Sprechen (z. B. durch Sprechspiele) zu einer Überwindung der Phase physiologischer Sprechunflüssigkeiten beizutragen. Allerdings ist empirisch bislang nicht belegt, dass eine Änderung des Verhaltens der Eltern im Umgang mit dem Kind einen Übergang von Sprechunflüssigkeiten zu Stottern verhindern bzw. ein Stottern bessern kann. Untersuchungen, die darauf hinweisen, dass Eltern stotternder Kinder anders mit ihren Kindern sprechen und umgehen als andere Eltern, wurden nicht durchgängig bestätigt (Ratner, 2004).

Sprechen die Ergebnisse einer ausführlichen Diagnostik für das Vorliegen eines Stotterns, dann ist das vorrangige Ziel der Behandlung eine Beseitigung der stottertypischen Redeflussunterbrechungen und der damit verbundenen Sekundärsymptomatik. Aber nicht immer ist Symptomfreiheit zu erreichen. Ist das zu erwarten, bestehen wichtige Behandlungsziele darin, die Kinder zu befähigen, eine Restsymptomatik zu akzeptieren und bei einem Rückfall in der Therapie Gelerntes selbständig erneut anzuwenden (vgl. Kasten).

Therapieziele bei Stottern

- Verbesserung der Redeflüssigkeit
- Verminderung von Mitbewegungen und Vermeidungsverhalten
- Abbau sozialer Ängste und psychische Stabilisierung
- Ggf. Akzeptanz einer Restsymptomatik
- Ggf. Überführung in eine Phase der „Selbstbehandlung"
- Verbesserung der sozialen Integration

Zur Behandlung des Stotterns haben sich in früheren Jahren dominierende eindimensionale Behandlungsansätze nicht bewährt. Gegenwärtig praktizierte Therapien werden multimodal gestaltet und individuell an die spezifische Symptomatik des Kindes angepasst.

L16 Leitlinie 16: Therapie bei Stottern

In der Therapie des Stotterns werden sprach-, psycho- und soziotherapeutische Interventionen miteinander verbunden. Je nach Störungsbild werden unterschiedliche Schwerpunkte gesetzt.

- Sprachtherapie
  - Sprechmodifikationsansätze
  - Nicht-Vermeidungs-Ansätze
  - Verhaltestherapeutische Interventionen
  - Indirekte Therapieansätze
- Sprechhilfen
- Therapiebegleitende Maßnahmen

- Psychotherapeutische Interventionen
- Evtl. Medikamente bei schwerem Stottern
- Evtl. ergänzende Therapien bei Komorbidität
- Familienbezogene Interventionen
- Umfeldbezogene Interventionen

Voraussetzung für eine Therapie ist eine ausreichende Motivation des Kindes und seiner Eltern. Üblicherweise erfolgt die Behandlung ambulant. Bessert sich die Symptomatik unzureichend, ist eine mehrwöchige stationäre Blocktherapie in einer Spezialeinrichtung in Erwägung zu ziehen. Jüngere Kinder werden zusammen mit ihren Eltern aufgenommen und die Eltern werden in die Therapie einbezogen.

Berücksichtigung des Entwicklungsstandes

Wie die Therapie gestaltet wird, richtet sich nach dem Entwicklungsstand des Kindes, dem Vorhandensein eines Störungsbewusstseins und dem Ausmaß der begleitenden Symptomatik. Im Vorschulalter und so lange sich kein deutliches Störungsbewusstsein entwickelt hat, werden Sprechspiele anstelle von strukturierten Übungen durchgeführt. Im Rahmen von Rollenspielen können Sprechtempo, Lautstärke und Rhythmus variiert und sprechbegleitende Gebärden eingeführt werden, ohne dass die Aufmerksamkeit auf die Redeflussunterbrechungen gelenkt wird. Bewährt hat sich eine Behandlung in Gruppen.

Die vorwiegend eingesetzten sprachtherapeutischen Methoden lassen sich vier Therapiekonzepten zuordnen: Behandlungsansätzen zur Veränderung der Sprechmuster (Fluency Shaping), solchen zur Überführung des Stotterns in eine besser zu tolerierende Variante (Nicht-Vermeidungs-Ansätze), verhaltenstherapeutische Methoden und indirekte Therapien. Diese Therapiekonzepte werden auch kombiniert eingesetzt.

Vermeidung von Stotterereignissen durch verändertes Sprechen

Sprechmodifikations-Ansätze. Sprechmodifikations-Ansätze (Fluency Shaping) haben zum Ziel, Redeflussunterbrechungen durch eine Veränderung der Sprechmuster zu verhindern. Die Kinder lernen in der Therapie, Sprechtempo, Lautstärke oder den Stimmansatz zu modifizieren. Weitere Möglichkeiten sind Übungen zum akzentuierten, stärker gegliederten oder rhythmischen Sprechen. Oft werden während der ersten Behandlungsstunden unterschiedliche Varianten von Sprechmusterveränderungen erprobt und dann diejenigen, die vom Kind am leichtesten erlernt und am besten akzeptiert werden, beibehalten (z. B. rhythmischeres und lauteres Sprechen mit weichem Stimmansatz und Metronomhilfe). Nach dem Erlernen der neuen Sprechtechnik und deren Automatisierung wird eine schrittweise Anpassung an natürliche Intonationsmuster vorgenommen. Für Jugendliche ist das systematisch aufgebaute *Camperdown-Programm* geeignet, mit dem ein Abbau der Stottersymptomatik über die Technik des prolongierten Sprechens angestrebt wird. In mehreren Evaluationsstudien wurde die Effektivität belegt (vgl. Metten, 2012).

Systematisierte Sprechübungen führen sehr schnell zu einer Besserung der Stottersymptomatik während der Therapiestunden. Eine Übertragung des Behandlungserfolgs auf den Alltag gelingt hingegen deutlich schwieriger. Die Automatisierung neuer Sprechgewohnheiten bedarf eines intensiven Trainings, weshalb die Vermittlung häufig im Rahmen eines stationären Intensivkurses erfolgt (z. B. Kasseler Stottertherapie; Gudenberg et al., 2006). Für einen Erfolg sind eine hohe Motivation und eine gute Mitarbeit des Kindes bzw. Jugendlichen Voraussetzung. Eine Überführung der Erfolge in die Alltagssprache bedarf intensiver Transfer-Übungen. Als Nachteile von Sprechtrainings wird angesehen, dass ein kontrolliertes Sprechen zur Vermeidung von Stottern beibehalten werden muss und dass nicht selten Rückfälle auftreten. Die Kinder bzw. Jugendlichen müssen deshalb nach einem erfolgreichen Intensivkurs mindestens ein Jahr nachbetreut werden und sie sollten für den Fall, dass eine Stottersymptomatik erneut auftritt, zur „Selbsttherapie" befähigt werden.

Bei den Sprechübungen können zusätzlich Sprechhilfen, wie sprechbegleitende Gebärden, Simultan- und Schattensprechen oder Biofeedback-Geräte eingesetzt werden (vgl. Kasten). Apparative Sprechhilfen unterdrücken Stotterereignisse recht effektiv. Stottertypische Redeflussunterbrechungen treten jedoch beim Weglassen der Sprechhilfe sofort wieder auf. Sprechhilfen sind deshalb nur vorübergehend zur Unterstützung einer Behandlung mit Sprechübungen sinnvoll einsetzbar.

Sprechhilfen

In der Therapie des Stotterns eingesetzte Sprechhilfen

- Sprechbegleitende Gebärden
- Simultan- und Schattensprechen (gleichzeitiges bzw. zeitlich leicht verzögertes Mitsprechen des Therapeuten)
- Taktgeber zur Rhythmisierung des Sprechens (Metronomsprechen)
- Maskierung (über Kopfhörer eingespieltes weißes Rauschen verhindert eine akustische Rückkopplung beim Sprechen)
- Zeitlich verzögerte akustische Rückkopplung (Delayed Auditory Feedback – DAF; mit Sprachverzögerungsgeräten wird die eigene Sprache über Kopfhörer mit einer individuell einstellbaren Verzögerung eingespielt)
- Frequenzverschobene akustische Rückkopplung (Frequency-shifted Auditory Feedback – FAF; die eigene Sprache wird über Kopfhörer mit einer Frequenzerhöhung bzw. -erniedrigung eingespielt)
- Biofeedback (vorwiegend EMG-Biofeedback: elektromyographische Rückmeldung über den Muskeltonus von Kehlkopf- oder anderen Muskelpartien zur Vermeidung übermäßiger Verspannungen)

Abbau der Sprechangst

Nicht-Vermeidungs-Ansätze. In einer Therapie nach einem Nicht-Vermeidungs-Ansatz (Non-Avoidance-Therapy, Stottermanagement) sollen die Kinder lernen, ihr Stottern zu akzeptieren und sich ohne Angst Sprechsituationen auszusetzen. Ihnen wird außerdem vermittelt, wie sie beim Auftreten von Stotterereignissen übermäßige Muskelanspannungen und Mitbewegungen unterdrücken können. Das Ziel der Therapie besteht nicht darin, Stotterereignisse vollständig zu vermeiden, sondern Sekundärsymptome abzubauen und die Schwere und Häufigkeit von Redeflussunterbrechungen zu vermindern. Das Stottern soll in eine leichter zu akzeptierende Form ohne

Vermeidungsverhalten und unnötige Anstrengung überführt werden („flüssiges Stottern"), so dass der Kommunikationsprozess weniger beeinträchtigt wird (u. a. „Stottertherapie nach van Riper", 1986).

Systematische Desensibilisierung

Verhaltenstherapeutisch orientierte Behandlungskonzepte. Als recht erfolgreich haben sich verhaltenstherapeutisch orientierte Behandlungskonzepte erwiesen. Bei einer systematischen Desensibilisierung zum Abbau von Sprechangst wird von Wörtern und Wortkombinationen, welche die Kinder flüssig sprechen können, und von Situationen, die sie als wenig belastend empfinden, ausgegangen. Schrittweise wird die Sprechsituation anspruchsvoller gestaltet (Einführung problematischer Wörter, zunehmende Satz- bzw. Geschichtenlänge, Einbeziehen weiterer Personen und neuer Sprechsituationen). Flüssiges Sprechen wird durch Belohnung verstärkt. Zur Kontrolle des Stressniveaus können Biofeedback-Geräte (Registrierung und Rückmeldung von Pulsfrequenz, Hautwiderstand oder Muskelspannung) herangezogen werden.

Operante Konditionierung

Eine operante Konditionierung mit verbalen oder materiellen Verstärkern und stufenweiser Steigerung der Sprechanforderungen ist das zentrale Therapieprinzip im *Lidcombe Program*, dessen Effektivität in mehreren kontrollierten Studien nachgewiesen wurde. Außer positiven Verstärkern werden auch negative eingesetzt (verbal: „Ohne Stottern!", „Falsch!"; schmerzhaft laute Töne; Kontaktunterbrechung). Zu Beginn solcher Therapien werden Übungen zur Symptom- und Körperwahrnehmung durchgeführt, damit den Kindern bewusst wird, welches konkrete Verhalten vermieden werden soll. Zur Verdeutlichung können Spiegel und Audio- bzw. Videoaufnahmen eingesetzt werden.

Flooding

Eine direkte Konfrontation mit gefürchteten Sprechsituationen (Flooding) oder ein willentliches Stottern zur Erschöpfung der Symptomatik werden im Kindesalter eher selten eingesetzt.

Reduzierung der Anforderungen

Indirekte Therapien. Indirekte Therapien sind in Deutschland häufig angebotene Behandlungen. Bei indirekten Therapien wird nicht primär die Stottersymptomatik behandelt, sondern, vom Anforderungen-Kapazitäten-Modell von Starkweather (1987) ausgehend (s. Kap. 1.3.4), eine Anpassung der Anforderungen von Seiten der Umwelt an die Möglichkeiten des Kindes angestrebt. Den Eltern wird z. B. geraten, die Sprechanforderungen zu reduzieren, indem sie ihr Sprachniveau an den Sprachentwicklungsstand des Kindes anpassen, langsamer und mit Pausen sprechen

Stärkung der Kompetenzen des Kindes

und im Gespräch auf das Kind keinen Zeitdruck ausüben. Auf Seiten des Kindes werden insbesondere emotionale Bereiche gestärkt, damit das Kind angstfrei auf Stotterereignisse reagieren kann. In indirekten Ansätzen werden einzelne Komponenten anderer Therapiekonzepte aufgegriffen. Im Unterschied zu diesen wird aber nicht nach einem feststehenden Behandlungsprogramm vorgegangen, sondern die Therapiegestaltung auf die Besonderheiten des Umfelds und des Kindes abgestimmt.

Wie effektiv indirekte Behandlungen mit der Möglichkeit zur individuellen Ausgestaltung der Therapie sind, lässt sich nicht sagen, da aussagefähige Evaluationsstudien fehlen.

Atem- und Entspannungsübungen

Therapiebegleitende Maßnahmen. Als therapiebegleitende Maßnahmen sind insbesondere Atemübungen und Entspannungsverfahren zu nennen. Wenn abnorme Atemmuster mit Verspannungen der Atemmuskulatur oder inspiratorisches Sprechen beobachtet werden, können Atemübungen zu einer Normalisierung beitragen. Entspannungsverfahren sind zu empfehlen, wenn ausgeprägte Verkrampfungen der Sprechmuskulatur mit Übergreifen auf andere Körperregionen beobachtet werden oder wenn sich eine Sprechangst bis hin zu Panikattacken entwickelt hat. Die Übungen (autogenes Training, progressive Muskelrelaxation u. Ä.) können zur Entspannung der Sprech- und Atemmuskulatur und zur Reduzierung des allgemeinen Stressniveaus beitragen.

Psychotherapie

Im Zusammenhang mit psychotherapeutischen Interventionen, die zu den obligatorischen Bausteinen einer multimodalen Behandlung gehören, werden Ängste und Befürchtungen thematisiert, um eine sachlich-distanzierte Einstellung zum Stottern zu erreichen. Wichtige Ziele sind ein Abbau von Sprechangst, eine Verminderung von Vermeidungsverhalten und eine Stärkung des Selbstwertgefühls. Die Kinder werden angeleitet, in Gesprächssituationen Selbstbeobachtung durch eine genauere Wahrnehmung der Situation zu ersetzen. Ist das Selbstwertgefühl des Kindes erheblich beeinträchtigt, sollte ein Selbstsicherheitstraining durchgeführt werden. Dieses hat zum Ziel, eine Verbesserung des Umgangs mit Stress, Misserfolg und drohenden Rückfällen zu erreichen. Auch sollten Bewältigungsstrategien bei negativen Reaktionen des Umfelds vermittelt werden.

Bei der Behandlung des Stotterns kommen vielfach auch tiefenpsychologisch orientierte Verfahren zum Einsatz, wie z. B. Psychoanalyse, Transaktionsanalyse, individualpsychologische Therapie und Gestalttherapie. Je nach Schule werden unterschiedliche Konflikte als Ursache der Redeflussstörung postuliert und dem Symptom ein tieferer Sinn zugeschrieben. Die Effektivität einer tiefenpsychologisch orientierten Therapie auf Stotterereignisse wurde bislang nicht belegt, so dass eine solche Behandlung kaum empfohlen werden kann.

Medikamente

Eine Behandlung mit Medikamenten ist nur selten gerechtfertigt. Allenfalls kann bei Kindern bzw. Jugendlichen mit chronischem und schwerem Stottern ergänzend zu anderen therapeutischen Interventionen ein Behandlungsversuch mit nebenwirkungsarmen Medikamenten (z. B. Verapamil, Tiapridex) unternommen werden. Zwar haben sich auch hochpotente Neuroleptika und Antidepressiva als wirksam erwiesen, doch sollten diese Medikamente wegen möglicher Nebenwirkungen nur mit größter Zurückhaltung verordnet werden.

Behandlung komorbider Störungen

Ergänzende Therapiemaßnahmen sind bei Kindern mit komorbiden Störungen erforderlich. Dies betrifft insbesondere jüngere Kinder mit zusätzlichen Lautbildungsauffälligkeiten oder einem Dysgrammatismus. Die sprachtherapeutische Behandlung dieser Störungen sollte in der Regel nicht gleichzeitig mit der des Stotterns erfolgen, sondern entweder davor oder danach.

Soziale Integration

Nach Absprache mit den Kindern und deren Eltern sollten Erzieherinnen und Lehrerinnen über den Umgang mit dem Kind und darüber, wie sie dieses vor Hänseleien schützen können, beraten werden. Für Kinder, deren Kommunikationsfähigkeit durch eine Redeflussstörung erheblich beeinträchtigt ist und die in einer Regeleinrichtung unzureichend integriert sind, kann der Besuch eines Sprachheilkindergartens bzw. einer Sprachheilschule sinnvoll sein.

Selbsthilfegruppen

Umfangreiche Angebote für Betroffene, Angehörige, Erzieher und Lehrer sind bei Selbsthilfegruppen zu erhalten. Die Eltern und evtl. auch Erzieher und Lehrer sollten zu einer Beteiligung an Gesprächskreisen bzw. Seminaren der Selbsthilfevereinigungen ermutigt werden. Bei Jugendlichen kann die Mitarbeit in einer Selbsthilfegruppe zu einer Verbesserung der sozialen Integration und einer Behandlungsfortführung im Sinne einer „Selbsttherapie" beitragen. Sie können sich dort auch kompetent zur Berufswahl beraten lassen.

3 Verfahren zur Diagnostik und Therapie

Im Folgenden werden einige, insbesondere neuere Verfahren zur Diagnostik und Therapie vorgestellt[1].

3.1 Verfahren zur Diagnostik

3.1.1 Verfahren zur Diagnostik bei Lautbildungsstörungen

Die *„Psycholinguistische Analyse kindlicher Sprechstörungen; PLAKSS"* (Fox, 2005) ist für Kinder ab dem Alter von 2;5 Jahren gedacht. Der Test besteht aus einem Bilder-Benennungsverfahren mit 99 Bildern und einem 25-Wörter-Test mit 25 Bildern zur Erfassung von Lautbildungsinkonsistenzen. Die Antworten des Kindes werden aufgenommen und phonetisch transkribiert. Die Auswertung kann als Kurzbefund oder als ausführliche Datenanalyse erfolgen. Beim Kurzbefund werden das phonetische und phonemische Inventar des Kindes und aufgetretene phonologische Prozesse in einen Auswertungsbogen eingetragen. Die Testdurchführung dauert etwa 20 bis 30 Minuten und die Auswertung 30 bis 40 Minuten. Durch einen Vergleich mit den Ergebnissen einer Studie bei 177 sprachlich altersgerecht entwickelten Kindern im Alter von 1;6 bis 5;11 Jahren wird entschieden, ob das Lautrepertoire altersentsprechend ist und ob Lautbildungsfehler physiologischen oder pathologischen Prozessen entsprechen. Die Kinder werden einem der Subtypen des Klassifikationsmodells von Dodd (vgl. Tab. 7 im Kap. 1.3.1) zugeordnet. Aus den Testergebnissen werden detaillierte Therapieempfehlungen abgeleitet.

Die *„Bildwortserie zur Lautagnosieprüfung und zur Schulung des phonematischen Gehörs; BWS-LAP"* (Schäfer, 1992) ist für Kinder ab vier Jahren gedacht. Das Kind erhält die Aufgabe, nach der Nennung eines Worts auf das entsprechende Bild eines Bildpaares zu zeigen. Neben dem ausführlichen Test gibt es eine Kurzform mit 12 Wörtern. Die Durchführung dauert etwa 30 Minuten. Der Test wurde an 100 sprachlich unauffälligen und 100 Kindern mit Lautbildungsstörungen überprüft. Altersbezogene Normwerte liegen nicht vor. Zur Auswertung werden ungefähre Grenzwerte angegeben. Testgütekriterien wurden nicht überprüft.

3.1.2 Verfahren zur Diagnostik bei Sprachentwicklungsstörungen

Mit dem *„Sprachentwicklungstest für zweijährige Kinder – SETK-2"* (Grimm, 2000) werden mit jeweils zwei Untertests expressive und rezeptive Sprachleistungen erfasst. Das Testmaterial besteht überwiegend aus Bildkarten. Die Durchführung dauert etwa 30 Minuten und die Auswertung 20 bis 40 Minuten.

1 Eine Kurzbeschreibung zahlreicher weiterer, in der Praxis häufig eingesetzter Methoden ist zudem unter http://www.kjp.med.uni-muenchen.de/sprachstoerungen/sprachentwicklung.php (Zugriff am 10.07.2012) abrufbar.

Tabelle 28: Subtests und Aufgabenbeschreibung des SETK-2

Subtests	Aufgaben
Produktion I: Wörter	Benennen von 6 Objekten und 24 Bildkarten
Produktion II: Sätze	Verbalisierung von 16 Bildkarten mit Szenen (z. B. „Das Baby schläft")
Verstehen I: Wörter	Das richtige Bild auf 5 Bildkarten mit jeweils 4 Gegenständen zeigen
Verstehen II: Sätze	Das richtige Bild auf 8 Bildkarten mit jeweils 4 Handlungen zeigen

Normwerte, erhoben bei 283 Kindern, liegen in Halbjahresschritten (24. bis 29. Lebensmonat und 30. bis 35. Lebensmonat) vor. Angaben zur Repräsentativität der Normierungsstichprobe fehlen. Für die einzelnen Untertests wurden Prozentränge und T-Werte ermittelt. Ein Gesamtwert wird nicht berechnet. Das Manual enthält ausführliche Auswertungshinweise. Kinder mit einem unterdurchschnittlichen Wert in mindestens einem produktiven Untertest gelten als Risikokinder. Fällt auch ein Verständnistest unterdurchschnittlich aus, wird dies als Hinweis auf eine mögliche Intelligenzminderung gewertet.

Bewertung: Der SETK-2 ist ein theoretisch gut fundierter Sprachtest, der kindgerecht gestaltet und in der Praxis gut einsetzbar ist. Wichtige Sprachdimensionen werden zeitökonomisch erfasst. Die Reliabilität der Untertests zum Sprachverständnis ist allerdings gering. Auch sind die Normwerte durch die breite Altersspanne von Halbjahresschritten wenig differenziert. In der jüngeren Altersstufe werden sprachliche Fähigkeiten und Kinder mit einer Sprachentwicklungsverzögerung zuverlässig erfasst. Für die ältere Altersgruppe (30. bis 35. Lebensmonat) liegen keine entsprechenden Daten vor.

Testkennwerte des SETK-2

Reliabilität: Die interne Konsistenz (Cronbachs Alpha) der sprachproduktiven Untertests ist hoch (0,88 bzw. 0,93), die der rezeptiven deutlich niedriger (0,28 bzw. 0,69). Daten zur Retest-Reliabilität liegen nicht vor.

Objektivität: Die Interrater-Reliabilität des Untertests Produktion II ist mit 0,9 hoch.

Validität: Wie dem Handbuch zu entnehmen ist, wurden zur Überprüfung der Validität des Tests Ergebnisse im Untertest „Produktion von Wörtern" (Vorversion) mit denen im Elternfragebogen ELFRA-2 verglichen. Die Korrelation zum ELFRA-2-Wortschatzwert war hoch ($r = 0{,}84$). Die prognostische Validität des gleichen Untertests wurde durch einen Vergleich mit Sprachtestergebnissen ein Jahr später erfasst. Die Korrelationen der Sprachwerte im Alter von zwei und drei Jahren betrugen $r = 0{,}6$–$0{,}7$. In einer unabhängigen Studie wurde nachgewiesen, dass auch die Endversion der Untertests zur Beurteilung der Sprachproduktion des SETK-2 eine hohe Übereinstimmung mit den Skalen des ELFRA-2 ($r_{Sp} = 0{,}67$–$0{,}87$) aufweist (Sachse & v. Suchodoletz, 2008). Ein Vergleich der SETK-2-Befunde mit denen eines anderen Sprachtests (RDLS III) zeigt eine hohe Übereinstimmung der Werte nicht nur hinsichtlich der expressiven ($r_{Sp} = 0{,}79$–$0{,}90$) sondern auch der rezeptiven ($r_{Sp} = 0{,}73$–$0{,}85$) Skalen. Late-Talkers im Alter von 24 bis 28 Lebensmonaten werden mit hoher Zuverlässigkeit erkannt (Sachse et al., 2007b).

Der *„Sprachentwicklungstest für drei- bis fünfjährige Kinder – SETK 3-5"* (Grimm, 2001) ist derzeit der im Kindergartenalter am häufigsten eingesetzte normierte Sprachtest. Er besteht in der Version für Dreijährige aus vier Untertests (VS, PGN, MR, ESR) und in der Version für Vier- und Fünfjährige aus fünf Untertests (VS,

PGN, MR, SG, GW). Die Durchführung dauert 20 bis 40 Minuten und die Auswertung ca. 10 Minuten.

Tabelle 29: Subtests und Aufgabenbeschreibung des SETK 3-5

Subtests	Aufgaben
Verstehen von Sätzen (VS)	Überprüfung mit Bildkarten und Spielmaterialien
Phonologisches Arbeitsgedächtnis für Nichtwörter (PGN)	Nachsprechen von Kunstwörtern mit zwei bis fünf Silben (Dreijährige: Namen von lustigen Figuren sind zu nennen)
Morphologische Regelbildung (MR)	Pluralbildung von realen Wörtern und Kunstwörtern (nicht für Dreijährige) anhand von Bildkarten
Enkodierung semantischer Relationen (ESR)	Beschreiben von 11 Bildern (nur Dreijährige)
Satzgedächtnis (SG)	Papageienspiel: Nachsprechen von sinnvollen und sinnlosen Sätzen zunehmender Komplexität (nur Vier- und Fünfjährige)
Gedächtnisspanne für Wortfolgen (GW)	Nachsprechen von Wortfolgen zunehmender Länge mit bekannten, einsilbigen Wörtern (nur Vier- und Fünfjährige)

Normwerte wurden bei 495 Kindern erhoben. Ob die Normierungsstichprobe repräsentativ war, ist dem Handbuch nicht zu entnehmen. Prozentränge und T-Werte werden für die einzelnen Untertests für die Altersstufen 3;0 bis 3;5, 3;6 bis 3;11, 4;0 bis 4;5, 4;6 bis 4;11 und 5;0 bis 5;11 Jahre angegeben. Ein Gesamtwert wird nicht gebildet. Da keine signifikanten Unterschiede zwischen Jungen und Mädchen gefunden wurden, werden einheitliche Normwerte angewendet. Das Handbuch enthält keine Angaben darüber, bei welchen Werten ein Kind als sprachgestört einzustufen ist. Bei der Auswertung wird bei den meisten Untertests für jede richtig gelöste Aufgabe ein Punkt vergeben. Die Punkte werden zusammengezählt. Für komplexer auszuwertende Subtests (MR, ESR) liegt eine ausführliche Anleitung vor.

Bewertung: Der SETK 3-5 ist ein theoretisch gut begründeter Sprachtest, der wichtige Bereiche sprachlicher Fähigkeiten differenziert und zeitökonomisch erfasst. Testgütekriterien, insbesondere die Validität, sind allerdings unvollständig überprüft. Für die Diagnostik von Kindern mit Sprachentwicklungsstörungen fehlen Angaben, bei welchen Werten ein Kind als sprachgestört anzusehen ist.

Testkennwerte des SETK 3-5

Reliabilität: Die interne Konsistenz (Cronbachs Alpha) liegt zwischen 0,62 und 0,89.

Objektivität: Die Objektivität ist bei den meisten Untertest durch eine genaue Beschreibung geben. Etwas schwierig ist die Auswertung des Untertests ESR. Eine Überprüfung ergab aber eine Übereinstimmung der Bewertung durch zwei Rater von 90 %. Bei Kindern mit Lautbildungsstörungen ist eine Bewertung des Untertests PGN nur eingeschränkt möglich.

Validität: Zu nonverbalen Skalen in Entwicklungstests (WET, K-ABC) fanden sich keine signifikanten Korrelationen (diskriminante Validität). Ein Vergleich mit Ergebnissen in anderen Sprachtests erfolgte nicht. Kinder mit einer Sprachentwicklungsstörung erreichen signifikant niedrigere Werte in den Untertests PGN, MR und SG (Grimm, 2001). Die Fehlerquote bei der Erkennung von Kindern mit Sprachentwicklungsstörungen ist relativ hoch (Tippelt et al., 2011).

Der *„Potsdam-Illinois Test für Psycholinguistische Fähigkeiten – P-ITPA“* (Esser et al., 2010) ist eine deutsche Adaptation der dritten Auflage des „Illinois Test of Psycholinguistic Abilities“. Er wurde entwickelt, um Kinder mit umschriebenen Entwicklungsstörungen der Laut- und Schriftsprache zu erfassen. Mit sechs Untertests werden lautsprachliche und mit drei Untertests schriftsprachliche Fähigkeiten beurteilt. Der Test kann vom Kindergarten- bis zum Grundschulalter (4;0 bis 11;5 Jahre bzw. bis zur 5. Klasse) eingesetzt werden. Die Durchführungszeit wird im Vorschulalter mit 20 bis 35 Minuten und im Schulalter mit 40 bis 60 Minuten angegeben. Für die Auswertung werden 10 bis 20 Minuten benötigt.

Tabelle 30: Subtests und Aufgabenbeschreibung des P-ITPA

Subtests	Aufgaben
UT1: Analogien	Ergänzen des letzten Worts in 52 Sätzen
UT2: Wortschatz	Nennen von 51 Objekten, von denen eine Eigenschaft vorgegeben wird
UT3: Grammatik	Grammatisch korrektes Ergänzen von 57 Sätzen (Plural-, Steigerungs-, Vergangenheitsformen usw.)
UT4: Sätze-Nachsprechen	Nachsprechen von 49 semantisch inkorrekten Sätzen
UT5.1: Phonologische Bewusstheit – Reimen	Unter 3 Wörtern dasjenige Wort erkennen, das sich mit einem vorgegebenen reimt (20 Items)
UT5.2: Phonologische Bewusstheit – Vokale ersetzen	In 22 Wörtern Vokale ersetzen
UT5.3: Phonologische Bewusstheit – Konsonanten-Auslassen	In 22 Wörtern Konsonanten oder Silben auslassen
UT6: Reimfolgen	Nachsprechen von 21 sich reimenden Wortfolgen aus 2–6 Wörtern
UT7: Lesen	Vorlesen von 56 sinnvollen und 24 sinnlosen Wörtern
UT8: Rechtschreibung – sinnvoll	Schreiben von 10–18 Wörtern auf Diktat (4 Schwierigkeitsstufen)
UT9: Rechtschreibung – sinnfrei	Schreiben von 11 Pseudowörtern auf Diktat

Der P-ITPA wurde in den Jahren 2005 und 2006 anhand einer bevölkerungsbezogenen Stichprobe mit 3.572 Kindern normiert. Für die Untertests UT1 bis UT6 werden in Halbjahresschritten für 4;0 bis 11;5 Jahre alte Kinder T-Werte und 95 %-Konfidenzintervalle sowie signifikante Differenzen zwischen zwei Untertests auf dem 5 %- und 15 %-Niveau angegeben. Normwerte für die Untertests UT7 bis UT9 beziehen sich auf Klassenhalbjahre von der 1. bis 5. Klasse.

Eine Auswertung erfolgt zum einen auf der Untertestebene und zum anderen durch die Bildung zusammenfassender Skalen für „Sprachentwicklung“ und „Schriftsprachentwicklung“ sowie für spezielle Fertigkeiten, wie „Expressive Sprache“, „Phonologische Bewusstheit“ und „Auditive Merkfähigkeit“.

Bewertung: Der P-ITPA ist ein sorgfältig konstruierter Test, der in umfangreichen Untersuchungen hinsichtlich seiner psychometrischen Gütekriterien überprüft wurde. Die

Normierung ist aktuell und erfolgte an einer sehr großen Stichprobe. Bei den Untertests UT7 und UT9 treten allerdings Deckeneffekte auf, weshalb sie im mittleren und oberen Leistungsbereich kaum differenzieren. Dies schränkt ihren Einsatz im klinischen Bereich aber nicht ein. Durch eine kindgerechte Gestaltung dürfte die Mitarbeit der Kinder in der Regel gegeben sein. Daten zur diagnostischen Zuverlässigkeit bei der Erfassung umschriebener Entwicklungsstörungen (Sensitivität, Spezifität) fehlen bislang.

Testkennwerte des P-ITPA

Reliabilität: Außer für die Untertests UT6 und UT9 ergaben sich für die interne Konsistenz (Cronbachs Alpha) hohe Werte (0,94–0,96).

Objektivität: Die Objektivität kann durch eine genaue Testanleitung als weitgehend gegeben angesehen werden.

Validität: Die Validität wurde durch einen Vergleich mit Ergebnissen auf Skalen in zahlreichen anderen Tests (BUEVA, HAWIK-III, HSET, PET, BISC, SLRT, HSP: r = 0,37–0,79) und mit Einschätzungen von Erziehern (r = 0,44) und Lehrern (r = 0,75) belegt. Auch die Abhängigkeit der Werte vom Alter bzw. der Klassenstufe, dem Geschlecht und dem Bildungsstand der Eltern sowie ein Extremgruppenvergleich (sprachgestört versus sprachunauffällig) sprechen für die Validität.

Mit dem *„Sprachstandserhebungstest für Kinder im Alter zwischen 5 und 10 Jahren – SET 5-10“* (Petermann et al., 2010) lässt sich bei Kindern im Alter von 5;0 bis 10;11 Jahren der Sprachentwicklungsstand in wesentlichen Sprachdimensionen beurteilen. Der SET 5-10 wird zum Einsatz bei der Erfassung von Kindern mit Sprachentwicklungsstörungen empfohlen. Für die Durchführung sind 30 bis 45 Minuten und die Auswertung 10 Minuten einzuplanen.

Tabelle 31: Subtests und Aufgabenbeschreibung des SET 5-10

Subtests	Aufgaben
U1: Bildbenennung	Wortschatztest mit 40 Bildkarten
U2: Kategorienbildung	Benennen von Gemeinsamkeiten und übergeordneten Konzepten von jeweils 4 Bildern (15 Items)
U3: Sternsuche	Schnelles Anstreichen von Sternen in einer unregelmäßigen Folge von 3 Symbolen (11 Zeilen, 28 Spalten, 1 Minute)
U4: Handlungssequenzen	Nachspielen von 12 Handlungssequenzen (Sprachverständnis)
U5: Textverständnis	Beantwortung von Multiple Choice-Fragen zu kurzen Geschichten
U6: Bildergeschichte	Erzählen einer Geschichte zu einer Bildfolge mit 5 Bildern (8 Items)
U7: Satzbildung	Bilden von Sätzen mit 2–3 vorgegebenen Wörtern (12 Items)
U8: Singular-Pluralbildung	Pluralbildung von Real- und Kunstwörtern (je 9 Items)
U9: Erkennen/Korrektur inkorrekter Sätze	Erkennen (5- bis 6-Jährige) bzw. Korrigieren (7- bis 10-Jährige) grammatisch falscher Sätze (12 Items)
U10: Kunstwörter	Nachsprechen von 20 Kunstwörtern (nur 5- bis 6-Jährige)
Ergänzende Beurteilungsskalen	Beobachtungskategorien: Kommunikationsverhalten, Prosodie, Aussprache, Grammatik, Verhalten

Normwerte wurden bei 1.052 Kindergarten- bzw. Schulkindern erhoben. Sie liegen in Halbjahres- (5. Lebensjahr) und Jahresschritten (6.–10. Lebensjahr) vor. Bei der Auswertung wird überwiegend für jede richtig gelöste Aufgabe ein Punkt vergeben. Die Punkte werden für jeden Untertest getrennt aufsummiert. Aus den Normwerttabellen lassen sich für die einzelnen Untertests altersbezogene Prozentränge und T-Werte ablesen. Ein Ergebnis von Prozentrang über 24 gilt als unauffällig, zwischen 11 und 24 als Risikohinweis und unter 11 als auffällig. Die Beobachtungskategorien werden qualitativ bewertet. Ein Gesamtwert wird nicht gebildet.

Bewertung: Der SET 5-10 ist ein kindgerecht gestalteter Test, der zeitökonomisch einsetzbar ist. Außer unmittelbar sprachlichen Dimensionen (Wortschatz, Grammatikproduktion, Sprachverständnis usw.) werden wichtige Basisfertigkeiten (verbale Merkfähigkeit, Verarbeitungsgeschwindigkeit) erfasst. Die Normierung erfolgte an einer ausreichend großen Stichprobe. Einige Testgütekriterien wurden überprüft, nicht aber die Zuverlässigkeit bei der Erfassung von Kindern mit Sprachauffälligkeiten.

Testkennwerte des SET 5-10

Reliabilität: Die interne Konsistenz (Cronbachs Alpha: 0,61–0,91) ist bei einigen Untertests recht niedrig. Sie liegt für sieben Untertests unter 0,8 und für die Untertests U6 und U7 unter 0,7. Daten zur Retest-Reliabilität wurden nicht ermittelt.

Validität: Für die Validität spricht, dass eine Zunahme der Werte mit dem Alter zu beobachten ist und Kinder mit Sprachauffälligkeiten in der Anamnese oder mit Migrationshintergrund im Test schlechter abschneiden (Metz et al., 2011a). Korrelationen einzelner Untertests zu vergleichbaren anderen Testverfahren (WWT-expressiv, HAWIK-Verarbeitungsgeschwindigkeit, TROG-D, BUEGA-expressive Sprache) lagen bei 7- bis 8-jährigen Kindern zwischen $r = 0{,}39$ und 0,76 (Metz et al., 2011b).

3.1.3 Verfahren zur Früherkennung von Sprachentwicklungsstörungen

Der Elternfragebogen *„Sprachbeurteilung durch Eltern: Kurztest für die U7 – SBE-2-KT“* (v. Suchodoletz, 2012; v. Suchodoletz & Sachse, 2008) ist ein Sprachscreening mit 57 Wörtern und einer Grammatikfrage (vgl. M03 in Kapitel 4). Er ist für den 21. bis 24. Lebensmonat, den Zeitraum der Früherkennungsuntersuchung U7, normiert. Die Items wurden nicht, wie bei anderen Elternfragebögen, nach linguistischen Gesichtspunkten, sondern nach ihrer diagnostischen Treffsicherheit ausgewählt. Daten zur Treffergenauigkeit bei der Erfassung von Late Talkers (v. Suchodoletz & Held, 2009) und zur Zuverlässigkeit bei der Vorhersage von Sprachentwicklungsstörungen (Ullrich & v. Suchodoletz, 2011b) liegen vor. Die Zuverlässigkeit erwies sich als genauso hoch wie die eines langen Elternfragebogens. Für mehrsprachig aufwachsende Kinder wurden Versionen in 25 Sprachen erstellt, die wie die deutsche Version frei im Netz abrufbar sind (verfügbar unter http://www.kjp.med.uni-muenchen.de/sprachstoerungen/SBE-2-KT. php, Zugriff am 10. 07. 2012).

Der Elternfragebogen *„Sprachbeurteilung durch Eltern: Kurztest für die U7a; SBE-3-KT“* (v. Suchodoletz, 2012; v. Suchodoletz et al., 2009) beurteilt den aktiven Wortschatz mit einer Wortliste von 82 Wörtern und grammatische Fähigkeiten mit 15 Items (vgl. M04 in Kapitel 4). Eine Normierung für 32 bis 40 Monate alte Kinder erfolgte an einer großen bevölkerungsbezogenen Stichprobe (n = 1.743). Sprachgestörte Kinder werden mit hoher Zuverlässigkeit erfasst (Tippelt et al., 2010). Die Akzeptanz bei den Eltern ist hoch. Der SBE-3-KT ist frei im Netz abrufbar (verfügbar unter http://www.kjp.med.uni-muenchen.de/sprachstoerungen/ SBE-3-KT.php, Zugriff am 10.07.2012).

3.1.4 Verfahren zur Diagnostik bei Stottern

Mit dem *„Stuttering Severity Instrument – SSI"* (Riley, 2008, dt. Version von Schneider; Sandrieser & Schneider, 2008) können die Häufigkeit von Stottersymptomen und der Ausprägungsgrad von Mitbewegungen quantifiziert werden.

Analysiert werden Sprachproben, die als Audio- oder Videodatei aufgezeichnet werden. Als Sprachprobe dienen bei Kindern, die noch nicht ausreichend flüssig lesen können, eine Gesprächssituation und eine Bildgeschichte mit jeweils mindestens 150 Wörtern. Zur Auswertung wird diejenige Sprechsituation herangezogen, in der das Kind am deutlichsten stottert. Bei Kindern bzw. Jungendlichen oder Erwachsenen, die mindestens das Leseniveau eines Schülers am Ende der 2. Klasse erreicht haben, wird neben einer Gesprächssituation das Lesen eines Textes aufgenommen. Beide Sprechsituationen werden analysiert.

Bei der Auswertung wird bei 100 Wörtern die Zahl der Wörter mit stottertypischen Sprechunflüssigkeiten ermittelt. Die ersten 25 Wörter der Sprechproben bleiben unberücksichtigt. Anhand einer Tabelle wird diesem Wert ein Punktwert zwischen 0 und 18 zugeordnet. Außerdem wird für die mittlere Dauer der drei längsten Symptome ein Punktwert zwischen 1 („flüchtig") und 7 („länger als 60 Sekunden") vergeben. Auf Grundlage der Beobachtung der gesamten Sprechsituation wird zudem der Ausprägungsgrad des motorischen Begleitverhaltens auf einer 6-stufigen Likert-Skala von „nicht vorhanden" bis „wirkt angestrengt und schmerzhaft" eingeschätzt. Aus dem Rating für die Skalen „auffällige Geräusche", „auffälliges Grimassieren", „auffällige Kopfbewegungen" und „auffällige Extremitätenbewegungen" wird ein Summenwert gebildet. Die Werte aus der Häufigkeit der Stottersymptomatik, der Dauer der drei längsten Symptome und dem Rating für motorisches Begleitverhalten werden addiert. Diesem Summenwert werden anhand einer Normwerttabelle ein Prozentrang und ein Schweregrad mit fünf Stufen zugeordnet.

Für die Durchführung sind mindestens 20 Minuten und für die Auswertung mindestens 30 Minuten einzuplanen. Die Normwerte beruhen auf einer amerikanischen Erhebung bei 109 Kindern und 28 Erwachsenen. Eine Standardisierung des SSI erfolgte nicht.

3.2 Verfahren zur Therapie

3.2.1 Verfahren zur Therapie von Lautbildungsstörungen

Die *„Artikulationstherapie nach van Riper und Irwin"* (van Riper & Irwin, 2003) ist in vier Phasen unterteilt. Zuerst lernt das Kind Laute, die es korrekt und falsch bildet, zu unterscheiden (scanning). Dann vergleicht es die eigenen falsch gebildeten

Laute mit dem Standardlaut (comparing). In der nächsten Phase verändert das Kind die Lautbildung so lange, bis es den Laut korrekt bilden kann (varying and correcting). Die letzte Phase dient der Automatisierung der Lautbildung (stabilizing). Diese Phasen werden auf Laut-, Silben-, Wort- und Satzniveau durchlaufen.

In der *„Psycholinguistisch Orientierten PhonologieTherapie – P. O. P. T.“* (Fox, 2007) steht nicht die Korrektur der Bildung einzelner Laute, sondern die Veränderung phonologischer Prozesse im Vordergrund. Als phonologischer Prozess wird z. B. eine Vorverlagerung des Artikulationsorts von velar nach alveolar bezeichnet, so dass das Kind /t/ statt /k/ und /d/statt /g/ sagt. Die Behandlung verläuft in drei Phasen. In der ersten Phase werden die zu verändernden Laute eingeführt und mit Bildsymbolen verdeutlicht. Dem Kind wird gezeigt, wie die Laute im Mund gebildet werden. In dieser Phase wird nur die Sprachwahrnehmung trainiert und die Lautbildung des Kindes nicht korrigiert. Das Kind lernt, den Ersatzlaut und den Ziellaut in der Gegenüberstellung einzeln, in Silben, in Pseudowörtern und in Realwörtern zu erkennen. In der zweiten Phase übt das Kind, den Ziel- und den Ersatzlaut einzeln und in Silben zu bilden. Wieder werden Ziel- und Ersatzlaut im Kontrast verwendet. In der dritten Phase werden Lautwahrnehmung und Lautbildung abwechselnd geübt. Zur Verdeutlichung werden Bildkarten verwendet, denen das richtige Lautsymbol zuordnet werden soll. In dieser Phase lernt das Kind herauszuhören, ob es einen Laut richtig oder falsch gebildet hat. Wenn dies erreicht ist, wird die Therapie beendet, auch wenn noch Lautbildungsfehler auftreten. Es wird davon ausgegangen, dass das Kind in den folgenden Monaten durch Eigenkorrektur seine Lautbildung selbständig weiter verbessert.

3.2.2 Verfahren zur Therapie von Sprachentwicklungsstörungen

In der Therapie nach dem Konzept der *„Kontextoptimierung“* (Motsch, 2010; Schmidt, 2011) werden zur Vermittlung neuer linguistischer Formen strukturierte Übungen durchgeführt. Wesentliche Therapieziele sind entsprechend dem Phasenmodell von Clahsen das Erlernen der Subjekt-Verb-Kongruenz verbunden mit Verbzweitstellung im Hauptsatz, Kasusmarkierung und komplexe Syntax. Mit Wahrnehmungsübungen lernen die Kinder, charakteristische Merkmale einer Sprachstruktur herauszuhören, z. B. den Unterschied zwischen „den“ und „dem“. Die linguistischen Marker werden vom Therapeuten gedehnt gesprochen und durch Betonung hervorgehoben. Sätze werden möglichst kurz gehalten und auf die Zielstruktur reduziert. Wie in der Alltagssprache üblich, dürfen Sätze auch unvollständig bleiben („Wo, auf dem Tisch?“). Ein wesentlicher Bestandteil der Therapie ist eine aktive Beteiligung des Kindes in Rollenspielen. Das Kind erhält Rückmeldungen über die Korrektheit seiner Äußerungen und wird zur Selbstkontrolle angeleitet. Zudem wird zur Unterstützung metalinguistisches Wissen vermittelt. In der Therapiestunde wechseln Phasen strukturierter Übungen mit Spielsituationen ab, in denen wie in naturalistischen Ansätzen Modellierungstechniken eingesetzt werden. Auf einer mitgelieferten CD sind über 140 Übungen und Spiele ausführlich dargestellt. Kontextoptimierung kann als Einzel- und Gruppentherapie eingesetzt werden.

Die Effektivität der Kontextoptimierung wurde in mehreren Studien nachgewiesen. Schon mit relativ kurzen Interventionen (1 Stunde pro Woche über 12 Wochen) wurden bei sprachentwicklungsgestörten Schülern der 3. und 4. Klasse, die in Gruppen gefördert wurden, signifikante Sprachfortschritte erreicht (Motsch & Riehemann, 2008). Über ähnlich gute Therapieerfolge wurde bei vier- bis sechsjährigen Kindergartenkindern berichtet (Motsch & Schmidt, 2009).

In der *„Patholinguistischen Therapie bei Sprachentwicklungsstörungen“* (Siegmüller & Kauschke, 2006) liegt der Schwerpunkt auf einer Verbesserung des Sprachangebots (Input-Therapie). Für die einzelnen Therapiestunden wird im Bereich Lautbildung, Wortschatz oder Grammatik eine Zielstruktur, die der nächsten Zone der Entwicklung entspricht, festgelegt (entwicklungsproximaler Ansatz). Die zu erwerbende Zielstruktur wird in Geschichten oder Interaktionen eingebunden und vielfach in verschiedenen Varianten wiederholt. Wie beim normalen Erstspracherwerb soll das Kind die neue linguistische Struktur unbewusst erwerben (naturalistisches Therapiekonzept). Zur Festigung des Erlernten wird das Kind in Interaktionen angeregt, die neu erworbene Sprachform selbst anzuwenden. Bislang wurden zur Überprüfung der Effektivität nur Einzelfallstudien (Watermeyer & Kauschke, 2009) und eine Studie bei Late Talkers ohne Kontrollgruppe durchgeführt (Siegmüller et al., 2010). Zur Wirksamkeit ist somit keine verlässliche Aussage möglich.

Im *„Heidelberger Elterntraining zur frühen Sprachförderung“* (Buschmann, 2009) werden Eltern zu sprachförderndem Verhalten in alltäglichen Situationen befähigt. Das Training findet in Gruppen von maximal zehn Personen an sieben zweistündigen Terminen statt. Ein weiteres Treffen erfolgt nach einem halben Jahr. Das Training ist für Eltern und andere enge Bezugspersonen von sprachentwicklungsverzögerten, ein- oder mehrsprachig aufwachsenden Kindern im Alter von zwei bis drei Jahren konzipiert. Im Training erhalten die Eltern zuerst Informationen über die normal bzw. verzögert verlaufende Sprachentwicklung. Dann wird ihnen anhand von Videos sprachförderndes Verhalten im Zusammenhang mit Anziehen, Waschen, Essen und Spielen demonstriert. Im Mittelpunkt steht eine Optimierung von Bilderbuch-Situationen. Die Eltern werden gebeten, das besprochene Verhalten zu Hause anzuwenden und darüber Videos anzufertigen. Diese werden in den darauf folgenden Stunden diskutiert. Anschauliche Begleitmaterialien ergänzen die Übungen. Das Training ist stark strukturiert und auf ein gemeinsames Erarbeiten der Fähigkeiten in der Gruppe und ein intensives Üben fokussiert. In einer randomisierten Studie wurde nachgewiesen, dass sich die Sprachentwicklung der Kinder beschleunigt und im weiteren Verlauf seltener Sprachentwicklungsstörungen auftreten. Positive Effekte wurden im Follow-up auch noch ein und zwei Jahre nach dem Training belegt (Buschmann, 2010; Buschmann et al., 2009b).

3.2.3 Verfahren zur Therapie von Stottern

Die „Kasseler Stottertherapie – KST“ (Euler et al., 2009) arbeitet nach dem Prinzip des Fluency Shapings. Kinder können ab dem Alter von sechs Jahren daran teilnehmen. Die Behandlung beginnt mit einem 7- bis 14-tägigen stationären Intensivkurs.

Bei 6- bis 9-jährigen Kindern wird ein Elternteil mit aufgenommen und in alle Übungen einbezogen. Die Therapie erfolgt in Gruppen von bis zu sieben Kindern. Die Teilnehmer lernen in zahlreichen Übungen und Spielen, ihre Sprech-, Atmungs- und Körperkoordination wahrzunehmen. Als neues Sprechmuster wird ein „weiches" Sprechen erworben und in vielfältigen, möglichst alltagsnah gestalteten Übungen trainiert (z. B. Lesen, Telefonieren). Die Therapie beinhaltet verhaltenstherapeutische Elemente u. a. in Form von Selbstsicherheits- und Kommunikationstrainings. Bei älteren Kindern und Jugendlichen werden zusätzlich Audio- und Videoaufnahmen zur Rückmeldung eingesetzt und das Training wird auf Realsituation ausgedehnt (z. B. Einkaufen, Interviewen von Passanten). Ein computergestütztes Sprechtraining, das später auch zu Hause durchgeführt werden soll, ist in das Therapieprogramm integriert. Während der 6 bis 12 Monate dauernden Nachsorgephase finden an mehreren Wochenenden Auffrischungskurse statt. Zur Überprüfung der Effektivität bei Kindern und Jugendlichen wurde in einer offenen Studie die Stotterhäufigkeit unmittelbar nach dem Kurs und ein Jahr später beim Telefonieren bestimmt. Die mittlere prozentuale Häufigkeit gestotterter Silben sank bei den 9- bis 13-jährigen Kindern (n = 23) von 16,5 % vor dem Kurs auf 7,6 % beim Follow-up nach einem Jahr und bei den 14- bis 18-Jährigen (n = 31) von 13,3 % auf 4,6 %, entsprechend einer Effektstärke von d = 0,96 bzw. 0,88. Die Ergebnisse bei den einzelnen Kindern waren allerdings recht unterschiedlich. Nach dem Kurs hatte sich die Symptomatik bei fast allen Kindern gebessert. Nach einem Jahr traten bei jedem vierten Kind fast keine stottertypischen Redeflussunterbrechungen mehr auf, bei jedem zweiten deutlich weniger als vor der Therapie, aber jedes vierte Kind hatte einen Rückfall erlitten (Gudenberg et al., 2006).

Die *„Lidcombe-Methode zur Stotterbehandlung"* (Onslow et al., 2003; Schelten-Cornish, 2005) ist eine Anleitung der Eltern zu einem nach verhaltenstherapeutischen Gesichtspunkten gestalteten Umgang mit Stotterereignissen zu Hause. Einmal pro Woche wird eine einstündige Therapiesitzung mit den Eltern und dem Kind durchgeführt. Dabei lernen die Eltern, strukturierte Sprechsituationen mit zunehmend anspruchsvolleren Sprechanforderungen zu gestalten und auf die Sprechflüssigkeit des Kindes konsequent zu reagieren. Die Sprechübungen sollen täglich 15 Minuten lang durchgeführt werden. Bei flüssigem Sprechen sollen die Eltern das Kind loben und bei Stotterereignissen korrigieren. Die Sprechanforderungen werden so leicht gehalten, dass das Kind sie überwiegend bewältigen kann. Anfangs soll das Verhältnis von Lob zu Korrektur 5 : 1 betragen. Später wird dieses von der Therapeutin in Abhängigkeit vom Verlauf variiert. Nach einer Anfangsphase sollen die Eltern ihr bewertendes Verhalten auf Alltagssituationen ausdehnen. Eltern und Therapeutin beurteilen fortlaufend die Stotterhäufigkeit. Wenn weniger als 1 % der Silben gestottert werden, beginnt die Kontroll- und Stabilisierungsphase. Diese ist für 1 bis 1½ Jahre vorgesehen. Während dieser Phase reduzieren die Eltern schrittweise ihre Reaktionen auf die Sprechflüssigkeit und beenden diese schließlich. Sollten zwischenzeitlich vermehrt Stotterereignisse auftreten, werden vorübergehend strukturierte Sprechübungen durchgeführt. Die Effektivität des Lidcombe-Ansatzes wurde in mehreren kontrollierten Studien belegt (Lattermann et al., 2008). Therapieerfolge bleiben bei vielen Kindern über Jahre stabil (Jones et al., 2008).

4 Materialien

Übersicht	
M01	Explorationsleitfaden für Sprech- und Sprachstörungen
M02	Checkliste zur Beurteilung der Spontansprache
M03	Sprachbeurteilung durch Eltern: Kurztest für die U7 (SBE-2-KT)
M04	Sprachbeurteilung durch Eltern: Kurztest für die U7a (SBE-3-KT)

M01 Explorationsleitfaden für Sprech- und Sprachstörungen

Name: ______________________ Vorname: ______________________

Geschlecht: ☐ Junge ☐ Mädchen

Geburtsdatum: ______________ Alter (Jahre;Monate): ______________

Angaben ☐ der Mutter ☐ des Vaters ☐ beider Elternteile ☐ sonstige: ____________

Vorstellungsanlass

Wer hat die Vorstellung angeregt?

Was ist der Anlass?

Gegenwärtige Sprachauffälligkeiten

Sprechantrieb:	☐ wortkarg	☐ gesteigert	☐ unauffällig
Lautbildung:	☐ stammelnd	☐ undeutlich/nasal	☐ unauffällig
Stimmklang:	☐ heiser	☐ sonstig auffällig	☐ unauffällig
Grammatik:	☐ dysgrammatisch	☐ einzelne Fehler	☐ unauffällig
Äußerungslänge:	☐ 1-Wortsätze	☐ 2-Wortsätze	
	☐ Mehrwortsätze	☐ Haupt- und Nebensätze	
Wortschatz:	☐ eingeschränkt	☐ Wortfindungsstörung	☐ unauffällig
Sprachverständnis:	☐ eingeschränkt	☐ fraglich vermindert	☐ unauffällig
Redefluss:	☐ stotternd	☐ überhastet/polternd	☐ unauffällig
Verständlichkeit:	☐ eingeschränkt für Fremde		
	☐ eingeschränkt für Eltern		☐ unauffällig
Gestik:	☐ vermindert	☐ verstärkt	☐ unauffällig

Genauere Beschreibung:

Störungsbewusstsein/Bewältigungsstrategien:

Reaktionen des Umfelds auf die Sprachauffälligkeiten:

Arbeitsblatt M01 **Seite 2**

Auffassungen der Eltern zur Verursachung:

Bisheriger Verlauf

Meilensteine der Sprachentwicklung:

Lallverhalten: ☐ unauffällig ☐ auffällig: ____________________

Erste Wörter: _____ Monat, erste Mehrwortäußerungen: _____ Monat

Erste Sprachauffälligkeiten (Zeitpunkt, Art):

Veränderungen in letzten Monaten: ☐ kontinuierlicher Lernzuwachs

☐ Phasen mit Stillstand und Entwicklungsschüben

☐ Stillstand ☐ Verlust sprachlicher Fähigkeiten

☐ sonstig: ____________________

Frühere Sprachuntersuchungen (Zeitpunkt, Art, Ergebnisse):

Befundbericht vorliegend: ☐ ja ☐ nein

Bisherige Sprachtherapie/-förderung (Zeitpunkt, Art, Dauer, Intensität):

Befundbericht vorliegend: ☐ ja ☐ nein

Kontaktaufnahme zu früheren Untersuchern/Therapeuten erlaubt:

☐ ja (siehe Einwilligungserklärung) ☐ nein

Erwartungen der Eltern an die Betreuung:

Komorbiditäten

Motorische Auffälligkeiten: ☐ nein

☐ ja (welche): ____________________

Emotionale und Verhaltensauffälligkeiten: ☐ nein

☐ ja (welche): ____________________

Arbeitsblatt M01 **Seite 3**

Kindliche Verhaltensbesonderheiten: ☐ keine

☐ Daumenlutschen ☐ Nägelknabbern ☐ Jaktationen

☐ Schlafstörungen ☐ Appetitstörungen ☐ sonstige

Beschreibung:

Frühere/jetzige Behandlungen (Ergotherapie u. a.): ☐ keine

☐ ja (welche, wann, Dauer): ______________________________

Verhalten, Interessen, Stärken

Verhalten in der Familie:

Verhalten in der Kindereinrichtung:

Soziale Stellung in Kindergruppen:

Freundschaften:

Spielverhalten/Mediennutzung:

Interessen:

Besondere Kompetenzen/Eigenschaften:

Betreuungseinrichtungen (Art, Dauer, Besonderheiten)

Frühere Betreuungseinrichtungen:

Arbeitsblatt M01 **Seite 4**

Jetzige Betreuungseinrichtung:

Bei Schulbesuch: altersgerecht eingeschult ☐ ja ☐ nein: ______

Klasse _____, Zeugnisse vorliegend ☐ ja ☐ nein

Schulleistungen: ______

Besonderheiten (Wiederholung u. a.): ______

Kontaktaufnahme zur Betreuungseinrichtung erlaubt:

☐ ja (siehe Einwilligungserklärung) ☐ nein

Eigenanamnese

Besonderheiten während der Schwangerschaft: ☐ keine

☐ ja (welche): ______

Besonderheiten während der Geburt: ☐ keine

☐ ja (welche): ______

Meilensteine der Entwicklung (Alter in Monaten):

Sitzen: ______ Stehen: ______ Laufen: ______

Sauberkeit: tags: ______ nachts: ______

Geschicklichkeit in der Fein- und Grobmotorik: ______

Händigkeit: ☐ rechts ☐ links ☐ beidhändig

Ohrerkrankungen (Mittelohrentzündungen, Operationen): ☐ keine

☐ ja (wann, welche): ______

Untersuchungen der Hörfähigkeit (Zeitpunkte, Art, Ergebnisse):

Befundbericht vorliegend ☐ ja ☐ nein

Befundanforderung erlaubt: ☐ ja (siehe Einwilligungserklärung) ☐ nein

Sonstige Erkrankungen (Operationen, Unfälle, Kopferkrankungen):

Familienanamnese

Sprachauffälligkeiten: ☐ nein

☐ ja (wer?, welche?): ______

Lese-Rechtschreibstörung: ☐ nein

☐ ja (wer?): ______

Arbeitsblatt M01 **Seite 5**

Lernstörung: ☐ nein
☐ ja (wer?): ______

Sonstige Besonderheiten: ☐ nein
☐ ja (wer?, welche?): ______

Familiäre Situation

Wer lebt in der Familie: ☐ Mutter ☐ Vater ☐ Zahl der Geschwister: ______
Sonstige: ______

Familienstand der Eltern: ☐ verheiratet ☐ Lebensgemeinschaft
☐ alleinerziehend ☐ sonstige: ______

Alter:	Mutter: ______	Vater: ______
Schulbildung:	Mutter: ______	Vater: ______
Beruf:	Mutter: ______	Vater: ______
Berufstätigkeit:	Mutter: ______	Vater: ______

Geschwister (Alter, Geschlecht, Besonderheiten):
1.
2.
3.

Sprachen: ☐ einsprachig deutsch ☐ andere/weitere Sprachen

Dauer und Intensität des Kontakts zu den Sprachen:

Belastungen/Probleme in der Familie:

Verhältnis der Geschwister untereinander:

Ergänzende Angaben

M02 Checkliste zur Beurteilung der Spontansprache

Beurteilbarkeit: ☐ gut (viele Äußerungen) ☐ schlecht (wenig Äußerungen)
Beschreibung: ____________________

Sprechantrieb: ☐ altersentsprechend ☐ wortkarg ☐ gesteigert
Beschreibung: ____________________

Aussprache: ☐ altersentsprechend ☐ verwaschen ☐ nasal ☐ sonstig
Beschreibung: ____________________

Lautbildung: ☐ altersentsprechend ☐ Lautbildungsfehler
Beschreibung: ____________________

Stimmklang: ☐ altersentsprechend ☐ heiser ☐ flüsternd ☐ sonstige
Beschreibung: ____________________

Aktiver Wortsschatz: ☐ altersentsprechend ☐ Wortschatzmängel
Beschreibung: ____________________

Wortfindung: ☐ altersentsprechend ☐ Wortfindungsstörungen
Beschreibung: ____________________

Satzlänge: ☐ altersentsprechend ☐ 1-Wortsätze ☐ 2-Wortsätze
☐ Mehrwortsätze ☐ Nebensätze
Beschreibung: ____________________

Grammatik: ☐ altersentsprechend ☐ Dysgrammatismus
Beschreibung: ____________________

Redefluss: ☐ altersentsprechend ☐ stotternd ☐ poltern ☐ sonstige
Beschreibung: ____________________

Verständlichkeit: ☐ altersentsprechend ☐ eingeschränkt
Einschränkung durch: ____________________

Erzählen: ☐ altersentsprechend ☐ eingeschränkte Fähigkeit
Beschreibung: ____________________

Passiver Wortschatz: ☐ altersentsprechend ☐ Wortschatzmängel
Beschreibung: ____________________

Sprachverständnis: ☐ altersentsprechend ☐ Sprachverständnisstörungen
Beschreibung: ____________________

Gestik und Mimik: ☐ altersentsprechend ☐ vermehrt eingesetzt
Beschreibung: ____________________

Kommunikation: ☐ altersentsprechend ☐ wenig kompetent
Beschreibung: ____________________

Reaktionen
bei Nichtverstehen: ☐ kooperativ ☐ frustriert
Beschreibung: ____________________

Sonstiges: ____________________

Zusammenfassende Einschätzung: ____________________

____

M03 Sprachbeurteilung durch Eltern: Kurztest für die U7 (SBE-2-KT)[1]

Name des Kindes: ______________________ Vorname des Kindes: ______________________

☐ Junge ☐ Mädchen Geb.-Datum: ______________

Datum, an dem der Fragebogen ausgefüllt wurde: ______________________

Alter (in Monaten am Tag des Ausfüllens): ______________________

Bogen ausgefüllt von: ☐ Mutter ☐ Vater ☐ beiden Eltern ☐ sonstige

Falls sonstige Person. Wer? ______________________

Wächst Ihr Kind mehrsprachig auf? ☐ nein ☐ ja

Falls ja, welche Sprachen? ______________________

Hier finden Sie eine Wortliste. Bitte kreuzen Sie alle die Wörter an, die Sie häufiger von Ihrem Kind gehört haben. Dabei sollten aber nur Wörter angekreuzt werden, die Ihr Kind selbst verwendet und nicht solche, die es nur nachspricht oder nur versteht. Kreuzen Sie bitte auch Wörter an, die Ihr Kind etwas anders ausspricht (z. B. „nane" statt „Banane" oder „Tuchen" statt „Kuchen"). Falls Ihr Kind ein ähnliches Wort benutzt (z. B. „Mieze" für „Katze"), schreiben Sie dies bitte daneben.

Noch ein Hinweis: Der Wortschatz von zweijährigen Kindern ist sehr unterschiedlich. Es kann also durchaus sein, dass Ihr Kind nur einige dieser Wörter spricht. Auch wird es vermutlich noch andere, hier nicht aufgeführte Wörter sprechen.

☐ hallo	☐ ja	☐ nein
☐ Auto	☐ Opa	☐ Ball
☐ danke	☐ mein	☐ bitte
☐ Boot	☐ Buch	☐ Zug
☐ Apfel	☐ Banane	☐ Gurke
☐ Brot	☐ Butter	☐ Milch
☐ Kuchen	☐ Keks	☐ Eier
☐ Fisch	☐ Maus	☐ Baum
☐ Katze	☐ Pferd	☐ Hase
☐ Affe	☐ Bär	☐ Ente
☐ Hose	☐ Jacke	☐ Schuhe
☐ Auge	☐ Bauch	☐ Hand
☐ Ohr	☐ Mund	☐ Nase

1 © von Suchodoletz und Sachse, Version vom 17.07.2009

Arbeitsblatt M03 **Seite 2**

☐ baden	☐ essen	☐ malen
☐ Licht	☐ kalt	☐ nass
☐ raus	☐ runter	☐ weg
☐ Bett	☐ Stuhl	☐ Schnuller
☐ Brille	☐ Haare	☐ Schlüssel
☐ Tür	☐ Uhr	☐ Wasser

Benutzt Ihr Kind schon Wortverbindungen von zwei oder mehr Wörtern, wie z. B. *Mama Buch*, *Baby spielen*, *das da rein*? ☐ nein ☐ ja

Bemerkungen: ______________________________

____

M04 Sprachbeurteilung durch Eltern: Kurztest für die U7a (SBE-3-KT)[1]

Name des Kindes: ________________ Vorname des Kindes: ________________

☐ Junge ☐ Mädchen Geb.-Datum: ____________

Datum, an dem der Fragebogen ausgefüllt wurde: ________________

Alter (in Monaten am Tag des Ausfüllens): ________________

Bogen ausgefüllt von: ☐ Mutter ☐ Vater ☐ beiden Eltern ☐ sonstige

Falls sonstige Person. Wer? ________________

Wächst Ihr Kind mehrsprachig auf? ☐ nein ☐ ja

Falls ja, welche Sprachen? ________________

In diesem Bogen finden Sie eine Liste von Wörtern und Sätzen, wie sie von Kindern in den ersten Lebensjahren oft benutzt werden. Bitte kreuzen Sie an, was Sie häufiger als ein Mal von Ihrem Kind gehört haben. Dabei sollten aber nur Wörter und Sätze angekreuzt werden, die Ihr Kind selbst verwendet und nicht solche, die es nur nachspricht oder nur versteht. Kreuzen Sie bitte auch Wörter an, die Ihr Kind etwas anders ausspricht (z. B. „taufen" statt „kaufen" oder „daußen" statt „draußen"). Falls Ihr Kind etwas Ähnliches benutzt (z. B. „Becher" für „Glas"), schreiben Sie dies bitte daneben.

Vielleicht noch ein Hinweis: Der Wortschatz und der Sprachgebrauch dreijähriger Kinder ist sehr unterschiedlich. Wenn Ihr Kind nur einige dieser Wörter oder Sätze spricht, muss Sie das nicht gleich beunruhigen. Außerdem wird es vermutlich auch noch andere, hier nicht aufgeführte Wörter und Sätze sprechen.

☐ arbeiten
☐ brauchen
☐ draußen
☐ Eimer
☐ finden
☐ Finger
☐ Fleisch
☐ fliegen
☐ Frühstück
☐ Geburtstag
☐ gießen
☐ Glas
☐ Hals
☐ Handtuch
☐ heute
☐ hören
☐ jetzt
☐ kaufen
☐ klein
☐ kochen
☐ Kopf
☐ lachen
☐ Lampe
☐ leise
☐ Licht
☐ lieb
☐ liegen
☐ Mädchen
☐ mit
☐ müde
☐ Musik
☐ müssen
☐ nass
☐ neu
☐ Ohr
☐ Papier
☐ rennen
☐ sagen
☐ Sand
☐ sauber
☐ scharf
☐ schenken
☐ Schirm
☐ schmecken
☐ schmutzig
☐ schneiden
☐ schnell
☐ Schokolade
☐ Schrank
☐ Schuh
☐ schwer
☐ schwimmen
☐ sehen
☐ Sonne
☐ springen
☐ stehen
☐ Stein
☐ Stift
☐ Straße
☐ suchen
☐ Suppe
☐ Teppich
☐ Tier
☐ Tisch
☐ Tomate
☐ Treppe
☐ voll
☐ vorlesen
☐ warm
☐ warten
☐ waschen
☐ Wasser
☐ weg
☐ weich
☐ Wiese
☐ wohnen
☐ Wolke
☐ Zahn
☐ Zeh
☐ Zimmer
☐ Zunge
☐ zusammen

Wortschatz: ________

1 © von Suchodoletz, Kademann und Tippelt, Version vom 09. 09. 2009

Arbeitsblatt M04 **Seite 2**

1. Benutzt Ihr Kind schon Wortverbindungen/Sätze von zwei oder mehr Wörtern, wie z. B. *Mama Buch, Baby spielen, Kommt das da rein?* ☐ ja ☐ nein

Wenn Sie ja angekreuzt haben, beantworten Sie bitte alle weiteren Fragen.

Kreuzen Sie im Folgenden immer die Möglichkeit an, die **am ehesten** dem entspricht, was Ihr Kind sagen würde

2. ☐ Da Katze
   ☐ Da ist eine Katze
3. ☐ Mama einkauft
   ☐ Mama kauft ein
4. ☐ Meine sein!
   ☐ Das ist meins!
5. ☐ Mama kochen.
   ☐ Mama kocht.
6. ☐ viele Auto
   ☐ viele Autos
7. ☐ viele Blume
   ☐ viele Blumen
8. Benutzt Ihr Kind die Satzverknüpfung **und**? (z. B. Ich hole das Buch **und** dann liest du vor.) ☐ ja ☐ nein
9. Verwendet Ihr Kind die Wörter mein/meine richtig? (z. B. **mein** Zimmer, **meine** Puppe, **meine** Spielsachen) ☐ ja ☐ nein
10. Wenn Ihr Kind keinen Apfel möchte, sagt es dann eher ☐ Nicht Apfel essen! ☐ Ich will keinen Apfel essen!

Benutzt Ihr Kind das Fragewort:

11. **Wie**? (z. B. Wie geht das Spiel?) ☐ ja ☐ nein
12. **Was**? (z. B. Was hast Du da?) ☐ ja ☐ nein
13. **Wo**? (z. B. Wo ist mein Ball?) ☐ ja ☐ nein
14. **Wohin**? (z. B. Wohin geht Papa?) ☐ ja ☐ nein
15. Erzählt Ihr Kind kurze Geschichten/Märchen (anhand von Bildern) nach? ☐ ja ☐ nein

Grammatik: ________

Bemerkungen: ____

____

WS + (Gram. x 6) = Gesamtwert ____________

5 Fallbeispiele

Im Folgenden werden anhand von Fallbeispielen für einzelne Störungsbilder charakteristische Sprachauffälligkeiten und auszugsweise einige der im Rahmen der Diagnostik erhobenen Befunde beschrieben. Aus Platzgründen beschränkt sich die Darstellung auf wesentliche Beobachtungen. In der Regel sind in der Praxis umfangreichere Untersuchungen und Befunddokumentationen, als sie hier aufgeführt werden, erforderlich.

5.1 Umschriebene Artikulationsstörung

Anamnestische Angaben zur Sprachentwicklung. Die 4;10 Jahre alte Anita wurde ambulant vorgestellt, da sie sich, immer wenn sie ihren Willen nicht bekam, ihre Haare büschelweise ausriss. Bei der Untersuchung fielen u. a. Lautbildungsfehler auf. Nur auf diese Sprechauffälligkeit soll eingegangen werden.

Anitas Sprachentwicklung verlief primär unauffällig. Erste Wörter sprach sie kurz vor ihrem ersten Geburtstag und erste Mehrwortäußerungen benutzte sie mit etwa 18 Monaten. Im weiteren Verlauf zeigte sie sich redefreudig und sie konnte sich altersentsprechend ausdrücken. Allerdings war sie lange Zeit für Fremde schwer zu verstehen, da sie Laute falsch bildete und bei Konsonantenhäufungen ausließ. Die Aussprachefehler besserten sich deutlich. Nur /r/ und /k/ wurden auch noch zum Vorstellungszeitpunkt in vielen Wörtern durch andere Laute ersetzt. Anamnestische Hinweise auf Hörstörungen oder sonstige mögliche Ursachen der Aussprachestörung fanden sich nicht.

Befunde. Anita konnte alle Laute isoliert korrekt bilden. In Silben oder Wörtern wurden aber /r/ und /k/ durch /t/ (Pararhotazismus und Parakappazismus) ersetzt (Vorverlagerung des Artikulationsorts). Bei Konsonantenhäufungen wurden einzelne Laute ausgelassen (Vereinfachung). Derartige Lautbildungsfehler werden typischerweise bei jüngeren Kindern angetroffen und die Auffälligkeiten sind somit als phonologische Verzögerung einzuordnen. Die Verständlichkeit der Sprache war nicht nennenswert beeinträchtigt. Auch erwiesen sich die grammatischen Fähigkeiten, Sprachverständnis und Redefluss als ungestört. Anita konnte altersentsprechend über Ereignisse im Kindergarten berichten.

Die motorische Geschicklichkeit war einschließlich des Bereichs der Sprechmotorik unauffällig. Schlucken, Pusten, Aufblasen der Backen, Herausstrecken der Zunge und vergleichbare Übungen gelangen ohne Schwierigkeiten. Im Oralbereich waren weder Fehlbildungen noch sonstige anatomische Veränderungen oder neurologische Auffälligkeiten nachweisbar. Das Spiel- und Kommunikationsverhalten sprach für altersgerechte allgemeinen kognitiven Fähigkeiten.

Diagnose. Lautbildungsstörungen bei unauffälliger Sprachentwicklung und durchschnittlicher Intelligenz sind, wenn keine organische Erkrankung der Sprechorgane als Ursache nachweisbar ist, als umschriebene Artikulationsstörung (F80.0) zu klassifizieren. Die Symptomatik des eigentlichen Vorstellungsanlasses entspricht dem Bild einer Trichotillomanie (F63.3).

Therapie. Neben einer Behandlung der Trichotillomanie erfolgte eine logopädische Kurzzeitintervention mit sechs Behandlungsterminen. Vorwiegend wurde die Mutter angeleitet, wie sie mit Anita die Differenzierung und Bildung der Laute /r/ und /t/ und /k/ und /t/ unter Nutzung von Minimalpaaren üben kann. Die Mutter sollte diese Übungen mehrmals täglich in spielerischer Form oder eingebettet in Alltagssituationen durchführen. Nach zwei Monaten konnte die logopädische Intervention erfolgreich beendet werden.

5.2 Expressive Sprachentwicklungsstörung

Anamnestische Angaben zur Sprachentwicklung. Sebastian kam im Alter von 6;3 Jahren auf Anraten des Sprachheilkindergartens zur ambulanten Untersuchung, um die Schulfähigkeit abzuklären.

Sebastians Sprachentwicklung verlief primär verzögert. Mit 20 Monaten sprach er erste Wörter und mit etwa 28 Monaten erste Wortkombinationen. Zum Vorstellungszeitpunkt sprach er dysgrammatisch und undeutlich artikuliert, wodurch er von Fremden oft nicht verstanden wurde. Sebastian erzählte trotz seiner sprachlichen Schwierigkeiten viel und gern. Wenn ihm Wörter nicht einfielen, versuchte er zu umschreiben oder sich durch Gestik verständlich zu machen. In letzter Zeit seien deutliche Sprachfortschritte eingetreten. Sprachverständnisstörungen hatte die Mutter zu keinem Zeitpunkt bemerkt. Drei Monate vor dem Vorstellungstermin sei einige Wochen lang ein Stottern aufgetreten. Hörstörungen waren durch mehrfache HNO-ärztliche Untersuchungen ausgeschlossen worden.

Im dritten Lebensjahr erfolgte erstmals eine genauere Untersuchung der sprachlichen Fähigkeiten. Eine logopädische Behandlung wurde begonnen, jedoch nach zwei Monaten abgebrochen, da die Logopädin mit ihm nichts habe anfangen können. Auf Drängen der Mutter wurde Sebastian im Alter von 5½ Jahren in einen Sprachheilkindergarten eingegliedert, den er auch noch zum Vorstellungszeitpunkt besuchte. Außerdem stand er seit einigen Monaten in Ergotherapie. Die Indikation dazu konnte die Mutter nicht angeben.

Sonstige anamnestische Angaben. Die Schwangerschaft war durch starkes Erbrechen und einen erhöhten Blutdruck kompliziert. Die Geburt erfolgte wegen schlechter Herztöne und eines Missverhältnisses zwischen kindlichem Kopf und mütterlichem Becken durch Kaiserschnitt. Nach der Geburt war das Kind unauffällig. Sebastian entwickelte sich im motorischen Bereich regelgerecht. Einkoten wurde bis zum Alter von 4½ Jahren beobachtet. Gegenwärtig nässte er noch häufig am Tage in kleinen Portionen ein. Erkrankungen des Urogenitaltraktes waren durch eine kinderärztliche Untersuchung ausgeschlossen worden. Eine Therapie erfolgte bislang nicht.

Nach Angaben der Mutter sei Sebastian ein fröhliches Kind, das zu anderen Kindern schnell Kontakt findet. Er möchte immer im Mittelpunkt stehen. In Anforderungssituationen sei er unkonzentriert und motorisch unruhig. Andererseits könne er mit Ausdauer und Fantasie spielen. Sebastian neige zu trotzigen Reaktionen. Übermäßige Ängste bestünden vor Dunkelheit und Gewitter.

Der Vater hätte erst im vierten Lebensjahr zu sprechen begonnen. Jetzt sei seine Sprache unauffällig. Der dreijährige Bruder spreche nur einzelne Wörter, sei aber ansonsten unauffällig entwickelt. Beide Eltern haben einen Realschulabschluss und arbeiten in einem eigenen Handwerksbetrieb.

Befunde. Allgemeinkörperlich war Sebastian altersgerecht entwickelt. Der Kopfumfang lag im unteren Normbereich (12. Perzentile). Bei der neurologischen Untersuchung wurde eine leichte fein- und grobmotorische Koordinationsschwäche deutlich. Ansonsten waren die klinischen Befunde regelgerecht. Im Elektroenzephalogramm (EEG) zeigte sich eine altersgerechte bioelektrische Aktivität.

In der Spontansprache fiel ein gesteigerter Sprechantrieb auf. Sebastian erzählte gerne und phantasievoll und begleitete seine Geschichten mit reichhaltiger Gestik. Er benutzte Haupt- und Nebensätze, jedoch war er durch zahlreiche Lautbildungsfehler (insbes. Auslassungen und Fehlbildungen bei Konsonantenclustern mit /g/, /k/ und /r/) und einen ausgeprägten Dysgrammatismus nur schwer zu verstehen. Der Wortschatz war deutlich eingeschränkt. Fiel ihm ein Wort nicht sofort ein, traten mehrfache Silben- und Wortwiederholungen auf.

Bei der testpsychologischen Untersuchung beteiligte sich Sebastian motiviert, ließ sich aber leicht ablenken und begann immer wieder von anderen Dingen zu erzählen. Er arbeitete schnell und hastig und ließ sich durch Misserfolge leicht entmutigen. Im „Kindersprachtest für das Vorschulalter – KISTE“ lagen die Werte auf den meisten Skalen deutlich unterhalb des Normbereichs. Lediglich auf den Skalen „Erkennen semantischer Inkonsistenzen“ und im „semantisch-didaktischen Test“ wurden altersgerechte Werte erreicht. Der Gesamtwert für sprachliche Kompetenz wies auf eine ausgeprägte Sprachstörung hin (T-Wert 30). In Untertests des „Heidelberger Sprachentwicklungstests – HSET“ zeigten sich deutliche Auffälligkeiten der expressiven Sprachen (Imitation semantischer Relationen – IS: T-Wert 28) bei noch altersentsprechendem Sprachverständnis (T-Wert 40). Der „Lautbildungstest für Vorschulkinder – LBT“ fiel deutlich unterdurchschnittlich aus (T-Werte 29), nicht aber der „Lautunterscheidungstest für Vorschulkinder – LUT“ (T-Wert 55). Die phonologische Merkfähigkeit war erheblich eingeschränkt („Zahlen nachsprechen“ der K-ABC: Skalenwert 1). Die nonverbale Intelligenz war als durchschnittlich einzuschätzen (nonverbale Skala der „Kaufman-Assessment Battery for Children – K-ABC“: Standardwert 90). Im Verhaltensfragebogen („Child Behaviour Checklist – CBCL-4/18“), ausgefüllt durch die Mutter, ergaben sich keine Auffälligkeiten.

Diagnose. Zusammenfassend ist das Störungsbild als expressive Sprachentwicklungsstörung (F80.1) einzuordnen. Bei dem Jungen waren die typischen Symptome Dysgrammatismus und Wortschatzdefizite bei altersentsprechendem Sprachverständnis zu beobachten, ohne dass eine organische oder psychische Erkrankung als Ursache nachweisbar war. Lautbildungsstörungen treten bei diesem Störungsbild häufig auf und werden nicht gesondert kodiert. Die Redeflussauffälligkeiten mit Silben- und

Wortwiederholungen waren nicht stottertypisch, und sind somit als physiologische Sprechunflüssigkeiten anzusehen. Außerdem bestand ein Einnässen am Tage (Enuresis diurna, F98.0).

Therapie und weiterer Verlauf. Die Sprachtherapie mit strukturiert-übendem Vorgehen wurde intensiviert. Die Eltern wurden einbezogen und zu einem sprachfördernden Verhalten angeleitet.

Wegen des Einässens erfolgte eine Beratung der Eltern hinsichtlich einer konsequenten Sauberkeitserziehung. Sauberkeit wurde innerhalb weniger Wochen erreicht.

Sebastian wurde altersentsprechend in eine Regelschule eingeschult. Eine erneute Vorstellung erfolgte am Ende der zweiten Klasse wegen des Verdachts auf eine Lese-Rechtschreibstörung. Die Spontansprache hatte sich deutlich gebessert. Lautbildungsfehler traten nur noch bei komplizierteren Wörtern auf und Grammatikfehler waren eher selten. Allerdings sprach Sebastian undeutlich und hastig und war dadurch nicht immer auf Anhieb zu verstehen. Im „Heidelberger Sprachentwicklungstest – HSET" wurden unverändert Defizite in der Sprachproduktion deutlich (Untertest IS: T-Wert 17) bei altersentsprechendem Sprachverständnis (Untertest VS: T-Wert 48). Eine Lese-Rechtschreibstörung wurde bestätigt (Rechtschreibtest WRT2+: T-Wert 27, Zürcher Lesetest: Lesezeit und Lesefehler T-Wert 27 bzw. 32). Eine LRS-Therapie wurde eingeleitet. Schulschwierigkeiten in Deutsch blieben auch in den nächsten Jahren bestehen. Bei der letzten Nachuntersuchung mit 12 Jahren hatten sich die testpsychologischen Werte weder in Sprach- noch in LRS-Tests nennenswert verändert. Sebastian besuchte zu diesem Zeitpunkt die 5. Klasse einer Hauptschule mit insgesamt durchschnittlichen Noten. Eine Benotung der Lese- und Rechtschreibleistungen erfolgte nicht (Nachteilsausgleich). Eine Fortsetzung der LRS-Therapie wurde empfohlen.

5.3 Rezeptive Sprachentwicklungsstörung

Anamnestische Angaben zur Sprachentwicklung. Nach einer unauffälligen Lallphase sprach Florian mit 18 Monaten erste sinnbezogene Wörter. Die weitere sprachliche Entwicklung verlief erheblich verlangsamt. Im Alter von 3 ½ Jahren erfolgte eine pädaudiologische Untersuchung. Nach einem Ausschluss von Hörstörungen wurde eine logopädische Behandlung begonnen. Außerdem erfolgte eine Montessori-Einzeltherapie. Da nur geringe Sprachfortschritte erreicht wurden, drängten die Eltern auf weitere Untersuchungen und stellten Florian im Alter von 4;2 Jahren in unserer Ambulanz vor. Zu diesem Zeitpunkt benutzte Florian aktiv etwa 20 Wörter, die aber so ungenau artikuliert wurden, dass sie kaum zu verstehen waren. Sein Spiel begleitete er mit Lautmalereien. Nach dem Eindruck der Eltern war das Sprachverständnis nicht nennenswert beeinträchtigt. Außer zu einer Sprachtherapie zweimal pro Woche gingen die Eltern mit ihm seit drei Monaten täglich zur „Elektrotherapie" in eine physiotherapeutische Ambulanz. Bei dieser Therapie handelt es sich eine alternative Behandlungsmethode, bei der im Kopfbereich eine hochfrequente Wechselspannung angelegt wird.

Sonstige anamnestische Angaben. Wesentliche Vorerkrankungen sind nicht bekannt. Im nicht sprachlichen Bereich verlief die Entwicklung unauffällig. Im Verhalten wurde

Florian als lebhaft und sprunghaft geschildert mit einer Neigung zu verstärkten Trotzanfällen. In neuen Situationen reagiere er anfangs sehr ängstlich, gewöhne sich aber schnell ein. Trotz seiner sprachlichen Beeinträchtigung fände er guten Kontakt zu anderen Kindern. In den heilpädagogischen Kindergarten, den er seit einigen Monaten besuchte, habe er sich gut integriert.

Der drei Jahre ältere Bruder hatte gleichfalls eine Sprachentwicklungsstörung und besuchte eine Sprachheilschule.

Befund. Bei der allgemeinkörperlichen Untersuchung fanden sich keine Auffälligkeiten. Im neurologischen Status fiel eine leichte motorische Koordinationsschwäche mit Betonung im Oralbereich auf. Im „Mundmotoriktest nach Draf" lagen die Werte für Mimik und Lippenbewegungen im unterdurchschnittlichen und für die Zungenmotilität im unauffälligen Bereich. Im EEG traten über den hinteren Ableitbereichen epilepsieverdächtige Potenziale (POSTS) auf, die aber ohne klinische Relevanz sind.

Florian ging auf Spielangebote freudig ein. Bei vorgegebenen Aufgaben ließ seine Aufmerksamkeit schnell nach. Im Spiel produzierte Florian nur wenige, kaum verständlichen Wörter, Protowörter und Lautmalereien. Vereinzelt kamen Zweiwortäußerungen vor. Konnte sich Florian nicht verständlich machen, benutzte er vermehrt Gestik, gab bei Schwierigkeiten aber rasch auf und suchte Schutz und Hilfe bei der Mutter. Im „Heidelberger Sprachentwicklungstest – HSET" konnte er keine Aufgabe der Untertests Verstehen und Imitation grammatischer Strukturen (VS und IS) lösen. In der „Münchener Funktionellen Entwicklungsdiagnostik für das 2. und 3. Lebensjahr – MFED" wurde ein Sprachalter von 19 Monaten und ein Sprachverständnisalter von 24 Monaten ermittelt. Zahlreiche Laute und Lautverbindungen konnte Florian noch nicht korrekt bilden. Auch die Lautdifferenzierungsfähigkeit war erheblich eingeschränkt. Die nonverbalen intellektuellen Fähigkeiten lagen im Normbereich (IQ 105 im „Snijders-Oomen Nichtverbale Intelligenztestreihe für junge Kinder – S. O. N. 2½-7"). Im Verhaltensfragebogen („Child Behaviour Checklist – CBCL-4/18"), ausgefüllt durch die Mutter, fanden sich keine Hinweise auf emotionale oder Verhaltensstörungen.

Diagnose. Neben den charakteristischen Symptomen einer expressiven Sprachstörung bestanden erhebliche Defizite im Sprachverständnis. Für die Störungen des Spracherwerbs war keine offensichtliche Ursache nachweisbar. Somit waren die diagnostischen Kriterien einer rezeptiven Sprachentwicklungsstörung (F80.2) erfüllt. Florian zeigte ein deutliches Störungsbewusstsein und Ansätze von Vermeidungsverhalten.

Therapie und Verlauf. Die logopädische Behandlung und die Betreuung in einem heilpädagogischen Kindergarten wurden fortgesetzt. Vermehrt wurde darauf hingearbeitet, die Sprechfreude zu fördern und das Selbstwertgefühl des Kindes zu stärken. Die Eltern wurden in die Behandlung intensiv einbezogen und im Bewältigungsprozess unterstützt.

Bei einer Nachuntersuchung im Alter von 5;6 Jahren waren deutliche Sprachfortschritte zu beobachten. Florian sprach in recht kurzen, oft dysgrammatischen Mehrwortsätzen. Der Wortschatz hatte sich deutlich erweitert. Alle Laute konnten gebildet werden, jedoch wurden häufig Laute bei Konsonantenhäufungen ausgelassen oder verschmolzen. Im Lautdifferenzierungstest fielen Schwächen bei der Unterscheidung von /d/ und /g/ sowie /t/ und /k/ auf. Die Ergebnisse im „Heidelberger Sprachentwicklungstest – HSET“ lagen deutlich im unterdurchschnittlichen Bereich (IS: T-Wert 27; VS: T-Wert: 34). Die Verständlichkeit hatte sich erheblich verbessert.

Florian wurde in den Vorschulteil einer Sprachheilschule eingegliedert und dort im Alter von sieben Jahren eingeschult. Ein Jahr lang ging Florian zur Ergotherapie. Zu Beginn der dritten Klasse wurde eine Lese-Rechtschreibstörung festgestellt und es erfolgte eine entsprechende Förderung. Zum Zeitpunkt der letzten Vorstellung besuchte Florian die vierte Klasse einer Sprachheilschule und erreichte außer im Lesen und Schreiben gute Leistungen. Zur 5. Klasse war eine Umschulung in eine Realschule vorgesehen. In der Spontansprache traten noch zahlreiche grammatische Fehler auf und Florian fiel es schwer, über Erlebnisse zusammenhängend zu berichten. Außer bei komplizierten, seltenen Wörtern traten keine Lautbildungsfehler mehr auf. Im Verhalten war Florian selbstsicherer und weniger ängstlich als früher, konnte sich aber bei längeren Anforderungen nur schwer konzentrieren. Behandelt wurde er mit Osteopathie. Bei dieser alternativen Methode wird von Blockieren von Pulsationen des Nervenwassers als Ursache von Entwicklungsauffälligkeiten ausgegangen. Durch sanfte Massagen sollen diese Blockierungen gelöst werden. Auf die Frage, welche der bisherigen Förderungen und Behandlungen Florian am besten geholfen hätten, nennt die Mutter Logopädie und Osteopathie.

5.4 Sekundäre Sprachentwicklungsstörung, Dysarthrie und Stimmstörung

Anamnese. Julia ist mehrfachbehindert und wurde im Alter von 13 Jahren wegen zunehmender Verhaltensauffälligkeiten in der Schule für geistig Behinderte ambulant vorgestellt.

Die Geburt erfolgte in der 32. Schwangerschaftswoche durch Kaiserschnitt, da der Mutterkuchen, der vor dem Geburtskanal lag, sich ablöste (Placenta praevia). Nach der Geburt bestanden schwere Anpassungsstörungen. Eine Beatmung wurde erforderlich und ein Venenkatheter wurde gelegt, der zu einer allgemeinen Infektion (Sepsis) führte. Wochenlang bestand ein lebensbedrohlicher Zustand mit Darminfektionen und Darmdurchbrüchen, die mehrere Operationen erforderlich machten. Eine Ernährung gelang nur mit Mühe.

In den ersten beiden Lebensjahren lag Julia fast bewegungslos auf dem Rücken. Mit zwei Jahren lernte sie Sitzen und mit drei Jahren Laufen. Die Selbstständigkeitsentwicklung verlief stark verzögert. Inzwischen zieht sie sich weitgehend alleine an und aus und übernimmt kleine Aufgaben im Haushalt (u. a. Decken des Tisches). Sie beschäftigt sich gerne alleine und hört Musik. Ihre Beschäftigungen entsprechen dem Niveau eines Kleinkindes und werden von motorischer Unruhe und zahlreichen Stereotypien begleitet. Wenn sie ihren Willen nicht bekommt, treten Erregungszustände mit Schimpfen, Schreien und Aufstampfen auf.

Erste Wörter sprach Julia mit etwa 30 Monaten. Sprachfortschritte traten nur langsam ein. Zum Vorstellungszeitpunkt bestanden die Äußerungen vorwiegend aus Einbis Dreiwortsätzen. Der Wortschatz wurde von der Mutter auf 50 bis 100 Wörter geschätzt. Durch eine ungenaue Artikulation war sie schwer zu verstehen. Hörstörung waren durch eine objektive Audiometrie im Rahmen pädaudiologischer Untersuchungen ausgeschlossen worden.

Eine Frühförderung erfolgte anfangs zu Hause und später in einer heilpädagogischen Einrichtung. Mit sieben Jahren wurde Julia in eine Schule für geistig Behinderte eingeschult, die sie auch noch zum Zeitpunkt der Vorstellung besuchte. Seit einigen Monaten wurde sie mit gestützter Kommunikation (FC) gefördert (s. Kap. 1.5.1). Nach Angaben der Stützerin schreibe sie dabei auf dem Computer längere Briefe mit grammatisch korrekten Sätzen und rechne im Zahlraum bis 100 mit den vier Grundrechenarten. An Gruppenaktivitäten nahm sie nur widerwillig teil. Zunehmend trat ein ungesteuert-aggressives Verhalten auf, das die Betreuung erheblich erschwerte.

Befunde. Allgemeinkörperlich fielen im Hals- und Bauchbereich zahlreiche reizlose Narben auf. Im neurologischen Befund war eine extrapyramidale Bewegungsstörung mit dyskinetischen Mustern unter Einbeziehung der Sprechmotorik nachweisbar. Willkürbewegungen wurden vergröbert, unsicher und von Mitbewegungen begleitet ausgeführt.

In der ungewohnten Untersuchungssituation wirkte Julia angespannt und ängstlich. Wurde sie angesprochen, zuckte sie zusammen und stieß erschrocken Laute und Wörter aus. Sie versuchte sich selbst durch Bemerkungen, wie „nicht schlimm" oder „gut gemacht", zu beruhigen. Nach einer Eingewöhnungsphase schaute sie sich interessiert um und begann sich zu beschäftigen. Ihr einfaches Spiel begleitete sie mit zahlreichen Stereotypien, wie Wedeln oder Klatschen. Die Spontansprache bestand aus einzelnen, meist unzusammenhängenden Wörtern. Fragen und Aufforderung wiederholte sie in verkürzter Form, statt zu antworten oder entsprechend zu reagieren. Vokale und einfache Konsonanten bildete sie korrekt, nicht aber Konsonantenverbindungen. Die Verständlichkeit der Äußerungen war deutlich eingeschränkt. Die Stimme klang tief und rau. Das Sprachverständnis beschränkte sich auf einfachste Sachverhalte, wie „gib mir" oder „setz dich hin". Bei einer Überprüfung der nonverbalen kognitiven Fähigkeiten ergab sich ein Entwicklungsalter von etwa drei Jahren (Leiter International Performance Scale). Allerdings war die Kooperation unzureichend, so dass keine genauere Beurteilung möglich war. Auf eine Untersuchung mit Sprach- und sonstigen Tests musste deshalb verzichtet werden.

Diagnose. Diagnostisch wurde das Störungsbild als überaktive Störung mit Intelligenzminderung und Bewegungsstereotypien (F84.4) und dyskinetische infantile Zerebralparese (G80.3) als Folge einer frühkindlichen Hirnschädigung klassifiziert. Der Sprachentwicklungsstand entsprach dem Niveau der allgemeinen kognitiven Fähigkeiten. Die Sprachstörung war somit als sekundäre Sprachentwicklungsstörung bei Intelligenzminderung anzusehen und nicht gesondert zu kodieren. Die Lautbildungsstörungsstörung war nicht alleine als Teil der Sprachentwicklungsstörung zu erklären. Zahlreiche Laute konnten auch einzeln nicht korrekt gebildet werden. Sie klangen verzerrt und die Lautstärke ändert sich unvermittelt. Diese Artikulationsfehler sind als eine Folge der infantilen Zerebralparese anzusehen und als extrapyramidale Dysarthrie einzuordnen. Zusätzlich besteht eine Stimmstörung. Wie frühere pädaudiologische Untersuchungen ergeben hatten, ist der raue und heisere Stimmklang Folge narbiger Veränderungen der Stimmlippen, die auf Verletzungen durch die langzeitige Intubation im Säuglingsalter zurückzuführen waren.

Therapie. Die Behandlung konzentrierte sich auf eine Verminderung der expansiven Verhaltensstörungen. Auf eine Sprachtherapie wurde verzichtet, da nicht erwartet werden konnte, dass sich damit eine relevante Verbesserung der Kommunikationsfähigkeit erreichen ließ.

5.5 Stottern

Anamnestische Angaben zur Sprachentwicklung. Matthias begann mit 18 Monaten erste Wörter zu sprechen. Dann vergrößerte sich sein Wortschatz recht schnell und der Sprachrückstand wurde bald aufgeholt. Mit drei Jahren sprach er in weitgehend korrekten Mehrwortsätzen und konnte sich gut verständlich machen. Zu diesem Zeitpunkt wurden erstmals Silben- und Wortwiederholungen bemerkt. Diese nahmen an Häufigkeit zu. Verspannungen oder Mitbewegungen wurden anfangs nicht beobachten. Mit etwa 3½ Jahren traten zusätzlich Blockierungen am Wortbeginn auf. Matthias war die Anstrengung anzusehen, diese zu überwinden. Er verzog das Gesicht, runzelte die Stirn und bewegte den Kopf zur Seite. Später kamen schlagende Bewegungen der Arme und ein Stampfen mit dem Fuß hinzu. Der Ausprägungsgrad der Sprechunterbrechungen variierte. An manchen Tagen konnte er sich fast unauffällig mitteilen, während an anderen Tagen die Kommunikation durch zahlreiche Blockierungen erheblich beeinträchtigt war. Gründe für diese Wechsel konnten die Eltern nicht ausmachen.

In der ersten Zeit schien Matthias seine Sprachauffälligkeiten nicht zu bemerken. Auch vor Fremden hatte er keine Scheu zu reden. Zunehmend stellte sich jedoch ein Störungsbewusstsein ein. Er brach bei ungewollten Sprechunterbrechungen den Blickkontakt ab und beendete seine Äußerung. Bei Anwesenheit anderer Personen sprach er von sich aus nur noch wenig und antwortete möglichst nur mit „ja“ oder „nein“. Die Eltern versuchten, durch die Aufforderung zum langsamen und überlegten Sprechen Matthias bei der Vermeidung von Sprechunflüssigkeiten zu unterstützen. Insbesondere der Vater griff konsequent bei Sprechunterbrechungen ein, da er sich dadurch ein Durchbrechen der Störung, die er als eingeschliffene Angewohnheit ansah, erhoffte. Kurzzeitig schien das Sprechen auch flüssiger zu gelingen, doch insgesamt nahm die Symptomatik zu und Verspannungen und Mitbewegungen traten immer intensiver auf.

Die Mutter sah einen Zusammenhang zur familiären Situation und machte sich Vorwürfe. Durch einen Hausbau fühlte sie sich sehr belastet und hatte wenig Zeit, sich um Matthias und dessen zwei Jahre jüngeren Bruder zu kümmern.

Da sich das Sprechverhalten trotz der Bemühungen der Eltern verschlechterte, erfolgte im Alter von vier Jahren eine ambulante Vorstellung zur weiteren Abklärung.

Befund. Matthias war altersgerecht entwickelt. Das Ergebnis eines Hörscreenings war unauffällig. Im Verhalten war Matthias anfangs etwas schüchtern und zurückhaltend.

Er suchte die Nähe der Mutter und ging nur zögerlich auf Spielangebote ein. Nach einer Eingewöhnungsphase zeigte er sich dann spielinteressiert und kooperativ. Er konnte sich ausreichend auf Aufgabenstellungen konzentrieren und gab bei Schwierigkeiten nicht sofort auf.

Zur Beurteilung der Spontansprache erfolgte eine Videoaufzeichnung einer Bilderbuchsituation. Matthias zeigte sich redefreudig. Gelegentlich traten am Wortanfang 3- bis 5-fache Silbenwiederholungen und Blockierung von einer Dauer bis zu einer Sekunde auf. Die Blockierungen wurden von Blinzeln und leichtem Schlagen mit dem Kopf begleitet. Vermeidungsverhalten wurde nicht beobachtet. Eine Stotterrate von 8 % wurde ermittelt. Bei Wiederholungsuntersuchungen an zwei weiteren Tagen lag die Stotterrate bei 18 % bzw. 12 %.

Matthias konnte alle Laute korrekt bilden. Lediglich bei Konsonantenhäufungen wurden in selteneren Wörtern Aussprachefehler beobachtet. Er benutzte Haupt- und Nebensätze. Gelegentlich unterliefen ihm bei der Kasusbildung einzelne Fehler. Im „Sprachentwicklungstest für drei- bis fünfjährige Kinder – SETK 3-5“ erreichte er unauffällige Werte. Lediglich im Untertest „Morphologische Regelbildung – MR“ lag das Ergebnis im unteren Grenzbereich (T-Wert 38). Die intellektuellen Fähigkeiten erwiesen sich als durchschnittlich entwickelt (Standardwert: 105; Skala intellektueller Fähigkeiten der „Kaufman-Assessment Battery for Children – K-ABC“). Im von der Mutter ausgefüllten Verhaltensfragebogen („Child Behaviour Checklist – CBCL-4/18“) lagen die Werte auf allen Skalen innerhalb des Normbereichs.

Diagnose. Da die Sprechunflüssigkeiten länger als 6 Monate bestanden, die Blockierungen mit deutlichen Anstrengungen einhergingen und Mitbewegungen auftraten, war von einem beginnenden Stottern (F98.5) auszugehen. Die Symptomatik ging deutlich über physiologische Sprechunflüssigkeiten hinaus. Eine Sprachtherapie wurde eingeleitet.

Therapie. Die Sprachtherapie erfolgte einmal pro Woche. Zu Beginn wurde die Stottersymptomatik quantitativ und qualitativ genauer analysiert. Zur Verlaufkontrolle, die nach jeweils zehn Therapiesitzungen vorgesehen wurde, wurde die Stotterrate in einer zwanzigminütigen standardisierten Spielsituation erfasst. Als Therapiemethode wurde ein Fluency Shaping gewählt. Nach Erprobung mehrerer Möglichkeiten zeigte sich, dass die Stotterrate besonders gut durch ein rhythmisches, langsames Sprechen zu beeinflussen war. Die Übungen begannen mit kurzen Äußerungen. Flüssiges Sprechen wurde unmittelbar durch Loben bekräftigt. Unflüssige Äußerungen sollte Matthias unter verstärkter Nutzung der Sprechhilfe wiederholen. Der Schwierigkeitsgrad wurde schrittweise gesteigert. Ein Belohnungssystem wurde vereinbart.

Die Eltern wurden ausführlich beraten und in die Therapie einbezogen. Sie empfanden es als entlastend, dass gemeinsam mit dem Kind über die Problematik offen gesprochen wurde. Sie lernten, Aufforderungen zum langsamen Sprechen zu unterlassen, unbefangener auf Stotterereignisse zu reagieren und Sprechunterbrechungen als weniger dramatisch zu erleben.

Nach 40 Therapiestunden wurde die Behandlung vorerst beendet. Die Zahl der Stotterereignisse hatte sich nur unwesentlich vermindert, doch waren Verspannungen und

Mitbewegungen kaum noch zu beobachten. In den folgenden Monaten trat die Stottersymptomatik für einige Wochen erneut verstärkt auf, reduzierte sich dann aber, ohne dass eine weitere Sprachtherapie erforderlich wurde. Matthias wurde altersgerecht in eine Regelschule eingeschult. Zu diesem Zeitpunkt traten stottertypische Sprechunflüssigkeiten nur noch in besonders aufregenden Situationen auf. Die Betreuung wurde abgeschlossen und eine Wiedervorstellung für den Fall eines Rückfalls vereinbart.

5.6 Poltern

Anamnestische Angaben zur Sprachentwicklung. Fabian wurde im Alter von 5;4 Jahren vorgestellt, da er sich sprachlich nur schwer verständlich machen konnte und eine ausgeprägte motorische Unruhe die Betreuung im Kindergarten erschwerte. Erste Wörter hatte er mit 18 Monaten gesprochen und die weitere Sprachentwicklung verlief recht langsam. Hörstörungen waren durch mehrfache pädaudiologische Untersuchungen ausgeschlossen worden. Zum Vorstellungszeitpunkt sprach Fabian undeutlich, dysgrammatisch und überhastet, wodurch er nur schwer zu verstehen war.

Sonstige anamnestische Angaben. Bereits im zweiten Lebensjahr fiel eine erhebliche motorische Unruhe auf. Fabian war ständig in Bewegung und wechselte pausenlos die Beschäftigungen. In einen Regelkindergarten konnte er sich nicht eingewöhnen, weshalb er mit vier Jahren in einen Sprachheilkindergarten kam. Fabian war das dritte von vier Kindern. Ein vier Jahre älterer Bruder besuchte wegen einer Sprachentwicklungsstörung und eines Stotterns eine Sprachheilschule. Auch er sei sehr unruhig und ungesteuert. Bei der Anamneseerhebung fiel auf, dass die Mutter sehr viel, schnell und undeutlich redete. Auf Fragen konnte sie sich kaum einlassen.

Befunde. Während der Untersuchung redete Fabian pausenlos, ohne auf Reaktionen des Gesprächspartners zu achten. Überwiegend äußerte er Satzbruchstücke, die er mit hoher Geschwindigkeit hervorbrachte, gefolgt von Sprechpausen. Ein inhaltlicher Zusammenhang war kaum auszumachen. Die Verständlichkeit war zusätzlich durch eine unsaubere Aussprache und ein Verschlucken von Silben und Wörtern eingeschränkt. Bei Konsonantenhäufungen ließ er Laute aus und grammatische Regeln wurden unzureichend beachtet. Auf die Aufforderung, langsamer zu sprechen, ging er nicht ein. Eine Untersuchung mit einem Sprachtest war nicht möglich, da Fabian die Mitarbeit verweigerte und ohne Bezug auf Aufgabenstellungen weiter redete.

Fabian war ständig in Bewegung, drehte und kratzte sich und schluckte Luft, um dann Aufzustoßen. Auf Spielangebote ging er nur kurzzeitig ein.

Bei der Überprüfung der nonverbalen Intelligenz mit der „Snijders-Oomen Nicht-verbalen Intelligenztestreihe für junge Kinder – S. O. N. 2½-7“ erreichte Fabian einen IQ-Wert von 78. Allerdings ist dieses Ergebnis wegen einer unzureichenden Kooperationsbereitschaft nur eingeschränkt aussagekräftig. Im Verhaltensfragebogen („Child Behaviour Checklist – CBCL-4/18“), ausgefüllt durch die Mutter, waren die Werte auf den Skalen „sozialer Rückzug“, „soziale Probleme“ und „Aufmerksamkeitsstörung“ erhöht.

Diagnose. Die Redeflussstörungen mit Sprechausbrüchen, unvermittelten Pausen und Verschlucken von Silben und Wörtern bei ungesteuert-impulsivem Verhalten sind für ein Poltern (F98.6) charakteristisch. Außerdem waren die Symptome einer expressiven Sprachentwicklungsstörung (F80.1) nachweisbar. Ob auch relevante Sprachverständnisstörungen bestanden und die Störung deshalb korrekter als rezeptive Sprachentwicklungsstörung zu klassifizieren ist, ließ sich wegen der unzureichenden Mitarbeit des Jungen nicht entscheiden. Hintergrund der Poltersymptomatik war eine ausgeprägte Aktivitäts- und Aufmerksamkeitsstörung (F90.0).

Therapie und Verlauf. Die Eltern hatten Fabian auf Drängen des Kindergartens vorgestellt, wollte sich auf eine kinderpsychiatrische Behandlung aber nicht einlassen. Sie führten die Entwicklungsauffälligkeiten auf eine Nahrungsmittelunverträglichkeit zurück, die sie mit einer Diät behandeln wollten. Es konnte deshalb lediglich eine kurze Beratung erfolgen.

Einige Jahre später hörten wir erneut von der Familie. Fabian war inzwischen 14 Jahre alt. Die Eltern gaben an, dass er die fünfte Klasse einer Montessori-Hauptschule besuche und dort gut zurechtkäme. Lediglich in Mathematik und Zeichnen sei er etwas schlechter als der Durchschnitt der Schüler. Sprachprobleme bestünden nicht mehr. Zum Zeitpunkt der Befragung erhielt Fabian Ergotherapie. Außerdem erfolgte eine alternative Behandlung mit „Touch for Health", einer Richtung der Kinesiologie.

5.7 Landau-Kleffner-Syndrom

Anamnestische Angaben zur Sprachentwicklung. Die Sprachentwicklung verlief bei Mirko anfangs unauffällig. Er sprach mit 12 Monaten erste Wörter und mit ca. 20 Monaten erste Wortkombinationen. Mit drei Jahren begleitete er sein Spiel intensiv mit Sprache und redete auch ansonsten viel und altersentsprechend differenziert. Sehr gerne ließ er sich vorlesen. Im Alter von 3;9 Jahren hatte er einen Infekt der oberen Luftwege. Danach hatte die Mutter den Eindruck, dass er schlecht höre. Er musste mehrfach laut angesprochen werden, bis er reagierte. Geschichten wollte er keine mehr vorgelesen bekommen. Bei objektiven audiometrischen Untersuchungen ergaben sich aber keine Hinweise auf Hörstörungen. Nach dem vierten Geburtstag sprach Mirko immer weniger. Seine Sprache wurde undeutlich, dysgrammatisch und schwer zu verstehen. Eine stationäre Aufnahme erfolgte im Alter von 4;2 Jahren zur weiteren Abklärung.

Sonstige anamnestische Angaben. Mirko war zuvor nie ernsthaft erkrankt. Er war motorisch geschickt und konnte mit Ausdauer und Phantasie spielen. Mirko war ein lebhaftes Kind, das gelegentlich etwas schwer zu lenken war. Er spielte gerne alleine und fand zu anderen Kindern nur zögerlich Kontakt. Im Kindergarten kam er gut zurecht. Nach Einsetzen der Sprachprobleme reagierte er zunehmend aggressiv und schlug die Mutter, wenn er seinen Willen nicht bekam. Anderseits wirkte er emotional verunsichert und neigte dazu, sich an die Mutter zu klammern.

Befunde. Die allgemeinkörperlichen und neurologischen Befunde waren unauffällig. Bei der Untersuchung suchte sich Mirko nach einer kurzen Eingewöhnungsphase selbstständig Spielsachen und begann, sich still und konzentriert damit zu beschäftigen. Auf Geräusche, auch wenn diese sehr laut waren, zeigte er keinerlei Reaktionen.

Spontan sprach Mirko gar nicht. Auf Fragen antwortete er vorwiegend mit einem Wort, gelegentlich auch mit kleinen, meist dysgrammatischen Sätzen. Längere Wörter verkürzte er (z. B. Elfa für Elefant). Die Artikulationsgenauigkeit wechselte zwischen klarer und verwaschener Aussprache. Einfachen sprachlichen Aufforderungen, wie das Zeigen auf einen genannten Gegenstand, kam er nach mehrfachen Wiederholungen nach. Bei etwas komplexeren Anforderungen reagierte er unwillig und ablehnend. Gestische Aufforderungen ignorierte er weitgehend.

Eine standardisierte Überprüfung sprachlicher Fähigkeiten wurde mit dem „Heidelberger Sprachentwicklungstest – HSET“ versucht. Auch bei den leichtesten Aufgaben schien er überfordert und war nicht zur Mitarbeit zu bewegen. Im „Sprachentwicklungstest für zweijährige Kinder – SETK-2“ erreichte er in den produktiven Untertests das Niveau von 2;6 bis 2;11 Jahre alten Kindern. Die Leistungen in den Aufgaben zum Sprachverständnis lagen deutlich darunter. Eine psychometrische Abklärung der kognitiven Fähigkeiten gelang wegen mangelnder Mitarbeit nicht.

Im Elektroenzephalogramm (EEG) traten über der rechten Schläfenregion zahlreiche epilepsietypische Potenziale mit einer Tendenz zur Generalisierung auf. Im Schlaf nahm die epileptische Aktivität 50 % und bei einer Kontrollableitung 80 % der Schlafenszeit ein. Anatomische Hirnveränderungen waren in der Magnetresonanztomographie (MRT) nicht nachweisbar. Auch die sonstigen medizinischen Befunde waren unauffällig.

Diagnose. Den anamnestischen Angaben zufolge war bei Mirko ein schwerer Verlust sprachlicher Fähigkeiten eingetreten, so dass die Sprachstörung als Aphasie einzuordnen ist. Eine akute Hirnerkrankung war nicht nachweisbar und im Schlaf-EEG zeigte sich eine kontinuierliche epileptische Aktivität. Trotz des Fehlens epileptischer Anfälle ist aufgrund dieser Befunde ein Landau-Kleffner-Syndrom (F80.3) anzunehmen.

Therapie und Verlauf. Die Behandlung erfolgte medikamentös mit Antiepileptika und Kortikoiden. Eine Sprachtherapie wurde begonnen. In der Therapie wurde versucht, Reaktionen auf Geräusche und Sprache anzubahnen und Mirko zum Sprechen anzuregen. Trotz der Behandlung verschlechterten sich in den folgenden Wochen die sprachlichen Fähigkeiten zunehmend und schließlich verstummte Mirko vollständig. Spielverhalten, Interessen und Selbstständigkeit bei Alltagstätigkeiten änderten sich nicht. Nach der Entlassung aus der stationären Behandlung wurde die sprachtherapeutische und heilpädagogische Förderung fortgesetzt und Mirko in einen Sprachheilkindergarten integriert.

Bei einer Nachuntersuchung im Alter von 6;1 Jahren hatten sich Sprachproduktion und Sprachverständnis geringfügig gebessert. Mirko reagierte adäquat auf einfache Aufforderungen und der aktive Wortschatz betrug 40 bis 50 Wörter. Gelegentlich äußerte er sich situationsgerecht in Ein- bis Dreiwortsätzen, verständigte sich aber vorwiegend mit Gestik. Epileptische Anfälle waren nicht beobachtet worden. Im Kindergarten spielte Mirko vorwiegend mit jüngeren Kindern. Er neigte zu Trotzanfällen und Stimmungsschwankungen, war aber insgesamt ausreichend lenkbar. Die Einschulung in eine Schule für Hörgeschädigte war geplant.

5.8 Elektiver Mutismus

Anamnese. Melanie wurde im Alter von 7;5 Jahren vorgestellt. Die Eltern berichteten, dass sie sich sprachlich und motorisch verzögert entwickelt hätte. Sie könne immer noch nicht alle Wörter richtig aussprechen und häufig würde sie Vergangenheits- und Mehrzahlformen falsch benutzen. Im Spiel habe sie wenig Fantasie und benötige viel Anregung durch die Mutter.

Im Verhalten sei Melanie seit jeher schüchtern und ängstlich und suche in neuer Umgebung Schutz bei der Mutter. Zu Hause würde sie sehr viel sprechen, in Anwesenheit fremder Personen aber mit der Mutter nur flüstern oder ganz verstummen. Vom 4. bis 6. Lebensjahr besuchte sie einen Regelkindergarten. Dort hätte sie praktisch kein Wort gesprochen. Zu anderen Kindern fand sie keinen Kontakt und an Gruppenaktivitäten beteiligte sie sich nur ungern. Ihr Verhalten hatte sich auch nicht geändert, nachdem sie mit knapp sechs Jahren in den Vorschulteil einer Sprachheilschule gekommen war.

Kommunikationsverhalten. In der Untersuchungssituation war Melanie abweisend und nicht zur Mitarbeit zu bewegen. Sie biss die Zähne zusammen und sprach kein Wort. Bei Anforderungen blickte sie die Untersucherin mit unbewegtem Gesichtsausdruck an, ohne auf Aufgaben einzugehen. Beim Versuch der Durchführung eines nonverbalen Intelligenztests reagierte sie bei den ersten Aufgaben mit Kopfnicken und -schütteln, ohne das Testmaterial zu berühren. Bei etwas schwierigeren Aufgaben verweigerte sie sich vollständig. Auf Schäkerspiele ging sie nach einer langen Eingewöhnungsphase ein. Sie wirkte dabei locker und fröhlich und erwies sich als motorisch recht geschickt. Außer glucksenden Lauten beim Lachen war von ihr nichts zu hören.

Auf einer von den Eltern mitgebrachten Videoaufzeichnung sprach Melanie lebhaft und sie setzte sich gegenüber den Eltern energisch durch. Bei Konsonantenhäufungen traten zahlreiche Lautbildungsfehler auf, ohne dass die Verständlichkeit nennenswert beeinträchtigt war. Des Weiteren fiel ein deutlicher Dysgrammatismus auf.

Diagnose. Der elektive Mutismus (F94.0) war bei Melanie als Symptom einer Störung mit sozialer Ängstlichkeit des Kindesalters (F93.2) einzustufen. Außerhalb der häuslichen Umgebung verweigerte Melanie nicht nur verbalen, sondern auch nonverbalen Kontakt. Bei Interaktionen mit nicht zur Familie gehörenden Personen reagierte sie verunsichert und ängstlich. Ihre verbale Kommunikationsfähigkeit war zudem durch eine Sprachentwicklungsstörung (F80.1 bzw. F80.2) eingeschränkt. Ob es sich um eine expressive oder eine rezeptive Sprachstörung handelte, war nicht zu entscheiden, da wegen der mangelnden Mitarbeit eine verlässliche Beurteilung des Sprachverständnisses nicht möglich war.

Therapie. Auf eine stationäre kinderpsychiatrische Behandlung, die wegen der Dauer des mutistischen Verhaltens und des erheblichen Ausprägungsgrads der sozialen Ängstlichkeit vorgeschlagen wurde, konnte sich die Familie nicht einlassen. Deshalb erfolgte eine ambulante psychotherapeutische Behandlung.

Bei einer Nachbefragung sieben Jahre später berichteten die Eltern, dass Melanie zu diesem Zeitpunkt die vierte Klasse einer Schule zur individuellen Lernförderung besuchte und dort den Leistungsanforderungen gewachsen sei. Seit einem Jahr stand sie in logopädischer Behandlung. Eine Psychotherapie war insgesamt über drei Jahre und eine Ergotherapie zwei Jahre lang erfolgt. Melanie sei unverändert schüchtern, würde in der Schule kaum und dann flüsternd sprechen. Zu Kindern habe sie wenig Kontakt. Freude mache ihr die Teilnahme an einer Turngruppe. Vorturnen erlebe sie allerdings als erheblichen Stress.

5.9 Verbale Entwicklungsdyspraxie

Anamnestische Angaben zur Sprachentwicklung. Nach Angaben der Eltern habe Theresa im Säuglingsalter kaum gelallt. Erste sinnbezogene Wörter hätte sie mit 22 Monaten gesprochen. Sprachfortschritte seien extrem langsam eingetreten. Zum Vorstellungszeitpunkt im Alter von fünf Jahren würde sie etwa 50 Wörter benutzen und in vertrauter Umgebung versuchen, sich damit zu verständigen. Beim Hinzukommen fremder Personen verstumme sie meistens und äußere sich dann ausschließlich mit Gesten. Im Gegensatz zur erheblichen Behinderung der aktiven Sprache verstehe sie alles. Eine Hörstörung sei durch mehrfache pädaudiologische Untersuchungen ausgeschlossen worden. Mit einer logopädischen Behandlung wurde im Alter von 3½ Jahren begonnen. Sprachfortschritte seien aber kaum erreicht worden. Seit einigen Monaten erfolge zusätzlich eine Ergotherapie.

Sonstige anamnestische Angaben. In allen nicht sprachlichen Bereichen entwickelte sich Theresa völlig altersgerecht. Im Spiel zeige sie Ausdauer und Phantasie. Mit vier Jahren kam sie in einen Integrationskindergarten. Dort fand sie guten Kontakt und wurde von den anderen Kindern akzeptiert. Im Spiel mit einzelnen Kindern nutze sie ihre sprachlichen Möglichkeiten, während sie in der Gruppe über Gestik kommuniziere.

Die Mutter wurde im Vorschulalter wegen einer Aussprachestörung kurzzeitig logopädisch behandelt.

Befunde. Theresa erwies sich nach einer kurzen Eingewöhnungsphase als ein fröhliches und ausgeglichen wirkendes Mädchen. Sie war spielinteressiert und konnte sich in Anforderungssituationen altersentsprechend konzentrieren. Im ruhigen Spiel äußerte sie sich verbal kaum, während sie bei Schäkerspielen melodische Lautmalereien und einzelne Wörter benutzte. Gelegentlich bildete sie auch ungeformte Mehrwortsätze aus bis zu drei Wörtern.

Tierlaute konnte sie unauffällig und melodisch nachahmen. Isoliert gelangen ihr auch die meisten Sprachlaute, doch konnte sie diese kaum zu Silben oder Wörtern verbinden. Nur wenige, kurze Wörter, wie Mama oder Auto, konnte sie regelrecht sagen. Bei anderen Wörtern sprach sie die Laute getrennt (F-isch, Uh-r) oder so undeutlich, dass sie nicht zu verstehen waren. Sollte sie ein längeres Wort nachsprechen, dann zuckte sie nur stumm mit den Schultern. Wurde sie zur Beschreibung einer Bilderbuchszene aufgefordert, dann verdeutlichte sie den Bildinhalt mit lebhafter Gestik und spielte die Szene ausdrucksstark vor. Dabei äußerte sie sich lediglich mit Lautmalereien.

Im „Lautbildungstest für Vorschulkinder – LBT" lag das Ergebnis weit unterhalb des Normbereichs (PR < 1). Im „Lautunterscheidungstest für Vorschulkinder – LUT" wurden Schwächen bei der Diskrimination von /b/-/d/, /k/-/t/ und /d/-/g/ deutlich. Bei einer Überprüfung der Sprachfähigkeiten mit dem „Kindersprachtest für das Vorschulalter – KISTE" und dem „Heidelberger Sprachentwicklungstest – HSET" konnte Theresa keine der Aufgaben zur Sprachproduktion lösen. Das Ergebnis im Sprachverständnisteil hingegen lag im unteren Normbereich (T-Wert 40). Die nonverbalen intellektuellen Fähigkeiten erwiesen sich als durchschnittlich (Standardwert 100 auf der nonverbalen Skala der „Kaufman-Assessment Battery for Children – K-ABC"). Motorische Beeinträchtigungen waren nicht nachweisbar, auch nicht im Bereich der Sprechmotorik. Im „Mundmotoriktest nach Draf" lagen die Ergebnisse im Durchschnittsbereich. Sämtliche medizinische Befunde, einschließlich Schlaf-EEG, waren unauffällig.

Diagnose. Im Vordergrund der Symptomatik standen bei Theresa Schwierigkeiten bei der Lautproduktion und insbesondere bei der Verbindung von Lauten zu einem Wort. Eine derartige Sprechstörung ist für eine verbale Entwicklungsdyspraxie (R47.8) charakteristisch. Eine Dysarthrie, die differenzialdiagnostisch zu erwägen war, ist auszuschließen, da die motorische Koordinationsfähigkeit im Bereich der Oralmotorik bei nonverbalen Anforderungen unauffällig war. Wegen des geringen aktiven Wortschatzes und des ausgeprägten Dysgrammatismus muss des Weiteren an eine expressive Sprachentwicklungsstörung gedacht werden. Bei einer verbalen Entwicklungsdyspraxie sind Wortschatzmängel und Dysgrammatismus Folge von Schwierigkeiten beim Erstellen eines motorischen Sprechmusters aus einem korrekten Sprachentwurf. Bei einer Sprachstörung wird bereits der Sprachentwurf fehlerhaft erstellt. Dass bei Kindern mit verbalen Entwicklungsdyspraxien der Sprachentwurf tatsächlich korrekt gelingt, lässt sich wegen der Unfähigkeit der Kinder, sich verbal auszudrücken, nicht belegen. Ob bei Theresa zusätzlich expressive Sprachstörungen bestehen, kann deshalb nicht ausgeschlossen werden.

Therapie. Die Sprachtherapie wurde mit der Assoziationsmethode nach McGinnes (Koppelung von Lauten und Schriftsprachsymbolen) fortgesetzt. Zielstellung war der Aufbau eines Kernvokabulars mit den zur Verständigung wichtigsten Wörtern. Die Eltern wurden angeleitet, mit Theresa zu Hause mehrmals täglich sprechmotorische Muster in spielerischer Form zu trainieren. In Anbetracht der erheblichen Kommunikationsbeeinträchtigung wurde mit Theresa auch eingeübt, wie sie Gesten noch effektiver zur Kommunikation nutzen kann. Da ein deutliches Störungsbewusstsein bestand, Theresa zu mutistischen Reaktionen neigte und mit einer langfristigen Sprachbeeinträchtigung zu rechnen war, wurde zusätzlich eine Spieltherapie und Beratung der Eltern zur Unterstützung des Bewältigungsprozesses begonnen.

6 Literatur

Anderson, R. (2004). First language loss in Spanish-speaking children: Patterns of loss and implications for clinical practice. In B. Goldstein (Eds.), *Bilingual language development and disorders in Spanish-English speakers* (pp. 187–212). Baltimore: Brookes.

Andrews, G., Craig, A., Feyer, A.-M., Hoddinott, S., Howie, P. & Neilson, M. D. (1983). Stuttering: A review of research findings and theories circa 1982. *Journal of Speech & Hearing Disorders, 48* (3), 226–246.

Andrews, G. & Harris, M. (1964). *The syndrome of stuttering*. London: Heinemann.

Angermaier, M. J. W. (1977). *Psycholinguistischer Entwicklungstest – PET*. Weinheim: Beltz Test.

Angermaier, M. J. W. (2007). *Entwicklungstest Sprache für Kinder von 4 bis 8 Jahren (ETS4-8)*. Frankfurt/M.: Pearson Assessment.

Arkkila, E. (2010). Aspects on quality of life of subjects with developmental language disorders. *Audiological Medicine, 8,* 196–198.

Arndt, J. & Healey, E. C. (2001). Concomitant disorders in schoolage children who stutter. *Language, Speech, and Hearing Services in Schools, 32,* 68–78.

Arthold, J. & Hautvast, S. (2006). *Einfluss einer einmonatigen Therapiepause auf die Therapieeffektivität bei Artikulationsstörungen*. Bachelor Arbeit, Hogeschool Zuyd Heerlen, Opleiding.

ASHA – American Speech-Language Hearing Association (2007). Childhood Apraxia of Speech – Technical Report. Zugriff am 12. 3. 2012. Verfügbar unter from http://www.asha.org/docs/pdf/TR2007-00278.pdf.

Babbe, T. (1993). *Pyrmonter Wortpaare*. Idstein: Schulz-Kirchner.

Baddeley, A. (2003). Working memory and language: An overview. *Journal of Communication Disorders, 36,* 189–208.

Bailey, D. B., Blasco, P. M. & Simeonsson, R. J. (1992). Needs expressed by mothers and fathers of young children with disabilities. *American Journal on Mental Retardation, 97,* 1–10.

Bakker, K. (1996). Cluttering: Current scientific status and emerging research and clinical needs. *Journal of fluency disorders, 21,* 359–365.

Barry, J. G., Hardiman, M. J., Line, E., White, K. B., Yasin, I. & Bishop, D. V. (2008). Duration of auditory sensory memory in parents of children with SLI: a mismatch negativity study. *Brain and Language, 104,* 75–88.

Barry, J. G., Yasin, I. & Bishop, D. V. (2007). Heritable risk factors associated with language impairments. *Genes, Brain and Behavior, 6,* 66–76.

Beitchman, J. H., Wilson, B., Johnson, C. J., Atkinson, L., Young, A., Adlaf, E. et al. (2001). Fourteen-year follow-up of speech/language-impaired and control children: Psychiatric outcome. *Journal of the American Academy of Child and Adolescent Psychiatry, 40,* 75–82.

Berwanger, D. & Suchodoletz, W. v. (2007). Auditive Verarbeitungsgeschwindigkeit und Sprachleistungen: Evaluation eines Zeitverarbeitungstrainings. *Monatsschrift Kinderheilkunde, 155,* 68–73.

Betz-Morhard, K. & Suchodoletz, W. v. (2011). Sprachscreening im Säuglingsalter. Früherkennung von Sprachentwicklungsstörungen? *Pädiatrische Praxis, 77,* 623–632.

Bishop, D. V. M., North, T. & Donlan, C. (1995). Genetic basis of specific language impairment: Evidence from a twin study. *Developmental Medicine & Child Neurology, 37,* 56–71.

Blanton, S. (1916). A survey of speech defects. *Journal of Educational Psychology, 7,* 581–592.

Blood, G. W. & Blood, I. (2007). Preliminary study of self-reported experience of physical aggression and bullying of boys who stutter: Relation to increased anxiety. *Perceptual and Motor Skills, 104,* 1060–1066.

Blood, G. W., Ridenour, V. J., Qualls, C. D. & Hammer, C. S. (2003). Co-occurring disorders in children who stutter. *Journal of Communication Disorders Quarterly, 36,* 427–448.

Bloodstein, O. & Ratner, N. B. (2007). *A handbook on stuttering*. San Diego: Singular Publishing.

Blumgart, E., Tran, Y. & Craig, A. (2010a). Social anxiety disorder in adults who stutter. *Depression and Anxiety, 27,* 687–692.

Blumgart, E., Tran, Y. & Craig, A. (2010b). An investigation into the personal financial costs associated with stuttering. *Journal of Fluency Disorders, 35,* 203–215.

Bockmann, A.-K. (2008). ELAN – mit Schwung bis ins Grundschulalter: Die Vorhersagekraft des frühen Wortschatzes für spätere Sprachleistungen. *Forum Logopädie, 22,* 20–23.

Bockmann, A.-K. & Kiese-Himmel, C. (2006). *ELAN – Eltern Antworten. Elternfragebogen zur Wortschatzentwicklung im frühen Kindesalter.* Göttingen: Hogrefe.

Böhme-Dürr, K. (2000). Einfluss von Medien auf den Sprachlernprozess. In H. Grimm (Hrsg.), *Sprachentwicklung* (S. 433–459). Göttingen: Hogrefe.

Boey, R. A., Van de Heyning, P. H., Wuyts, F. L., Heylen, L., Stoop, R. & De Bodt, M. S. (2009). Awareness and reactions of young stuttering children aged 2–7 years old towards their speech disfluency. *Journal of Communication Disorders, 42,* 334–346.

Bothe, A. K., Davidow, J. H., Bramlett, R. E. & Ingham, R. J. (2006). Stuttering treatment research 1970–2005: I. Systematic review incorporating trial quality assessment of behavioral, cognitive, and related approaches. *American Journal of Speech-Language Pathology, 15,* 321–341.

Botting, N. (2005). Non-verbal cognitive development and language impairment. *Journal of child psychology and psychiatry, and allied disciplines, 46,* 317–326.

Bowyer-Crane, C., Snowling, M. J., Duff, F. J., Fieldsend, E., Carroll, J. M., Miles, J., Gotz, K. & Hulme, C. (2008). Improving early language and literacy skills: differential effects of an oral language versus a phonology with reading intervention. *Journal of Child Psychology and Psychiatry and Allied Disciplines, 49,* 422–432.

Bratfisch, O. (1985). *Frostigs Test der Motorischen Entwicklung (FTM).* Stockholm: AOB Studium AB.

Bricker-Katz, G., Lincoln, M. & McCabe, P. (2009). A life-time of stuttering: How emotional reactions to stuttering impact activities and participation in older people. *Disability and Rehabilitation, 31,* 1742–1752.

Brown, S., Ingham, R. J., Ingham, J. C., Laird, A. R. & Fox, P. T. (2005). Stuttered and fluent speech production: An ALE meta-analysis of functional neuroimaging studies. *Human Brain Mapping, 25,* 105–117.

Bunse, S. (2008). Sprachfördermaßnahmen. In S. Bunse & C. Hoffschildt (Hrsg.), *Sprachentwicklung und Sprachförderung im Elementarbereich* (S. 153–172). München: Olzog Verlag.

Buschmann, A. (2008). *Das Heidelberger Elterntraining: Konzeption und Effizienz.* 2. Linzer Sprachtagung: „Früherkennung von Sprachentwicklungsstörungen", 6. 11. 2008 in Linz.

Buschmann, A. (2009). *Heidelberger Elterntraining zur frühen Sprachförderung. Trainermanual.* München: Urban & Fischer.

Buschmann, A. (2010). *Heidelberger Elterntraining.* Tagung des Berufsverbandes der Kinder- und Jugendärzte „Frühe Sprachintervention", 30. 06. 2010, in Aachen.

Buschmann, A., Bockmann, A.-K., Radtke, E., Sachse, S. & Jooss, B. (2010). *Sprachkompetent von Anfang an – Merkblätter. Tipps zum Umgang mit Mehrsprachigkeit in der Familie.* Zugriff am: 12. 03. 2012. Verfügbar unter http://www.kinderaerztliche-praxis.de/merkblaetter.

Buschmann, A., Jooss, B. & Pietz, J. (2009a). Frühe Sprachförderung bei Late Talkers – Effektivität einer strukturierten Elternanleitung. *Kinderärztliche Praxis, 80,* 404–414.

Buschmann, A., Jooss, B., Rupp, A., Feldhusen, F., Pietz, J. & Philippi, H. (2009b). Parent-based language intervention for two-year-old children with specific expressive language delay: a randomised controlled trial. *Archives of Disease in Childhood, 94,* 110–116.

Butcher, C., McFadden, D., Quinn, B. & Ryan, B. P. (2003). The effects of language training on stuttering in young children, with and without contingency management. *Journal of Developmental and Physical Disabilities, 15,* 255–280.

Camarata, S. M., Nelson, K. E. & Camarata, M. N. (1994). Comparison of conversational-recasting and imitative procedures for training grammatical structures in children with specific language impairment. *Journal of Speech, Language, and Hearing Research, 37,* 1414–1423.

Casalini, C., Brizzolara, D., Chilosi, A., Cipriani, P., Marcolini, S., Pecini, C. et al. (2007). Non-word repetition in children with specific language impairment: a deficit in phonological working memory or in long-term verbal knowledge? *Cortex, 43,* 769–776.

Chilla, R. & Kozielski, P. (1977). Die Zunge als Spiegelbild zerebraler und artikulatorischer Dysfunktionen. *Münchner Medizinische Wochenschrift, 119,* 403–408.

Choudhury, N. & Benasich, A.A. (2003). A family aggregation study: the influence of family history and other risk factors on language development. *Journal of Speech, Language, and Hearing Research, 46,* 261–272.

Chuang, Y.C., Hsu, C.Y., Chiu, N.C., Lin, S.P., Tzang, R.F. & Yang, C.C. (2011). Other impairment associated with developmental language delay in preschool-aged children. *Journal of Child Neurology, 26,* 714–717.

Clahsen, H. & Hansen, D. (1991). *Computerunterstützte Profilanalyse (COPROF).* Zugriff am: 11.07. 2012. Verfügbar unter www.sopaed-sprache.uni-wuerzburg.de/coprof_10/.

Clegg, J., Hollis, C., Mawhood, L. & Rutter, M. (2005). Developmental language disorders – a follow-up in later adult life. Cognitive, language and psychosocial outcomes. *Journal of Child Psychology and Psychiatry and Allied Disciplines, 46,* 128–149.

Conti-Ramsden, G. & Botting, N. (2001). Educational placements for children with specific language impairments. In D.V.M. Bishop & L.B. Leonard (Eds.), *Speech and language impairments in children: Causes, characteristics, intervention and outcome* (pp. 211–225). Hove, East Sussex: Psychology Press Ltd.

Conture, E.G., Walden, T., Arnold, H., Graham, C., Hartfield, K. & Karrass, J. (2006). A communicationemotional model of stuttering. In N.B. Ratner & J. Tetnowski (Eds.), *Current issues in stuttering research and practice* (pp. 17–46). Mahwah, NJ: Erlbaum.

Cooper, E. & Cooper, C. (1991). A fluency disorders prevention program for preschoolers and children in the primary grades. *American Journal of Speech-Language Pathology, 1,* 28–31.

Craig, A., Blumgart, E. & Tran, Y. (2009). The impact of stuttering on the quality of life in adults who stutter. *Journal of Fluency Disorders, 34,* 61–71.

Craig, A., Hancock, K., Tran, Y., Craig, M. & Peters, K. (2002). Epidemiology of stuttering in the community across the entire life span. *Journal of Speech, Language, and Hearing Research, 45,* 1097–1105.

Craig, A.R. & Kearns, M. (1995). Results of a traditional acupuncture intervention for stuttering. *Journal of Speech and Hearing Research, 38,* 572–578.

Cummins, R.A. (2010). Fluency disorders and life quality: Subjective wellbeing vs. health-related quality of life. *Journal of Fluency Disorders, 35,* 161–172.

Daly, D.A. & Burnett, M.L. (1996). Cluttering: Assessment, treatment planning, and case study illustration. *Journal of Fluency Disorders, 21,* 239–248.

Dannenbauer, F.M. (1994). Zur Praxis der entwicklungsproximalen Intervention. In H. Grimm & S. Weinert (Hrsg.), *Intervention bei sprachgestörten Kindern* (S. 83–104). Stuttgart: Fischer.

Davis, S., Howell, P. & Cooke, F. (2002). Sociodynamic relationships between children who stutter and their non-stuttering classmates. *Journal of Child Psychology and Psychiatry, 43,* 939–947.

Deutsch-Schweizerische Versorgungsleitlinie (2011). *Umschriebene Entwicklungsstörung motorischer Funktionen (UEMF). Definition, Störungsmechanismen, Untersuchung und Therapie bei Umschriebenen Entwicklungsstörungen Motorischer Funktionen (UEMF).* AWMF-Register Nr. 022/017, S3-Leitlinie. Zugriff am: 12.03.2012. Verfügbar unter http://www.awmf.org/leitlinien/detail/ll/022–017.html.

Dickmann, C., Flossmann, I., Klasen, R., Schrey-Dern, D., Stiller, U. & Tockuss, C. (1994). *Sprachsystematische Prüfverfahren (SSP).* Stuttgart: Thieme.

Dickson, K., Marshall, M., Boyle, J., McCartney, E., O'Hare, A. & Forbes, J. (2009). Cost analysis of direct versus indirect and individual versus group modes of manualbased speech-and-language therapy for primary school-age children with primary language impairment. *International Journal of Language and Communication Disorders, 44,* 369–381.

Dilling, H., Mombour, W. & Schmidt, M. H. (2009). *Internationale Klassifikation psychischer Störungen. ICD-10 Kapitel V (F). Klinisch-diagnostische Leitlinien.* Bern: Huber.

Dilling, H., Mombour, W., Schmidt, M. H. & Schulte-Markwort, E. (2006). *Internationale Klassifikation psychischer Störungen. ICD-10 Kapitel V (F). Diagnostische Kriterien für Forschung und Praxis.* Bern: Huber.

Dohmen, A., Summers, S. & Hazel, D. (2009). *Das Pragmatische Profil. Analyse kommunikativer Fähigkeiten bei Kindern.* München: Elsevier: Urban & Fischer.

Draf, U. (1975). Mundmotorik-Diagnostik bei Kindern mit Sprachentwicklungsstörungen. *Der Kinderarzt, 6,* 545–552.

Dunn, L. M. & Dunn, L. M. (2004). *Peabody Picture Vocabulary Test – PPVT.* Minnesota: Grune und Stratton.

Dworzynski, K., Remington, A., Rijsdijk, F., Howell, P. & Plomin, R. (2007). Genetic etiology in cases of recovered and persistent stuttering in an unselected, longitudinal sample of young twins. *American Journal of Speech-Language Pathology, 16,* 169–178.

Ebbels, S. H., van der Lely, H. K. & Dockrell, J. E. (2007). Intervention for verb argument structure in children with persistent SLI: a randomized control trial. *Journal of Speech, Language, and Hearing Research, 50,* 1330–1349.

Edwards, S., Letts, C. & Sinka, I. (2011). *New Reynell Developmental Language Scales – NRDLS.* London: GL-Assessment.

Eisenwort, B., Willinger, U., Völkl-Kernstock, S. & Hurch, B. (1997). Zur ICD-10-Diagnostik von umschriebenen Entwicklungsstörungen des Sprechens und der Sprache. *HNO, 45,* 638–642.

Elben, C. E. & Lohaus, A. (2000). *Marburger Sprachverständnistest für Kinder – MSVK.* Göttingen: Hogrefe.

Enderby, P. M. (2004). *Frenchay Dysarthrie-Untersuchung.* Idstein: Schulz-Kirchner.

Endres, R. & Baur, S. (2000). Informelles Verfahren zur Überprüfung von Sprachverständnisleistungen. *Die Sprachheilarbeit, 45,* 64–71.

Ennemoser, M. (2003a). Effekte des Fernsehens im Vor- und Grundschulalter. *Nervenheilkunde, 22,* 443–453.

Ennemoser, M. (2003b). *Der Einfluss des Fernsehens auf die Entwicklung von Lesekompetenzen. Eine Längsschnittstudie vom Vorschulalter bis zur dritten Klasse.* Hamburg: Dr. Kovac.

Esser, G. & Wyschkon, A. (2002). *Basisdiagnostik für umschriebene Entwicklungsstörungen im Vorschulalter – BUEVA.* Göttingen: Hogrefe.

Esser, G., Wyschkon, A., Ballaschk, K. & Hänsch, S. (2010). *Potsdam-Illinois Test für Psycholinguistische Fähigkeiten – P-ITPA.* Göttingen: Hogrefe.

Euler, H. A., Wolff v. Gudenberg, A., Jung, K. & Neumann, K. (2009). Computergestützte Therapie bei Redeflussstörungen: Die langfristige Wirksamkeit der Kasseler Stottertherapie (KST). *Sprache – Stimme – Gehör, 33,* 193–201.

Falcaro, M., Pickles, A., Newbury, D. F., Addis, L., Banfield, E., Fisher, S. E. et al. (2008). Genetic and phenotypic effects of phonological short-term memory and grammatical morphology in specific language impairment. *Genes Brain and Behavior, 7,* 393–402.

Feldman, H. M., Dale, P. S., Campbell, T. F., Colborn, D. K., Kurs-Lasky, M., Rockette, H. E. et al. (2005). Concurrent and predictive validity of parent reports of child language at ages 2 and 3 years. *Child Development, 76,* 856–868.

Fey, M. E., Richard, G. J., Geffner, D., Kamhi, A. G., Medwetsky, L., Paul, D. et al. (2011). Auditory Processing Disorder and auditory/language interventions: An evidence-based systematic review. *Language, Speech, and Hearing Services in Schools, 42,* 246–264.

Forrest, K. (2002). Are oral-motor exercises useful in the treatment of phonological/articulatory disorders? *Seminars in Speech and Language, 23,* 15–25.

Foundas, A. L., Bollich, A. M., Feldman, J., Corey, D. M., Hurley, M., Lemen, L. C. et al. (2004). Aberrant auditory processing and atypical planum temporale in developmental stuttering. *Neurology, 63,* 1640–1646.

Fox, A. V. (2004). *Kindliche Aussprachestörungen*. Idstein: Schulz-Kirchner.

Fox, A. V. (2005). *Psycholinguistische Analyse kindlicher Sprechstörungen (PLAKSS)*. Frankfurt a. M.: Harcourt.

Fox, A. V. (2006). *TROG-D. Test zur Überprüfung des Grammatikverständnisses*. Idstein: Schulz-Kirchner.

Fox, A. V. (2007). *Kindliche Aussprachestörungen. Phonologischer Erwerb, Differenzialdiagnostik, Therapie*. Idstein: Schulz-Kirchner.

Fox, A. V. & Dodd, B. (2001). Phonologically disordered german-speaking children. *American Journal of Speech-Language Pathology, 10,* 291–307.

Frank, G. & Grziwotz-Buck, P. (1996). *Materialien zur Diagnose und Therapie der Mundmotorik (MMPM)*. Ravensburg: Sprachheilzentrum.

Frank, G. & Grziwotz, P. (1978). *Dysgrammatiker Prüfmaterial*. Ravensburg: Sprachheilzentrum Ravensburg.

Frank, G. & Grziwotz, P. (1985). *Lautprüfbogen (LPB)*. Ravensburg: Sprachheilzentrum.

Franke, U. (1987). *Artikulationstherapie bei Vorschulkindern*. München: Reinhardt.

Franke, U. (1994). Theraplay bei spracherwerbsgestörten Kindern. In H. Grimm & F. Weinert (Hrsg.), *Intervention bei sprachgestörten Kindern* (S. 139–154). Stuttgart: Gustav Fischer Verlag.

Fried, L. (1980a). *Lautbildungstest für Vorschulkinder – LBT*. Weinheim: Beltz Test.

Fried, L. (1980b). *Lautunterscheidungstest für Vorschulkinder – LUT*. Weinheim: Beltz Test.

Fried, L. (2004). *Expertise zu Sprachstandserhebungen für Kindergartenkinder und Schulanfänger*. Deutsches Jugendinstitut. Zugriff am: 12. 03. 2012. Verfügbar unter http://www.dji.de/bibs/271_2232_ExpertiseFried.pdf.

Friede, S. & Kubandt, M. (2011). Diagnostik der Aphasie bei Kindern und Jugendlichen. *Forum Logopädie, 25,* 18–25.

Friedrich, G. (1998). *Teddy-Test*. Göttingen: Hogrefe.

Genesee, F. (2007). The suitability of French Immersion for Students who are at-risk: A Review of Research Evidence. *Canadien Modern Language Review, 63,* 655 – 687.

Genesee, F., Lindholm-Leary, K., Saunders, W. M. & Christian, D. (2006). *Educating English Language Learners. A Synthesis of Research Evidence*. Cambridge: University Press.

Glück, C. W. (2002). *FluencyMeter basic. Die quantitative Stotterdiagnostik*. Elsevier; Urban & Fischer.

Glück, C. W. (2011). *Wortschatz- und Wortfindungstest für 6- bis 10-Jährige – WWT 6-10*. Stuttgart: Urban & Fischer.

Goldman-Eisler, F. (1961). The continuity of speech utterance: its dterminants and its significance. *Language and Speech, 4,* 220–231.

Grimm, H. (2000). *Sprachentwicklungstest für zweijährige Kinder. SETK-2*. Göttingen: Hogrefe.

Grimm, H. (2001). *Sprachentwicklungstest für drei- bis fünfjährige Kinder – SETK 3-5*. Göttingen: Hogrefe.

Grimm, H. (2003). *Sprachscreening für das Vorschulalter – SSV. Kurzform des SETK 3-5*. Göttingen: Hogrefe.

Grimm, H. (2009). *Entwicklungscheck: Wie gut spricht Ihr Kind?* Zugriff am: 12. 03. 2012. Verfügbar unter http://www.baby-und-familie.de/Entwicklung/Entwicklungscheck-Wie-gut-spricht-Ihr-Kind-51216.html.

Grimm, H. & Doil, H. (2006). *ELFRA: Elternfragebögen für die Früherkennung von Risikokindern*. Göttingen: Hogrefe.

Grimm, H. & Schöler, H. (2001). *Heidelberger Sprachentwicklungstest – HSET*. Göttingen: Hogrefe.

Großheinrich, N., Kademann, S., Bruder, J., Bartling, J. & Suchodoletz, W. v. (2010). Auditory sensory memory and language abilities in former late talkers: a mismatch negativity study. *Psychophysiology, 47,* 822–830.

Gudenberg, A. W. v., Neumann, K. & Euler, H. (2006). Kasseler Stottertherapie für ältere Kinder schließt eine Behandlungslücke. *Forum Logopädie, 20,* 24–29.

Günthert, M. & Sassenberg, V. (Hrsg.). (2011). *LOGwords – Pro (PC-Edition)*. Multilinguale Sprachdiagnostik Software (für Heilpädagogen, Pädiater und Schulpsychologen). Blotzheim: Decision Products Verlag.

Hacker, D. & Wilgermein, H. (2002). *AVAK-Test. Analyseverfahren zu Aussprachestörungen bei Kindern*. München: Reinhardt.

Hacker, D. & Wilgermein, H. (2007). *Aussprachestörungen bei Kindern. Ein Arbeitsbuch für Logopäden und Sprachtherapeuten*. München: Reinhardt.

Häuser, D., Kasielke, E. & Scheidereiter, U. (1994). *Kindersprachtest für das Vorschulalter – KISTE*. Weinheim: Beltz Test.

Hamre, C. (1992). Stuttering prevention II: Progression. *Journal of Fluency Disorders, 17,* 63–79.

Hegde, M.N. (1992). ‚Stuttering prevention: I. Primacy of identification' and ‚Stuttering pre-vention: II. Progression': Comment. *Journal of Fluency Disorders, 17,* 131–139.

Heilmann, J., Weismer, S.E., Evans, J. & Hollar, C. (2005). Utility of the MacArthur-Bates Communicative Development Inventory in identifying language abilities of late-talking and typically developing toddlers. *American Journal of Speech-Language Pathology, 14,* 40–51.

Hein-Khatib, S. (2011). Wie häufig gelingt echte mehrsprachige Kompetenz? *Sprachheilarbeit, 56,* 285–287.

Heinemann, M. & Höpfner, C. (1999). *Screening-Verfahren zur Erfassung von Sprachentwicklungsverzögerungen (SEV) bei Kindern im Alter von 31/2 bis 4 Jahren bei der U8*. Weinheim: Beltz Test.

Hellbrügge, T. (1994*). Münchener Funktionelle Entwicklungsdiagnostik, zweites und drittes Lebensjahr (MFED 2-3)*. Göttingen: Hogrefe.

Hesketh, A., Dima, E. & Nelson, V. (2007). Teaching phoneme awareness to pre-literate children with speech disorder: a randomized controlled trial. *International Journal of Language and Communication Disorders, 42,* 251–271.

Hodge, T. & Downie, J. (2004). Together we are heard: effectiveness of daily ‚language' groups in a community preschool. *Nursing and Health Sciences, 6,* 101–107.

Howell, J. & Dean, E. (1994). *Treating Phonological Disorders in Children; Metaphon-Theory to Practice*. London: Whurr Publishers Ltd.

Howell, P. (2007). Signs of developmental stuttering up to age eight and at 12 plus. *Clinical Psychology Review, 27,* 287–306.

Howell, P. & Davis, S. (2011). Predicting persistence of and recovery from stuttering by the teenage years based on information gathered at age 8 years. *Journal of Developmental and Behavioral Pediatrics, 32,* 196–205.

IQWiG – Institut für Qualität und Wirtschaftlichkeit im Gesundheitswesen (2009). *Früherkennungsuntersuchung auf umschriebene Entwicklungsstörungen des Sprechens und der Sprache. IQWiG-Berichte. 2009 Nr. 57.* Zugriff am: 12.03.2012. Verfügbar unter http://www.iqwig.de/download/S0 6–01_Abschlussbericht_Frueherkennung_umschriebener_Stoerungen_des_Sprechens_und_der_Sprache.pdf.

Iven, C. (1998). Poltern: Aktuelle Erkenntnisse, Meinungen und Forschungsergebnisse zu einer fast vergessenen Sprachstörung. *Sprache – Stimme – Gehör, 22,* 54–62.

Jahn, T. (2007). *Phonologische Störungen bei Kindern. Diagnostik und Therapie*. Stuttgart: Thieme.

Jampert, K., Best, P., Guadatiello, A., Holler, D. & Zehnbauer, A. (2007). *Schlüsselkompetenz Sprache. Sprachliche Bildung und Förderung im Kindergarten. Konzepte, Projekte, Maßnahmen*. Weimar: Verlag das Netz.

Jedik, L. (2011). *Anamnesebogen für zweisprachige Kinder. Mappe A (Russisch, Polnisch, Griechisch, Serbokroatisch, Englisch) und Mappe B (Türkisch, Italienisch, Spanisch, Arabisch, Französisch).* Edition von Freisleben. Zugriff am: 12.03.2012. Verfügbar unter http://www.screemik.de/html/anamnesebogen_.html.

Jenny, C. (2008). *Sprachauffälligkeiten bei zweisprachigen Kindern. Ursachen, Prävention, Diagnostik und Therapie*. Bern: Huber.

Jones, M., Onslow, M., Packman, A., O'Brian, S., Hearne, A., Williams, S. et al. (2008). Extended follow-up of a randomized controlled trial of the Lidcombe Program of Early Stuttering Intervention. *International Journal of Language & Communication Disorders, 43,* 649–661.

Jones, M., Onslow, M., Packman, A., Williams, S., Ormond, T., Schwarz, I. et al. (2005). Randomised controlled trial of the Lidcombe programme of early stuttering intervention. *British Medical Journal, 331,* 659.

Jungmann, T. (2006). Unreife bei der Geburt. *Kindheit und Entwicklung, 15,* 182–194.

Kauschke, C. & Siegmüller, J. (2009). *Patholinguistische Diagnostik bei Sprachentwicklungsstörungen. Diagnostikband Grammatik.* München: Urban & Fischer.

Kauschke, C. & Siegmüller, J. (2009). *Patholinguistische Diagnostik bei Sprachentwicklungsstörungen. Diagnostikband Phonologie.* München: Urban & Fischer.

Kidd, K., Heimbuch, R.C., Records, M.A., Oehlert, G. & Webster, R.L. (1980). Familial stuttering patterns are not related to one measure of severity. *Journal of Speech and Hearing Research, 23,* 539–545.

Kiese-Himmel, C. (2006). *Aktiver Wortschatztest für 3- bis 5-jährige Kinder – AWST-R.* Göttingen: Beltz Test.

Kiese-Himmel, C. (2009). Normen für den Mottier-Test bei 4- bis 6-jährigen Kindern. *HNO, 57,* 943–948.

Klein, W. (2007). Mechanismen des Erst- und Zweitspracherwerbs. *Sprache-Stimme-Gehör, 31,* 138–143.

Knox, E. & Conti-Ramsden, G. (2003). Bullying risks of 11-year-old children with specific language impairment (SLI): Does school placement matter? *International Journal of Language and Communications Disorders, 38,* 1–12.

Koedoot, C., Bouwmans, C., Franken, M. & Stolk, E. (2011). Quality of life in adults who stutter. *Journal of Communication Disorders, 44,* 429–443.

Kries, R. v., Suchodoletz, W. v., Stranger, J. & Toschke, A.M. (2006). Fernseher im Kinderzimmer – ein möglicher Risikofaktor für expressive Sprachstörungen bei 5- und 6-jährigen Kindern? *Das Gesundheitswesen, 68,* 613–617.

Kühn, P. & Suchodoletz, W. v. (2009). Ist ein verzögerter Sprachbeginn ein Risiko für Sprachstörungen im Einschulungsalter? *Kinderärztliche Praxis, 80,* 343–348.

Kumar, A. & Balan, S. (2007). Fluoxetine for persistent developmental stuttering. *Clinical Neuropharmacology, 30,* 58–59.

Kurth, E. (1985). *Motometrische Rostock-Oseretzky-Skala (ROS).* Berlin: Psychodiagnostisches Zentrum Humboldt-Universität.

Laiho, A. & Klippi, A. (2007). Long- and short-term results of children's and adolescents' therapy courses for stuttering. *International Journal of Language and Communication Disorders, 42,* 367–382.

Largo, R.H. (2008). Wachstum und Entwicklung. In B. Herpertz-Dahlmann, F. Resch, M. Schulte-Markwort & A. Warnke (Hrsg.), *Entwicklungspsychiatrie. Biopsychosoziale Grundlagen und die Entwicklung psychischer Störungen* (S. 185–220). Stuttgart: Schattauer.

Lattermann, C., Euler, H.A. & Neumann, K. (2008). A randomized control trial to investigate the impact of the Lidcombe Program on early stuttering in German-speaking preschoolers. *Journal of fluency disorders, 33,* 52–65.

Law, J., Boyle, J., Harris, F., Harkness, A. & Nye, C. (2000). Prevalence and natural history of primary speech and language delay: Findings from a systematic review of the literature. *International Journal of Language and Communication Disorders, 35,* 165–188.

Law, J., Garrett, Z. & Nye, C. (2004). The efficacy of treatment for children with developmental speech and language delay/disorder: a meta-analysis. *Journal of Speech, Language, and Hearing Research, 47,* 924–943.

Lehmkuhl, G., Kotlarek, F. & Schieber, P.M. (1981). Neurologische und neuropsychologische Befunde bei Kindern mit angeborenen umschriebenen Hirnläsionen. *Zeitschrift für Kinder- und Jugendpsychiatrie und Psychotherapie, 9,* 126–138.

Leitlinie (2011). *Diagnostik von Sprachentwicklungsstörungen (SES), unter Berücksichtigung umschriebener Sprachentwicklungsstörungen (USES). Interdisziplinäre S2k-Leitlinie, AWMF-Registernr: 049/006*. Zugriff am: 12.03.2012. Verfügbar unter http://www.awmf.org/uploads/tx_szleitlinien/049–006l_S2k_Diagnostik_Sprachentwicklungsstoerungen_2011–12.pdf.

Lemke-Eidams, A. (2002). Poltern. In M. Grohnfeldt (Hrsg.), *Lehrbuch der Sprachheilpädagogik und Logopädie. Diagnostik, Prävention und Evaluation* (Bd. 3, S. 222–228). Stuttgart: Kohlhammer.

Leonard, L.B., Camarata, S.M., Pawlowska, M., Brown, B. & Camarata, M.N. (2008). The acquisition of tense and agreement morphemes by children with specific language impairment during intervention: phase 3. *Journal of Speech, Language, and Hearing Research, 51,* 120–125.

Leonhardt, A. (2003). Störungen der Sprachentwicklung durch Hörschäden. In M. Grohnfeldt (Hrsg.), *Lehrbuch der Sprachheilpädagogik und Logopädie. Beratung, Therapie und Rehabilitation.* (Bd. 4, S. 193–201). Stuttgart: Kohlhammer.

Leuninger, H. (2007). Gebärdensprache und Bilingualismus. *Sprache – Stimme – Gehör, 31,* 156–162.

Limm, H. & Suchodoletz, W.v. (1998). Belastungserleben von Müttern sprachentwicklungsgestörter Kinder. *Praxis der Kinderpsychologie und Kinderpsychiatrie, 47,* 541–551.

Limm, H. & Suchodoletz, W.v. (1999). Professionelle Unterstützungssysteme aus der Sicht von Eltern sprachentwicklungsgestörter Kinder. *Frühförderung interdisziplinär, 18,* 84–91.

Linder, M.G.H. (2000). *ZLT – Zürcher Lesetest.* Bern: Huber.

Lindsay, G., Dockrell, J. & Palikara, O. (2010). Self-esteem of adolescents with specific language impairment as they move from compulsory education. *International Journal of Language and Communication Disorders, 45,* 561–571.

Louko, L.J. (1995). Phonological characteristics of young children who stutter. *Topics In Language Disorders, 15,* 48–59.

Maguire, G.A., Riley, G.D., Franklin, D.L., Maguire, M.E., Nguyen, C.T. & Brojeni, P.H. (2004). Olanzapine in the treatment of developmental stuttering: a double-blind, placebo-controlled trial. *Annals of Clinical Psychiatry, 16,* 63–67.

Marge, D.K. (1966). The social status of speech-handicapped children. *Journal of Speech and Hearing Research, 9,* 165–177.

Marx, H., Jansen, H. & Skowronek, H. (2000). Prognostische, differentielle und konkurrente Validität des Bielefelder Screenings zur Früherkennung von Lese-Rechtschreibschwierigkeiten. In M. Hasselhorn, W. Schneider & H. Marx (Hrsg.), *Diagnostik von Lese-Rechtschreibschwierigkeiten* (S. 9–34). Göttingen: Hogrefe.

McArthur, G.M., Hogben, J.H., Edwards, V.T., Heath, S.M. & Mengler, E.D. (2000). On the „Specifics" of specific reading disablitiy and specific language impairment. *Journal of Child Psychology and Psychiatry, 41,* 869–874.

McCartney, K. (1984). Effect of quality of day-care environment on childrens language development. *Developmental Psychology, 20,* 244–260.

McKinnon, D.h., McLeod, S. & Reilly, S. (2007). The prevalence of stuttering, voice, and speech-sound disorders in primary school students in Australia. *Language, Speech, and Hearing Services in Schools, 38,* 5–15.

Medina, A. & Rentmeester, J. (2009). Evidence-based practice for bilingual students with language impairment: General and specific treatment questions. *EBP Briefs. A scholarly forum for guiding evidence-based practices in speech-language pathology, 4,* 1–14.

Melfsen, S. & Warnke, A. (2007). Überblick zur Behandlung des Selektiven Mutismus. *Zeitschrift für Kinder- und Jugendpsychiatrie und Psychotherapie, 35,* 399–409.

Mendelsohn, A.L., Mogilner, L.N., Dreyer, B.P., Forman, J.A., Weinstein, S.C., Broderick, M. et al. (2001). The impact of a clinic-based literacy intervention on language development in inner-city preschool children. *Pediatrics, 107,* 130–134.

Merzenich, M.M., Jenkins, W.M., Johnston, P., Schreiner, C., Miller, S.L. & Tallal, P. (1996). Temporal processing deficits of language-learning impaired children ameliorated by training. *Science, 271,* 77–81.

Metten, C. (2012). Das Camperdown-Programm. Eine Möglichkeit der Therapie von stotternden Jugendlichen und Erwachsenen. *Forum Logopädie, 26,* 12–15.

Metz, D., Belhadj Kouider, E., Karpinski, N. & Petermann, F. (2011a). Die Validität des Sprachstandserhebungstests für fünf- bis zehnjährige Kinder (SET 5-10): Erste Analysen. *Das Gesundheitswesen, 73,* 637–643.

Metz, D., Rißling, J.-K., Karpinski, N. & Petermann, F. (2011b). Erste Analysen zur Kriteriumsvalidität des Sprachstandserhebungstests für Kinder im Alter zwischen 5 und 10 Jahren (SET 5-10). *Sprache-Stimme-Gehör, 35,* 216–221.

Metzker, H. (1981). Stammler-Prüfbogen (S-PB). *Sprache – Stimme – Gehör, 5,* 159–163.

Meusel, C. (2007). *Erarbeitung und Erprobung eines Fragebogens zu den Bedürfnissen von Eltern sprachentwicklungsgestörter Kinder.* Unveröffentlichte Dissertation, Ludwig-Maximilians-Universität München.

Meyer-Probst, B. (2004). Zur Verlässlichkeit von Entwicklungsprognosen im Kindes- und Jugendalter. In W. Suchodoletz (Hrsg.), *Welche Chancen haben Kinder mit Entwicklungsstörungen?* (S. 1–31). Göttingen: Hogrefe.

Möhring, H. (1938). Lautbildungsschwierigkeit im Deutschen. *Zeitschrift für Kinderforschung, 47,* 185–235.

Möller, D. & Ritterfeld, U. (2010). Spezifische Sprachentwicklungsstörungen und pragmatische Kompetenzen. *Sprache-Stimme-Gehör, 34,* 84–91.

Montrul, S. (2008). *Incomplete acquisition in bilingualism: re-examining the age-factor. Series on Studies in Bilingualism.* Amsterdam: John Benjamins.

Morgan, A. T. & Vogel, A. P. (2009). A Cochrane review of treatment for childhood apraxia of speech. *European Journal of Physical and Rehabilitation Medicine, 45,* 103–110.

Mostert, M. P. (2001). Facilitated communication since 1995: A review of published studies. *Journal of Autism and Developmental Disorders, 31,* 287–313.

Motsch, H.-J. (2006). *Kontextoptimierung. Förderung grammatischer Fähigkeiten in Therapie und Unterricht.* München: Ernst Reinhardt Verlag.

Motsch, H.-J. (2009). *ESGRAF-R: Modularisierte Diagnostik grammatischer Störungen. Testmanual.* München: Reinhardt Verlag.

Motsch, H.-J. (2010). *Kontextoptimierung, m. CD-ROM.* München: Reinhardt.

Motsch, H.-J. & Riehemann, S. (2008). Effects of „Context-Optimisation" on the acquisition of grammatical case in children with Specific Language Impairment. An experimental evaluation in the classroom. *International Journal of Language and Communication Disorders, 43,* 683–698.

Motsch, H.-J. & Schmidt, M. (2009). Frühtherapie grammatisch gestörter Kinder in Gruppen Interventionsstudie in Luxemburg. *Frühförderung interdisziplinär, 28,* 115–123.

Motsch, H.-J. & Schmidt, M. (2010). Interlanguage-Effekte in der Therapie spracherwerbsgestörter Kinder. *Vierteljahresschrift für Heilpädagogik und ihre Nachbargebiete, 79,* 131–144.

Müürsepp, I., Aibast, H. & Pääsuke, M. (2011). Motor performance and haptic perception in preschool boys with specific impairment of expressive language. *Acta Paediatrica, 100,* 1038–1042.

Nas, V. (2010). *Türkisch-Artikulations-Test (TAT).* Heidelberg: Springer.

Natke, U. (2005). *Software zur Zeitintervallmessung von Stottern.* Neuss: Natke.

Natke, U. & Alpermann, A. (2010). *Stottern. Erkenntnisse, Theorien, Behandlungsmethoden.* Bern: Huber.

Naylor, M. W., Staskowski, M., Kenney, M. C. & Kind, C. A. (1994). Language disorders and learning disabilities in school-refusing adolescents. *Journal of the American Academy of Child and Adolescent Psychiatry, 33,* 1331–1337.

Nelson, K. E., Camarata, S. M., Welsh, J., Butkovsky, L. & Camarata, M. (1996). Effects of imitative and conversational recasting treatment on the acquisition of grammar in children with specific language impairment and younger language-normal children. *Journal of Speech, Language, and Hearing Research, 39,* 850–859.

Newbury, D.F., Paracchini, S., Scerri, T.S., Winchester, L., Addis, L., Richardson, A.J. et al. (2011). Investigation of dyslexia and SLI risk variants in reading- and language-impaired subjects. *Behavior Genetics, 41,* 90–104.

NICHD (2006). Child-care effect sizes for the NICHD Study of Early Child Care and Youth Development. *American Psychologist, 61,* 99–116.

Niemeyer, W. (1976a). *Bremer Artikulationstest (BAT).* Bremen: Herbig.

Niemeyer, W. (1976). *Bremer Lautdiskriminationstest (BLDT).* Bremen: Herbig.

NINDS (1969). *Human Communication and its Disorders: An Overview.* Bethesda: National Institute of Neurological Desease and Stroke, National Institutes of Health, US Department of Health, Education and Welfare.

Nippold, M.A. (1990). Concomitant speech and language disorders in stuttering children: A critique of the literature. *Journal of Speech and Hearing Disorders, 55,* 51–60.

Nippold, M.A. & Rudzinski, M. (1995). Parents' speech and children's stuttering: a critique of the literature. *Journal of Speech and Hearing Research, 38,* 978–989.

Noterdaeme, M. & Amorosa, H. (1998). Verhaltensauffälligkeiten bei sprachentwicklungsgestörten Kindern. *Monatsschrift der Kinderheilkunde, 146,* 931–937.

Onslow, M. (2004). Treatment of stuttering in preschool children. *Behaviour Change, 21,* 201–214.

Onslow, M., Packman, A. & Harrison, E. (2003). *The Lidcombe Programme of early stuttering intervention: A clinician's guide.* Austin, TX: Pro-Ed.

Ooki, S. (2005). Genetic and environmental influences on stuttering and tics in Japanese twin children. *Twin Research and Human Genetics, 8,* 69–75.

Orgass, B. (1982). *Token Test – TT.* Weinheim: Beltz Test.

Overvliet, G.M., Besseling, R.M., Vles, J.S., Hofman, P.A., Backes, W.H., van Hall, M.H. et al. (2010). Nocturnal epileptiform EEG discharges, nocturnal epileptic seizures, and language impairments in children: Review of the literature. *Epilepsy & Behavior, 19,* 550–558.

Packman, A., Code, C. & Onslow, M. (2007). On the cause of stuttering: Integrating theory with brain and behavioral research. *Journal of Neurolinguistics, 20,* 353–362.

Pan, B.A., Rowe, M.L., Spier, E. & Tamis-LeMonda, C. (2004). Measuring productive vocabulary of toddlers in low-income families: Concurrent and predictive validity of three sources of data. *Journal of Child Language, 31,* 587–608.

Penner, Z. & Kölliker Funk, M. (1998). *Therapie und Diagnose von Grammatikerwerbsstörungen.* Luzern: Edition SZH.

Petermann, F. (2009). *Movement Assessment Battery for Children – 2 (M-ABC-2).* Frankfurt/M.: Pearson Assessment.

Petermann, F., Fröhlich, L.-P. & Metz, D. (2010). *Sprachstandserhebungstest für Kinder im Alter zwischen 5 und 10 Jahren – SET 5-10.* Göttingen: Hogrefe.

Petermann, F., Stein, I.A. & Macha, T. (2008). *Entwicklungstest für Kinder von sechs Monaten bis sechs Jahre (ET 6-6).* Frankfurt/M.: Pearson Assessment.

Peterson, P., Carta, J.J. & Greenwood, C. (2005). Teaching Enhanced Milieu Language Teaching Skills to Parents in Multiple Risk Families. *Journal of Early Intervention, 27,* 94–109.

Plante, E. & Vance, R. (1994). Selection of preschool language tests: A data-based approach. *Language, Speech and Hearing Services in Schools, 25,* 15–24.

Plomin, R. & Dale, P.S. (2001). Genetics and early language development: A UK study of twins. In D.V.M. Bishop & L.B. Leonard (Eds.), *Speech and language impairments in children: Causes, characteristics, intervention and outcome* (pp. 35–51). Hove, East Sussex: Psychology Press.

Prins, D., Mandelkorn, T. & Cerf, F.A. (1980). Principal and differential effects of haloperidol and placebo treatments upon speech disfuluencies in stutterers. *Journal of Speech & Hearing Research, 23,* 614–629.

Probst, P. (2009). Bericht zur aktuellen Situation der „Gestützten Kommunikation" (Facilitated Communication/FC) in Sonderpädagogik und Behindertenhilfe im deutschsprachigen Raum – unter besonderer Berücksichtigung von Maßnahmen zur Prävention FC-verursachter Schäden. *Heilpädagogische Forschung, 35,* 99–107.

Proctor, A., Yairi, E., Duff, M.C. & Zhang, J. (2008). Prevalence of stuttering in African American preschoolers. *Journal of Speech, Language, and Hearing Research, 51,* 1465–1479.

Ratner, N.B. (2004). Caregiver-child interactions and their impact on children's fluency: implications for treatment. *Language, Speech, Hearing Services in Schools, 35,* 46–56.

Raven, J.C., Bulheller, S. & Häcker, H. (2007). *Coloured Progressive Matrices – CPM.* Frankfurt: Pearson Assessment.

Remschmidt, H., Niebergall, G., Geyer, M. & Merschmann, W. (1977). Die Bestimmung testmetrischer Kennwerte des Token-Testes bei Schulkindern unter Berücksichtigung der Intelligenz, des „Wortschatzes" und der Händigkeit. *Zeitschrift für Kinder- und Jugendpsychiatrie, 5,* 222–237.

Remschmidt, H., Poller, M., Herpertz-Dahlmann, B., Hennighausen, K. & Gutenbrunner, C. (2001). A follow-up study of 45 patients with elective mutism. *European Archives of Psychiatry and Clinical Neuroscience, 251,* 284–296.

Remschmidt, H., Schmidt, M. & Poustka, F. (2006). *Multiaxiales Klassifikationsschema für psychische Störungen des Kindes- und Jugendalters nach ICD-10 der WHO.* Bern: Hans Huber Verlag.

Renner, J.A. (2005). *Erfolg in der Stottertherapie.* Berlin: Marhold.

Rescorla, L. & Alley, A. (2001). Validation of the language development survey (LDS): A parent report tool for identifying language delay in toddlers. *Journal of Speech, Language, and Hearing Research, 44,* 434–445.

Reuner, G., Rosenkranz, J., Pietz, J. & Horn, R. (2008). Bayley II. *Scales of Infant and Toddler Development II* (dt. Vers.). Frankfurt (Main): Pearson Assessment.

Riley, G.D. (1994). *Stuttering Prediction Instrument for Young Children- SPI.* Austin, TX: Pro-Ed.

Riley, G.D. (2008). *Stuttering Severity Instrument – SSI-4.* Austin, TX: Pro-Ed.

Ritterfeld, U. (1999). Pragmatische Elternpartizipation in der Behandlung dysphasischer Kinder. *Sprache – Stimme – Gehör, 23,* 192–197.

Ritterfeld, U. (2005). Interventionsparadigmen bei Spracherwerbsstörungen: Therapeutische Dilemmata und deren Begründung. *Heilpädagogik online, 4* (2), 4–26.

Ritterfeld, U. & Dehnhardt, C. (1998). Elternarbeit in der Sprachtherapie. *Kindheit und Entwicklung, 7,* 163–172.

Ritterfeld, U., Niebuhr, S., Klimmt, C. & Vorderer, P. (2006). Unterhaltsamer Mediengebrauch und Spracherwerb: Evidenz für Sprachlernprozesse durch die Rezeption eines Hörspiels bei Vorschulkindern. *Zeitschrift für Medienpsychologie, 18,* 60–69.

Roberts, J.E., Rosenfeld, R.M. & Zeisel, S.a. (2004). Otitis media and speech and language: A meta-analysis of prospective studies. *Pediatrics, 113,* e238–e248.

Rosenfeld, J. & Horn, D. (2011). Genetische Faktoren bei spezifischer Sprachentwicklungsstörung. *Sprache-Stimme-Gehör, 35,* 84–90.

Rosenfeld, J. & Kiese-Himmel, C. (2011). Vergleichende Analyse aktueller Untersuchungsinstrumente zur Früherkennung von Sprachentwicklungsretardationen in den pädiatrischen Vorsorgeuntersuchungen U7/U7A. *Gesundheitswesen, 73,* 668–679.

Rothenberger, A., Johannsen, H.S., Schulze, H., Amorosa, H. & Rommel, D. (1994). Tiapridex und die Wirkung auf das Stottern bei älteren Kindern und Jugendlichen. *Sprache – Stimme – Gehör, 18,* 179–183.

Rumbaut, R.G. & Portes, A. (2001). *Ethnicities: Children of Immigrants in America.* Berkeley: University of California Press and Russell Sage Foundation.

Sachse, S., Anke, B. & Suchodoletz, W.v. (2007b). Früherkennung von Sprachentwicklungsstörungen – ein Methodenvergleich. *Zeitschrift für Kinder- und Jugendpsychiatrie und Psychotherapie, 35,* 323–331.

Sachse, S., Saracino, M. & Suchodoletz, W.v. (2007a). Prognostische Validität des ELFRA-1 bei der Früherkennung von Sprachentwicklungsstörungen. *Klinische Pädiatrie, 219,* 17–22.

Sachse, S. & Suchodoletz, W.v. (2007). Variabilität expressiver Sprachleistungen bei zweijährigen Kindern erfasst mit dem ELFRA-2. *Sprache – Stimme – Gehör, 31,* 118–125.

Sachse, S. & Suchodoletz, W. v. (2008). Early identification of language delay by direct language assessment or parent report? *Journal of Developmental and Behavioral Pediatrics, 29,* 34–41.

Sachse, S. & Suchodoletz, W. v. (2009). Prognose und Möglichkeiten der Vorhersage der Sprachentwicklung bei Kindern mit verzögertem Sprechbeginn (Late Talkers). *Kinderärztliche Praxis, 80,* 318–328.

Saltuklaroglu, T. & Kalinowski, J. (2005). How effective is therapy for childhood stuttering? Dissecting and reinterpreting the evidence in light of spontaneous recovery rates. *International Journal of Language and Communication Disorders, 40,* 359–374.

Sammons, P., Elliot, K., Sylva, K., Melhuish, E., Siraj Blatchford, I. & Taggart, B. (2004). The impact of pre-school on young children's cognitive attainments at entry to reception. *British Educational Research Journal, 30,* 691–712.

Sandrieser, P. (2008). *Screening List for Stuttering – SLS.* Zwolle: Stotterzentrum.

Sandrieser, P. & Schneider, P. (2008). *Stottern im Kindesalter.* Stuttgart: Thieme.

Saß, H., Wittchen, H.-U., Zaudig, M. & Houben, I. (2003). *Diagnostisches und Statistisches Manual Psychischer Störungen – Textrevision (DSM-IV-TR).* Göttingen: Hogrefe.

Schäfer, H. (1992). *Bildwortserie zur Lautagnosieprüfung und zur Schulung des phonematischen Gehörs.* Göttingen: Hogrefe.

Schelten-Cornish, S. (2005). Die Lidcombe-Methode der Stotterbehandlung aus praktischer Sicht. *Die Sprachheilarbeit, 50,* 60–67.

Schelten-Cornish, S. (2006). *CSBS-DP Säugling/Kleinkind Checkliste.* Deutsche Version der Communication and Symbolic Behavior Scales – Developmental Profile (CSBS-DP). Zugriff am: 12.03. 2012. Verfügbar unter http://firstwords.fsu.edu/pdf/CSBSDPI-TChcklstGerm.pdf.

Schiffer, K. (2003). *Fernsehen und die Entwicklung von Sprach- und Lesekompetenzen.* Unveröffentlichte Dissertation, Julius-Maximilians-Universität Würzburg.

Schmidt, M. (2011). *Kontextoptimierung für Kinder von 3–6 Jahren.* München: Reinhardt.

Schneider, M. (2003a). Poltern. In M. Grohnfeldt (Hrsg.), *Lehrbuch der Sprachheilpädagogik und Logopädie. Beratung, Therapie und Rehabilitation* (Bd. 4, S. 235–241). Stuttgart: Kohlhammer.

Schneider, P. (2003b). *Screening Liste Stottern.* Zugriff am: 24.03.2012. Verfügbar unter http://www.ivs-online.de/service-stottertest_formular--Zu+den+Fragen+zur+Einschaetzung+des+Stotterns.html.

Schneider, P. & Zückner, H. (2008). *Aachener Analyse unflüssigen Sprechens.* Neuss: Natke.

Schöler, H. (1999). *Inventar diagnostischer Informationen bei Sprachentwicklungsauffälligkeiten – IDIS.* Heidelberg: Universitätsverlag C. Winter.

Schöler, H. (2001). *Zur Früherkennung von Schriftspracherwerbsproblemen im Rahmen der Einschulungsuntersuchungen. Arbeitsbericht Nr. 10 aus dem Forschungsprojekt „Differentialdiagnostik".* Zugriff am: 12.03.2012. Verfügbar unter http://www.ph-heidelberg.de/wp/schoeler/seiten/bericht_10.htm.

Schöler, H. & Brunner, M. (2008). *HASE – Heidelberger Auditives Screening in der Einschulungsuntersuchung.* Wertingen: Westra.

Schöler, H., Guggenmos, J. & Iseke, A. (2006). Werden die Sprachleistungen unserer Kinder immer schwächer? Beobachtungen an sechs Einschulungsjahrgängen in Münster. *Das Gesundheitswesen, 68,* 337–346.

Schoor, U. (2009). Mutismus. In M. Grohnfeldt (Hrsg.), *Lehrbuch der Sprachheilpädagogik und Logopädie. Erscheinungsformen und Störungsbilder* (Bd. 2., S. 193–207). Stuttgart: Kohlhammer.

Schröder, H. & Waltersbacher, A. (2006). Heilmittelbericht 2006. Bonn: Wissenschaftliches Institut der AOK (WIdO), Zugriff am: 12.03.2012. Verfügbar unter http://wido.de/heilmittel_2006.html.

Schulte-Mäter, A. (2003). Verbale Entwicklungsdyspraxie. In M. Grohnfeldt (Hrsg.), *Lehrbuch der Sprachheilpädagogik und Logopädie. Beratung, Therapie und Rehabilitation* (Bd. 4, S. 296–302). Stuttgart: Kohlhammer.

Schulz, P. & Tracy, R. (2011). *Linguistische Sprachstandserhebung – Deutsch als Zweitsprache (LiSe-DaZ®).* Göttingen: Hogrefe.

Shriberg, L. D. & Kwiatkowski, J. (1982). Phonological disorders III: A procedure for assessing severity of involvement. *Journal of Speech and Hearing Disorders, 17,* 256–570.

Sick, U. (2004). *Poltern. Theoretische Grundlagen, Diagnostik, Therapie*. Stuttgart: Thieme.

Siegmüller, J. & Kauschke, C. (2006). *Patholinguistische Therapie bei Sprachentwicklungsstörungen*. München: Urban & Fischer.

Siegmüller, J., Schröders, C., Sandhop, U., Otto, M. & Herzog-Meinecke, C. (2010). Wie effektiv ist die Inputspezfizierung? Studie zum Erwerbsverhalten bei Late Talkern und Kindern mit kombinierter umschriebener Entwicklungsstörung und Late-Talker-Sprachprofil in der inputorientierten Wortschatztherapie. *Forum Logopädie, 24,* 16–23.

SLI-Consortium (2002). A genome-wide scan identifies two novel loci involved in specific language impairment (SLI). *American Journal of Human Genetics, 70,* 384–398.

Snowling, M.J. (2001). Language and literacy skills: Who is at risk and why? In D.V.M. Bishop & L.B. Leonard (Eds.), *Speech and language impairments in children: Causes, characteristics, intervention and outcome* (pp. 245–259). Hove, East Sussex: Psychology Press.

Sommer, M., Koch, M.A., Paulus, W., Weiller, C. & Buchel, C. (2002). Disconnection of speech-relevant brain areas in persistent developmental stuttering. *Lancet, 360,* 380–383.

Spreen-Rauscher, M. (2003). Die „Children's Communication Checklist" (Bishop 1998) – ein orientierendes Verfahren zur Erfassung kommunikativer Fähigkeiten von Kindern. *Die Sprachheilarbeit, 48,* 91–104.

Stanton-Chapman, T.L., Chapman, D.A., Bainbridge, N.L. & Scott, K.G. (2002). Identification of early risk factors for language impairment. *Research in Developmental Disabilities, 23,* 390–405.

Starkweather, C.W. (1987). *Fluency and stuttering*. Englewood Cliffs, NJ: Prentice Hall.

Steinert, J. (1978). *Allgemeiner Deutscher Sprachtest – ADST*. Göttingen: Hogrefe.

Steinert, J. (2011). *Allgemeiner Deutscher Sprachtest – ADST*. Göttingen: Hogrefe.

Steinhausen, H.-C., Wachter, M., Laimböck, K. & Winkler Metzke, C. (2006). A long-term out-come study of selective mutism in childhood. *Journal of Child Psychology and Psychiatry, 47,* 751–756.

Stiller, U. (1994). Phonetische-phonologische Analyse: Aachener Dyslalie Diagnostik. In C. Dickmann, I. Flossmann, R. Klasen, D. Schrey-Dern, U. Stiller & C. Tockuss (Hrsg.), *Logopädische Diagnostik von Sprachentwicklungsverzögerungen*. Stuttgart: Thieme.

Stothard, S.E., Snowling, M.J., Bishop, D.V., Chipchase, B.B. & Kaplan, C.A. (1998). Language-impaired preschoolers: a follow-up into adolescence. *Journal of Speech, Language, and Hearing Research, 41,* 407–418.

Strong, G.K., Torgerson, C.J., Torgerson, D. & Hulme, C. (2011). A systematic meta-analytic review of evidence for the effectiveness of the „Fast ForWord" language intervention program. *Journal of Child Psychology and Psychiatry, 52,* 224–235.

Suchodoletz, W. (2007). Merkblatt für Eltern mehrsprachig aufwachsender Kinder. *Sprache – Stimme – Gehör, 31,* 182.

Suchodoletz, W. v. (1992). Landau-Kleffner-Syndrom. *Kinderärztliche Praxis, 60,* 294–296.

Suchodoletz, W. v. (2001). Hirnorganische Repräsentation von Sprache und Sprachentwicklungsstörungen. In W. v. Suchodoletz (Hrsg.), *Sprachentwicklungsstörung und Gehirn* (S. 27–69). Stuttgart: Kohlhammer.

Suchodoletz, W. v. (2003). Kognitive Störungen nach Schädel-Hirn-Traumen im Kindesalter. In F.J. Freisleder & H. Amorosa (Hrsg.), *Demenzielle Syndrome im Kindes- und Jugendalter* (S. 67–80). München: Zuckschwerdt.

Suchodoletz, W. v. (2004). Zur Prognose von Kindern mit umschriebenen Sprachentwicklungsstörungen. In W. v. Suchodoletz (Hrsg.), *Welche Chancen haben Kinder mit Entwicklungsstörungen?* (S. 155–199). Göttingen: Hogrefe.

Suchodoletz, W. v. (2006a). Neue Studien zeigen: Training auditiver Funktionen für sprachgestörte Kinder ohne Nutzen. *Forum Logopädie, 5,* 18–23.

Suchodoletz, W. v. (2006b). *Therapie der Lese-Rechtschreib-Störung (LRS). Traditionelle und alternative Behandlungsmethoden im Überblick*. Stuttgart: Kohlhammer.

Suchodoletz, W. v. (2007). Prävention umschriebener Sprachentwicklungsstörungen. In W. v. Suchodoletz (Hrsg.), *Prävention von Entwicklungsstörungen* (S 45–79). Göttingen: Hogrefe.

Suchodoletz, W. v. (2009). Zur Bedeutung auditiver Wahrnehmungsstörungen für kinder- und jugendpsychiatrische Störungsbilder. *Zeitschrift für Kinder- und Jugendpsychiatrie und Psychotherapie, 37,* 163–172.

Suchodoletz, W. v. (2010). Alternative Therapiemethoden. In W. v. Suchodoletz (Hrsg.), *Therapie von Entwicklungsstörungen. Was wirkt wirklich?* (S. 231–254). Göttingen: Hogrefe.

Suchodoletz, W. v. (2012). *Früherkennung von Sprachentwicklungsstörungen. Der SBE-2-KT und SBE-3-KT für zwei- bzw. dreijährige Kinder.* Stuttgart: Kohlhammer.

Suchodoletz, W. v. (2013). *Ratgeber Sprech- und Sprachstörungen (Ratgeber Kinder- und Jugendpsychotherapie).* Göttingen: Hogrefe.

Suchodoletz, W. v. & Heiner, A. (1994). Motometrische Untersuchungen bei Kindern mit Sprachentwicklungsstörungen. *Sprache – Stimme – Gehör, 18,* 175–178.

Suchodoletz, W. v. & Held, J. (2009). Früherkennung von Late Talkers bei der U7. Ist ein kurzer Elternfragebogen zur Früherkennung geeignet? *Kinderärztliche Praxis, 80,* 398–403.

Suchodoletz, W. v., Kademann, S. & Tippelt, S. (2009). *Sprachbeurteilung durch Eltern: Kurztest für die U7a (SBE-3-KT).* Zugriff am: 13.07.2012. Verfügbar unter http://www.kjp.med.uni-muenchen.de/download/SBE-3-KT.pdf.

Suchodoletz, W. v. & Keiner, T. (1998). Psychiatrische Aspekte bei sprachgestörten Kindern. *Pädiatrische Praxis, 54,* 395–402.

Suchodoletz, W. v. & Macharey, G. (2006). Stigmatisierung sprachgestörter Kinder aus Sicht der Eltern. *Praxis der Kinderpsychologie und Kinderpsychiatrie, 55,* 711–723.

Suchodoletz, W. v. & Sachse, S. (2008). *SBE-2-KT: Sprachbeurteilung durch Eltern – Kurztest für die U7.* Zugriff am: 13.07.2012. Verfügbar unter http://www.kjp.med.uni-muenchen.de/download/SBE-2-KT.pdf

Suresh, R., Ambrose, N., Roe, C., Pluzhnikov, A., Wittke-Thompson, J. K., Ng, M. C. Y. et al. (2006). New complexities in the genetics of stuttering: Significant sex-specific linkage signals. *American Journal of Human Genetics, 78,* 554–563.

Szagun, G. (2006). *Sprachentwicklung beim Kind: ein Lehrbuch.* Weinheim: Beltz.

Szagun, G., Stumper, B. & Schramm, S. a. (2009). *FRAKIS. Fragebogen zur frühkindlichen Sprachentwicklung: FRAKIS-K* (Kurzform). Frankfurt am Main: Pearson.

Tallal, P., Miller, S. L., Bedi, G., Byma, G., Wang, X., Nagarajan, S. S. et al. (1996). Language comprehension in language-learning impaired children improved with acoustically modified speech. *Science, 271,* 81–84.

Tewes, U. & Thurner, F. (1976). *Testbatterie Grammatische Kompetenz – TGK.* Braunschweig: Westermann.

Tippelt, S., Kademann, S. & Suchodoletz, W. v. (2010). Diagnostische Zuverlässigkeit eines Elternfragebogens (SBE-3-KT) zur Erfassung von Kindern mit Sprachentwicklungsstörungen bei der U7a. *Klinische Pädiatrie, 222,* 437–442.

Tippelt, S., Kühn, P., Großheinrich, N. & Suchodoletz, W. v. (2011). Diagnostische Zuverlässigkeit von Sprachtests und Elternrating bei Sprachentwicklungsstörungen. *Laryngo-Rhino-Otologie, 90,* 421–427.

Tomblin, J. B. (1996). Genetic and envronmental constributions to risk for specific language impairment. In M. Rice (Ed.), *Towards a genetic of language.* Mahwah NJ: Erlbaum.

Tomblin, J. B. & Buckwater, T. (1998). Heritability of poor language achievement among twins. *Journal of Speech, Language, and Hearing Research, 41,* 188–199.

Tomblin, J. B., Smith, E. & Zhang, X. (1997). Epidemiology of specific language impairment: Prenatal and perinatal risk factors. *Journal of Communication Disorders, 30,* 325–342.

Toppelberg, C. O. & Shapiro, T. (2000). Language disorders: A 10-year research update review. *Journal of the American Academy of Child and Adolescent Psychiatry, 39,* 143–152.

Tran, Y., Blumgart, E. & Craig, A. (2011). Subjective distress associated with chronic stuttering. *Journal of Fluency Disorders, 36,* 17–26.

Ulich, M. (2011). *Wie lernt mein Kind 2 Sprachen, Deutsch und die Familiensprache? München: Staatsinstitut für Frühpädagogik – IFP*. Zugriff am: 12.04.2012. Verfügbar unter http://www.ifp.bayern.de/materialien/elternbriefe.html.

Ullrich, K. & Suchodoletz, W. v. (2011a). Früherkennung von Sprachentwicklungsstörungen bei der U7. Diagnostische Validität der Elternfragebögen SBE-2-KT und ELFRA-2. *Monatsschrift Kinderheilkunde, 159,* 461–467.

Ullrich, K. & Suchodoletz, W. v. (2011b). Möglichkeiten und Grenzen der Früherkennung von Sprachentwicklungsstörungen. *HNO, 59,* 55–60.

Van Balkom, H., Verhoeven, L. & van Weerdenburg, M. (2010). Conversational behaviour of children with developmental language delay and their caretakers. *International Journal of Language and Communication Disorders, 45,* 295–319.

Van Beijsterveldt, C., Felsenfeld, S. & Boomsma, D. (2010). Bivariate genetic analyses of stuttering and nonfluency in a large sample of 5-year-old twins. *Journal of Speech, Language, and Hearing Research, 53,* 609–619.

Van Borsel, J., Maes, E. & Foulon, S. (2001). Stuttering and bilingualism: A review. *Journal of Fluency Disorders, 26,* 179–205.

Van Daal, J., Verhoeven, L. & van Balkom, H. (2004). Subtypes of severe speech and language impairments: Psychometric evidence from 4-year-old children in the Netherlands. *Journal of Speech, Language, and Hearing Research, 47,* 1411–1423.

Van Riper, C. (1986). *Die Behandlung des Stotterns*. Köln: Demosthenes Verlag.

Van Riper, C. & Irwin, J. V. (2003). *Artikulationsstörungen: Diagnose und Behandlung*. Berlin: Wissenschaftsverlag Spiess.

Vollmann, R., Marschik, P. & Einspieler, C. (2000). Elternfragebogen für die Erfassung der frühen Sprachentwicklung für (österreichisches) Deutsch. *Grazer Linguistische Studien, 54,* 123–144.

Wagner, I. (1994). Logo-Ausspracheprüfung. Oldenburg: Logo Verlag für Sprachtherapie.

Wagner, L. (2008). *SCREEMIK Version 2. Screening der Erstsprachfähigkeit bei Migrantenkindern Russisch-Deutsch, Türkisch-Deutsch. Manual und CD-ROM*. München: Eugen Wagner Verlag.

Waltersbacher, A. (2011). *Heilmittelbericht 2011. Wissenschaftliches Institut der AOK (WIdO)*. Zugriff am: 12.03.2012. Verfügbar unter http://www.wido.de/fileadmin/wido/downloads/pdf_heil_hilfsmittel/wido_hei_hmbericht2011_1211.pdf.

Warren, S. F., Fey, M. E., Finestack, L. H., Brady, N. C., Bredin-Oja, S. L. & Fleming, K. K. (2008). A randomized trial of longitudinal effects of low-intensity responsivity education/prelinguistic milieu teaching. *Journal of Speech, Language, and Hearing Research, 51,* 451–470.

Watermeyer, M. & Kauschke, C. (2009). Behandlung von Störungen beim Erwerb der Verbzweitstellungsregel nach dem patholinguistischen Ansatz: eine Therapiestudie. *Die Sprachheilarbeit, 54,* 3–17.

Weigl, I. & Reddemann-Tschaikner, M. (2009). *HOT, ein handlungsorientierter Therapieansatz für Kinder mit Sprachentwicklungsstörungen*. Stuttgart: Thieme.

Wetherby, A. & Prizant, B. (2002). *Communication and Symbolic Behavior Scales Developmental Profile – First Normed Edition*. Baltimore: Paul H. Brookes.

Wettstein, P. (1995). *Psycholinguistischer Sprachverständnis- und Sprachentwicklungstest – PSST*. Uster, Schweiz: BSSI.

WHO (2005). *ICF – Internationale Klassifikation der Funktionsfähigkeit, Behinderung und Gesundheit*. Zugriff am: 12.03.2012. Verfügbar unter http://www.dimdi.de/dynamic/de/klassi/downloadcenter/icf/endfassung/.

Wille, A. (1999). Bioresonanztherapie (biophysikalische Informationstherapie) bei stotternden Kindern. *Forschende Komplementärmedizin, 1,* 50–52.

Yairi, E. & Ambrose, N. G. (1999). Early childhood stuttering I: Persistency and recovery rates. *Journal of Speech, Language, and Hearing Research, 42,* 1097–1112.

Yairi, E., Ambrose, N. G., Paden, E. P. & Throneburg, R. N. (1996). Predictive factors of persistence and recovery: pathways of childhood stuttering. *Journal of communication disorders, 29,* 51–77.

Yaruss, J. S. (2010). Assessing quality of life in stuttering treatment outcomes research. *Journal of Fluency Disorders, 35,* 190–202.

Ziegler, W. & Zierdt, A. (2011). *Münchner Verständlichkeitsprofil – MVP-online* (Vers. 2). München: Phonlab.

Zimmer, R. & Volkamer, M. (1984). *Motoriktest für vier- bis sechsjährige Kinder – MOT 4-6.* Weinheim: Beltz-Test.

Zollinger, B. (2000). *Wenn Kinder die Sprache nicht entdecken. Einblicke in die Praxis der Sprachtherapie.* Bern: Paul Haupt.

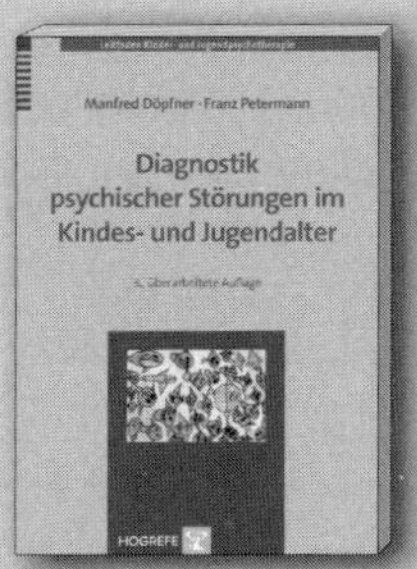

Manfred Döpfner
Franz Petermann

Diagnostik psychischer Störungen im Kindes- und Jugendalter

(Reihe: »Leitfaden Kinder- und Jugendpsychotherapie«, Band 2)
3., überarb. Aufl. 2012,
VIII/183 Seiten,
€ 24,95 / CHF 35,50
(Im Reihenabonnement
€ 17,95 / CHF 25,90)
ISBN 978-3-8017-2402-3
E-Book € 21,99 / CHF 29,99

Anhand von Leitlinien, Materialien und der Beschreibung wichtiger Erhebungsverfahren liefert die Neubearbeitung des Bandes eine Einführung in die Grundlagen der Diagnostik psychischer Störungen und Auffälligkeiten im Kindes- und Jugendalter.

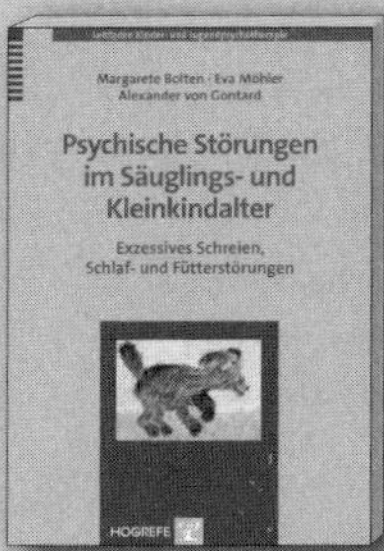

Margarete Bolten · Eva Möhler
Alexander von Gontard

Psychische Störungen im Säuglings- und Kleinkindalter

Exzessives Schreien, Schlaf- und Fütterstörungen

(Reihe: »Leitfaden Kinder- und Jugendpsychotherapie«, Band 17)
2013, VIII/181 Seiten,
€ 24,95 / CHF 35,50
(Im Reihenabonnement
€ 17,95 / CHF 25,90)
ISBN 978-3-8017-2373-6
E-Book € 21,99 / CHF 29,99

Der Leitfaden stellt praxisorientierte Leitlinien zur Diagnostik und Therapie von Schrei-, Schlaf-, und Fütterstörungen im Säuglings- und Kleinkindalter dar und gibt konkrete Hinweise für ihre Anwendung in der klinischen Praxis.

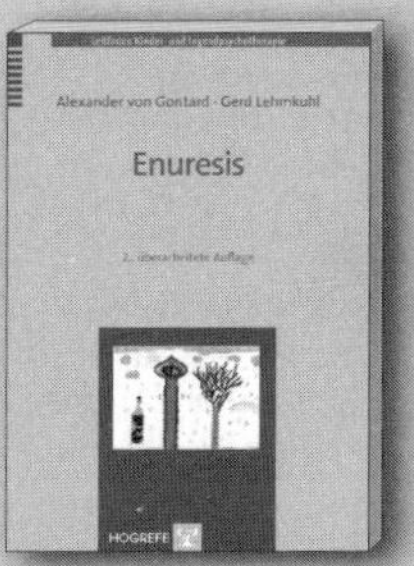

Alexander von Gontard
Gerd Lehmkuhl

Enuresis

(Reihe: »Leitfaden Kinder- und Jugendpsychotherapie«, Band 4)
2., überarbeitete Auflage 2009,
XII/182 Seiten,
€ 24,95 / CHF 35,50
(Im Reihenabonnement
€ 17,95 / CHF 25,90)
ISBN 978-3-8017-2251-7
E-Book € 21,99 / CHF 29,99

Der Leitfaden liefert eine Beschreibung des diagnostischen und therapeutischen Vorgehens bei verschiedenen Formen des Einnässens. Zahlreiche Materialien erleichtern die Umsetzung der Leitlinien in der klinischen Praxis.

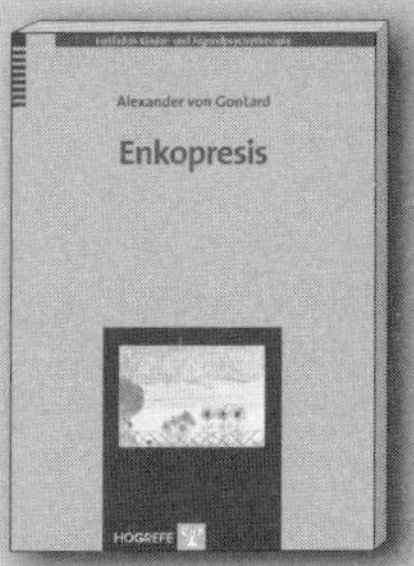

Alexander von Gontard

Enkopresis

(Reihe »Leitfaden Kinder- und Jugendpsychotherapie«, Band 15)
2010, XII/140 Seiten,
€ 24,95 / CHF 35,50
(Im Reihenabonnement
€ 17,95 / CHF 25,90)
ISBN 978-3-8017-2274-6
E-Book € 21,99 / CHF 29,99

Ausführlich werden die Leitlinien zur Diagnostik, Verlaufskontrolle und Behandlung von Enkopresis sowie deren Umsetzung in der Praxis vorgestellt. Dazu werden zahlreiche Materialien zur Verfügung gestellt und das Vorgehen anhand von Fallbeispielen erläutert.

Materialiendownload exklusiv für Abonnenten!

NEU! *Die Materialsammlungen stehen ab sofort als PDF-Dateien zum bequemen Download zur Verfügung.*

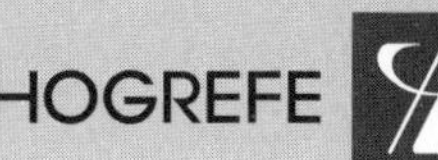

Hogrefe Verlag GmbH & Co. KG
Merkelstraße 3 · 37085 Göttingen · Tel.: (0551) 99950-0 · Fax: -111
E-Mail: verlag@hogrefe.de · Internet: www.hogrefe.de